51

新 知
文 库

XINZHI

Against Their Will
The Secret History of
Medical Experimentation
on Children
in Cold War America

U0258794

违童之愿

冷战时期美国儿童医学实验秘史

[美] 艾伦·M·霍恩布鲁姆、朱迪斯·L·纽曼、
格雷戈里·J·多贝尔 著／丁立松 译

生活·讀書·新知 三联书店

图书在版编目（CIP）数据

违童之愿：冷战时期美国儿童医学实验秘史／（美）霍恩布鲁姆、
（美）纽曼、（美）多贝尔著；丁立松译．—北京：生活·读书·新知三联书店，
2015.1 （2018.12 重印）
（新知文库）
ISBN 978－7－108－04845－5

Ⅰ.①违… Ⅱ.①霍… ②纽… ③多… ④丁… Ⅲ.①儿童－实验医学－
医学史－美国 Ⅳ.① R-097.12 ② R-33

中国版本图书馆 CIP 数据核字（2014）第 211290 号

责任编辑 刘蓉林
装帧设计 优 昙 张 红
责任印制 宋 家
出版发行 生活·讀書·新知 三联书店
 （北京市东城区美术馆东街 22 号 100010）
网　　址 www.sdxjpc.com
图　　字 01-2014-7813
经　　销 新华书店
印　　刷 河北鹏润印刷有限公司
版　　次 2015 年 1 月北京第 1 版
 2018 年 12 月北京第 3 次印刷
开　　本 635 毫米 × 965 毫米 1/16 印张 19
字　　数 224 千字
印　　数 13,001 － 17,000 册
定　　价 35.00 元
（印装查询：01064002715；邮购查询：01084010542）

新知文库

出版说明

在今天三联书店的前身——生活书店、读书出版社和新知书店的出版史上，介绍新知识和新观念的图书曾占有很大比重。熟悉三联的读者也都会记得，20世纪80年代后期，我们曾以"新知文库"的名义，出版过一批译介西方现代人文社会科学知识的图书。今年是生活·读书·新知三联书店恢复独立建制20周年，我们再次推出"新知文库"，正是为了接续这一传统。

近半个世纪以来，无论在自然科学方面，还是在人文社会科学方面，知识都在以前所未有的速度更新。涉及自然环境、社会文化等领域的新发现、新探索和新成果层出不穷，并以同样前所未有的深度和广度影响人类的社会和生活。了解这种知识成果的内容，思考其与我们生活的关系，固然是明了社会变迁趋势的必需，但更为重要的，乃是通过知识演进的背景和过程，领悟和体会隐藏其中的理性精神和科学规律。

"新知文库"拟选编一些介绍人文社会科学和自然科学新知识及其如何被发现和传播的图书，陆续出版。希望读者能在愉悦的阅读中获取新知，开阔视野，启迪思维，激发好奇心和想象力。

生活·讀書·新知 三联书店

2006年3月

献给 A·伯纳德·阿克曼
他的毕生事业就是伦理与医学的最高典范

目　录

致　谢

　　我们能够在此记述这医学史上的一页，得益于许许多多人的无私帮助。尤其要感谢那些曾是实验对象的人们，以及他们的亲属，当然还有那些不厌其烦地与我们面谈、接受电话采访的医生与医学研究者们，与我们分享他们的回忆，而且有问必答，并允许我们参阅他们的私人笔记、官方文件和照片。

　　我们要特别感谢曾经作为"国家养的孩子"的查理·戴尔、戈登·沙特克、奥斯汀·拉罗克和约瑟夫·阿尔梅达，回忆了他们在弗纳德学校"科学小组"以及在公立收容机构的种种经历。感谢曾经对马萨诸塞州放射物实验展开调查的特别工作组负责人多伊·韦斯特，为我们提供了她所收集的资料，并把她所了解的弗纳德学校的一切都告诉我们。感谢特德·查巴辛斯基和卡伦·阿尔维斯，愿意与我们会面，并将他们自身或家庭成员的痛苦经历讲给我们。我们也占用了杰西·布莱和帕特·克拉普的大量时间，请她们为我们讲述自己的回忆，构成了这本书的核心内容之一。A·伯纳德·阿克曼、希拉里·科普罗夫斯基、康斯坦丁·马里茨克斯、西里尔·韦克特、切斯特·索瑟姆、阿维·卡根、吉姆·凯彻姆、伊诺克·

卡勒韦等诸位医生也都为我们对冷战时期的医学研究进行深入的了解提供了许多帮助。

在我们搜索文件、论文以及大量医生与医学研究者的私人信件的冗长过程中，我们还得到了许多图书管理员与档案保管者的协助。感谢哈佛医学图书馆、美国哲学协会、纽约大学医学档案馆、宾夕法尼亚大学医学图书馆、乔治华盛顿大学医学档案馆、加州大学伯克利分校班克罗夫特图书馆、索斯摩大学档案馆、费城医学院、国家档案馆（马里兰大学）、国会图书馆、加利福尼亚大学曼德维尔档案馆（圣地亚哥）、匹兹堡大学档案馆、宾夕法尼亚州立档案馆的支持与帮助。

我们还要感谢帮助我们获得资料并更好地理解那个时代种种事件与事实的人们，他们是：香农·福克斯、艾伦·米尔斯坦、乔·莱文、珍妮特·阿尔伯特—赫尔曼、埃里克·伯塞斯、杰夫·凯斯、马戈·怀特、保罗·隆巴尔多、薇拉·沙拉夫、弗里德·米西罗、保罗·卢尔茨、杰克·鲍尔、威廉·L·罗森伯格和约瑟夫·K·麦克劳克林。

宾夕法尼亚州 ACURA 研究项目组及其学生沙拉雅·威尔茨、拉达·克根、谢巴赫·法瓦丹和卡里什玛·米诺查，感谢他们在收集相关资料方面给予的支持与协助。并感谢鲁宾基金会和宾州州立大学发展基金会资助的研究资金。

还有一位我们必须感谢的人，就是已故的西德尼·纽曼，他在其漫长的人生之中始终都将有智力障碍的儿童视作最需要关注与关怀的群体。他就是正义的表率。

最后，我们还要感谢我们的经纪人吉尔·马萨尔和 Palgrave 出版社的编辑卢巴·奥斯塔舍夫斯基，是他们注意到了这部作品的重要意义，并使其最终得以出版。

导　言：
"晚上他们就会来把你抓走。"

如果不想等着愈来愈糟的后代犯下罪行，或眼睁睁看着他们因为愚蠢而挨饿的话，就应该淘汰那些显然不适于继续生存下去的人群，这对全世界都是件好事。

——奥利弗·文德尔·霍姆斯

"他们跟我说，我不应该生小孩，也不应该结婚。他们说我存在缺陷，说我有毛病。他们还说：'你很不稳定，根据你的情况你不能要孩子。'我不知道自己是什么情况。从没有人跟我说这是怎么回事。我一直以为自己跟别人没什么不同。但我那时还只是个小孩，对结婚这回事也没兴趣，我那时才十四岁啊。说真的，我当时只想离开那里。"回忆起儿时在阴冷的马萨诸塞州①各个收容所辗转度过的糟糕日子，查尔斯·戴尔这样说。1954 年，美国正处在冷战最为激烈的时刻。共产主义之火在全世界蔓延。朝鲜战争刚刚结束，麦卡锡听证会[i] 占据了当时政治讨论的焦点。

对小查理而言，这也是他人生中的重要时刻。他刚刚在一家规模宏大、管理森严的州立收容所度过了第一个年头。这里曾经是马萨诸塞州痴呆与低能青年学校，在其成立一个世纪后，成为了高功能残疾儿童收容所，在当时的人们看来，那里就是个塞满了被社会遗弃的人的地方——"低能儿"、"先天愚型"、"怪物"，都是些有缺陷的家伙，更不用说那些"傻子"和"疯子"了。但在今天看来，其中有些人，比如查理，与我们普通人并无差异。

查理 1940 年生于奥本，马萨诸塞州伍斯特南边的一个小城。他母亲是普通的工薪阶层，父亲是个长途卡车司机兼伐木工人，大部分时间都在加拿大工作。这两个人都是酒鬼，根本不懂得照顾孩子。"我们家有八个孩子，"查理说起他一塌糊涂的少年时代，"五个男孩，三个女孩。父亲对我们还不错，但他很少回家。我们半年能见到他一次就算不错了。我们的母亲是个没救的酒鬼，她对我尤其苛刻，经常挑我的毛病，还总是抽我耳光，有几次都快把我胳膊扯脱臼了。"

查理生活的其他方面也很糟糕，他始终连一年级考试都过不去，在他第三次没通过阅读、书写和算术考试之后，加之一些纪律问题，一位社工把当时八岁的他送到了威斯堡的李蒙男校，这里是美国最早的少年感化院，那段经历对这个弱小的金发碧眼的小男孩造成了极大的伤害。

"你要是做了什么不该做的事，他们绝对会狠狠惩罚你，"提起在李蒙工作的那些蛮横的家伙，查理说，"那儿绝不是什么教化儿童的

---

i 即 1954 年的"陆军—麦卡锡听证会"，美国有线电视网对这一系列听证会进行了现场直播，美国陆军部对麦卡锡在美国各界掀起的反共浪潮与政治迫害以及诸多越权违法行为进行了公开揭露，自此他的权力被大大地削弱了。——译注

地方。你做什么都会遭到惩罚，那里简直叫人喘不过气来。他们对小孩粗暴极了，不仅如此，他们还会把捐来的好东西统统据为己有，衣服、运动器材……什么好拿什么，给我们连个渣都不剩。"

初到这所学校的时候，查理还曾求学心切，对这里充满了期待。"那儿根本不是个上学的地方，"他说，"倒是叫我们干了不少活。我还是个小孩，他们就给我和别的孩子身上套个套儿，让我们拉着裹了毯子的木头板给地板上蜡。我们得来来回回拉上好几个小时，等地板打亮了才能停下来。你要是干得不好或是不听话，他们就会用木板子狠狠揍你的屁股。每块板子上面都有一个小孩的名字，他们想揍你的时候随时就能揍你。"

很多收容学校纷纷效仿这所李蒙学校，马萨诸塞州布鲁克林小流浪者之家就是如此。还有大都会州立医院，窗户上都装了栅栏，给查理这样的孩子们留下了深深的烙印。

刚刚十岁出头，小查理被转到沃尔瑟姆的沃特·E·弗纳德州立学校，这所学校历史悠久，是优生学信念的坚定秉持者。由南北战争前的医生与改革家萨缪尔·格里德利·豪创办。他坚信，通过教育授予其正确的技能和恰当的礼仪，有缺陷和残疾的孩子也能够过上相对良好、独立的生活。1848 年在南波士顿创立后，这所学校迁到乡间的沃尔瑟姆，这所学校在规模与声誉上都有了巨大的发展。

但是，到了 19 世纪最后二十年，弗纳德——以及遍布美国各地的大量同类学校——受到了思想变革的巨大冲击。他们不再视自己为残障人的训练者，而是希望通过改革彻底消除残障问题。他们把所有精神与身体上存在障碍的人都妖魔化为对社会资源的浪费，并坚称不应允许这些人繁衍后代。而那些严重弱智和重度残障者就是他们要消除的首要目标，再就是即将退休的、内向的或口吃的人，甚至连许许多多拥有良好技术和受过教育的非英语国家来的人也包含在内。"所谓智力低下，"这场运动的一位评论家曾如此写道，"纯粹是一种见仁见智的看法，而且很大程度上取决于特定时间的观点倾向。"[2]如今那些"基因不良"的观点已被隐藏于更加庞大和严格的制度中，绝不会重新回到社会舆论之中。他们会被永久雪藏，有些也许会面临额外的危机。

这项无情而悲观的运动本怀有积极且有建设性的初衷。1880年，查尔斯·达尔文的外甥弗朗西斯·高尔顿爵士创造了"优生学"这个词，将达尔文的自然选择理论与门德尔关于基因的革命性理论结合在一起。作为点缀，斯宾塞"适者生存"的"自然主义"观点也被掺了进来。结果，一场建立在简单且看似无可争议的科学原理之上的运动诞生了：无论智力、道德还是性格、寿命，所有人性特征通通都取决于一个人的生理构造。一旦这种观念形成，就广为大众接受，几乎无可辩驳。

高尔顿坚信，利用社会所能提供的良好资源有多种方式。这很简单，作为一名社会精英分子——那些兼具英雄品格与出众气质的人——"抚育比一般家庭数量更多的孩子"是他的道德义务。在高尔顿看来，诸如拿破仑、贝多芬、梵·高、路易·巴斯德、俾斯麦这样改变了历史、推动人类进步的人物，就应该多多繁育后代。最优个体才是最适合也最应该多留后代的人。只有这样才能实现文明的进步，促进艺术、科学、文学与政治的发展。

不过，在这场运动中，也有人把关注点更多地放在与优等阶层相对的人群上——这些社会中的贫穷阶层与人类的弃子不仅在拖文明的后腿，更是妨碍这个社会进步的痼疾。这场运动的狂热推崇者之一——查尔斯·本尼迪克特·达文波特认为，那些在他看来有缺点、深层性格瑕疵和严重生理缺陷的人——他总是把他们说成是

违童之愿：冷战时期美国的儿童医学实验秘史

"社会最底层"和"劣质品种"——注定会变成乞丐、疯子、小偷和妓女，注定会对社会造成干扰，最终被丢进国家监狱、救济院和医院里。[3] 最终，从缅因州到加利福尼亚的城市贫民和失地农民、东欧移民、南部黑人、俄裔犹太人、意大利裔文盲、走投无路的墨西哥裔、妓女、窃贼、酒鬼、精神障碍者，以及所有与北欧原型不匹配的人都成为了优生学法西斯主义的潜在受害者。

第一次世界大战以前，各种医学改造计划的关注点都在"退化"以及人类样本持续减少上面，消极优生学——后来正如其名称所证实的——意图减少"劣等样本的繁殖"。[4]

对于生存在社会底层的人，尤其是被禁闭在各种改造学校里面的人来说，这个消息简直是致命一击。他们被看作是基因失败的突出实例，命中注定只能过苟且偷生的日子，从事低贱的工作，依赖于他人——或说越来越依赖于国家——的施舍才能活下去。但用不了多久，这些"弱智"，尤其是那些"低能儿、先天愚型和白痴们"就会被当成社会的负担，甚至社会的威胁，成为社会上乞丐、妓女、小偷、罪犯日益增加的原因。[5]

当时人们还认为，只要把这些人隔离起来，减少其与各种诱惑发生接触，通过政策法律限制其生育和不正常的反社会的异常人格，就会对社会有益。数千人因此被绝育，或送进了各种收容所，在无尽的空虚或药物麻醉中度过余生。幸运的一部分人在这个反乌托邦环境中学会了一些基本技能，比如缝纫、打扫、园艺，等等。这些收容所——许多是专为孩子设立的——无论是在新泽西州的瓦恩兰、纽约州的莱奇沃思，还是宾夕法尼亚州的潘赫斯特，时刻都在上演着人类最恐怖的一幕，造成了不计其数的心理缺陷与身体残疾。

美国对优生学的狂热在 1920 年代逐渐减弱，在大萧条时期进一步消散，这一概念却在纳粹德国以恶劣而激进的方式蓬勃兴起。与此同时，孤儿院与残疾人收容机构对其接收的人群所采取的治疗方式仍然受着优生学的影响。尽管已经不再在社会上推行，优生学运动已经呈现出其恶果：成千上万的美国人被非人道地对待，被彻底地从社会上剥离了。

有证据显示，到了1940年，所谓的治疗法已经发展到了极为可怖的状态，甚至一直延续到战后，并贯穿冷战始终。对男性和女性实施绝育手术的方法得到了推广，全美国有半数的州都采用了绝育治疗法，甚至还得到了美国最高法院的支持。休克疗法，包括注射胰岛素、甲醇和电击疗法，都是收容所的主要手段，额叶切除术则被营养学家、精神病学家，甚至因医院和疯人院人满为患而过劳烦躁的医生们当成广泛采用的治疗手段。只要能让收容所里人少一点，这些医生们什么方法都敢尝试。

第二次世界大战对美国的科学研究可谓影响重大。那些被家人丢进收容所的弃子们发现，终于有人对他们产生了兴趣。战争使医学研究者们急于发现更多的治疗方法，而经过了几十年不人道优生学宣传的浸淫，这些进取心切的研究者四处搜寻，终于发现了获取研究素材的捷径。他们开辟了一种便捷的模式和社会风气——一项来者不拒的开放政策——而且会随着时间的流逝益发为研究领域所接受，并在这里生根发芽。

此时的查理已于1950年代初进入了推崇优生原则的弗纳德收容所，优生学也许随着第三帝国的消失而渐渐从记忆中远去，但其残影依旧在这个国家盘旋。⑥只是很快就被另一种意识形态所取代。这种威胁既不是美国本土诞生，亦非根植于基因深处，而是来自外界，更要命的是，这种意识形态的出现正是要"埋葬"美国资本主义。⑦共产主义在20世纪初的前半段一直被怀疑和警戒，在冷战时期却成为了"世界稳定最大的威胁"。斯大林和他的苏联军队英勇抗击了纳粹的侵略，出人意表地早早研发出了原子弹，还准备秘密发射当时世界上第一颗人造卫星。苏联对其意识形态和领土上的扩张也丝毫不加掩饰。东欧事件和中国的状况都充分说明了这一点。世界上最大的国家——民族独立的中国，也在苏联发射了原子弹的同时，站到了其马克思主义伙伴一边，为共产主义的未来不遗余力。

一位细心的研究者在写到这个时代时曾说，两个共产主义巨人在此时联手了。苏联对西方世界来说已经是巨大的威胁，而一个更加强大的国度与他并肩伫立在了一起。"共产主义与自由世界之间的较量，微妙地倾向了前者那一边。"⑧

当时的美国从政府到文化、科研各个方面都对这股巨大的威胁迅速做出了五花八门的反应。查理和跟他一样的孩子们发现自己被医学和科研者们盯着，仿佛通过他们就能找到战胜马克思列宁主义竞争者的方法，就像公共卫生机构一直都在说他们能够攻克脊髓灰质炎、肺结核跟癌症一样。

对成千上万这些收容所里的孩子们来说，严峻的经济形势、刻薄的冷战言辞、制药业的扩张与他们半点关系都没有。他们还有更紧迫的状况摆在眼前：严苛的生存环境、严厉的管理者、随时随地的性和暴力的威胁……

经历了几个不同的收容所之后，查理曾有那么一瞬间觉得弗纳德还不错。他说："刚被带到这儿的时候，我想可能这儿会比以前好一点。窗户上没有栅栏，我想他们会让我们在外面待一会儿。说不定这儿是所正经学校，我总算有机会读书了，能学点什么以后好找个工作。"不幸的是，查理的梦很快就破灭了。

"他们什么都不教，"查理说，"我们很想学点东西，但老师们无动于衷。他们倒是给了些图画书，但从来不教我们。他们还给我们留作业，但不告诉我们该怎么做。他们总是说：'自己看着办吧。'他们什么都不干，只给我们吃药，吃完我们都昏昏欲睡，什么也学不到。我很生气，我跟他们说：'滚蛋吧，老子自己学。'"⑨事实上，没有哪个孩子学会了读书。

这些孩子们倒是学会了填装床垫、缝毯子、扎扫把。一到夏天，他们就要步行到附近的田野里去，跟为生计奔忙的佃农一样从早到晚采摘果蔬。但他们并不是佃农，他们还是孩子，背负着沉重的过去，也看不到未来。他们的生活环境已经如此残酷，却还要时不时遭到更多的侵害——机构里大一点的男生甚至会对年纪小的男孩们施以性骚扰。而这一切与弗纳德员工屡屡性侵犯的恐惧相比只是小巫见大巫。

"等到大家都睡了，他们会在半夜把你抓走，"查理说，"我还很小，别的孩子都比我大。但是他们会抓起一个孩子拖下床，把他带到别的房间对他做那种事。我们每个人都经历过。这些机构的人干的就是这种事。"

但是有一天，查理和其他几个男孩被叫去见一个看起来衣着体面的专业人士。这个人允诺带他们去芬威球场，说不定还能去海边，还可以去麻省理工学院的实验室参观。"他们说要是我们愿意加入科学小组，就给我们一个米老鼠手表，还带我们去看橄榄球赛。我们都高兴地加入了。只要能离开弗纳德一天，我们什么都愿意。"对于一个一生都被人叫做"弱智"的孩子来说，这个机会实在是太难得了，每个男孩都很开心。

自愿参加了这个小组的孩子们立刻被隔离在一个单独的病房里，每天都被严格监控，强制定期抽血，大小便都必须排泄在指定的玻璃容器里，接受花样繁多的代谢实验和体格检查。即使是原本最积极的参与者，热情也迅速被古怪的实验设备与过程完全浇灭。"我讨厌针头，"查理回忆道，"他们不让我跟朋友们见面。他们说只是查查维生素什么的，但根本不是那么回事儿。他们带我们出去那么几次，跟我们所承受的痛苦与孤独根本没法比。"

查理跟医生们说他想退出，再也不想参加什么科学小组了。但是医生们说他不能走，谁都不能走。只要医生没说他们可以退出这个项目，他们就有义务留在这里。查理反反复复要求重获自由，甚至孤注一掷，差点把自己的性命也搭上。他一时冲动的行为引发了学校内部的恐慌，最终在弗纳德发生了令人震惊的事件。

几十年后，查理和公众才知道事情的真相：所谓的科学小组，就是允许学校、企业和政府等公共和私人机构任意使用弗纳德的小孩进行秘密的辐射实验。从1940年开始，孩子们的早餐喝的就是含有放射性同位素的牛奶，持续了整整二十年，到了1960年代，冷战激烈的时期，孩子们更成了实验室里任人宰割的羔羊。发生在弗纳德的一切，以及当时其他非人道医学研究的真相，必定会引起美国科学界的震惊，引发政府对广岛、长崎之后秘密辐射研究的重点调查。而前科学小组的孩子们，包括他们的朋友与家人，对医生与医疗机构的不信任也必将会因此而更加根深蒂固。

所谓原子时代的许多实验体，正是这些孩子们。有些孩子才出生没几天，有些则留下了认知与身体的永久损伤。我们坚信，在20世纪医学史上，这些令人发指的故事——有目的的、系统的利用和伤害社会最弱群体——有必要公之于众，让后人反省。

发生在这些孩子，尤其是收容所的孩子们身上的悲剧，早在原子时代之前就已存在，而且绝不止被当作放射性同位素的廉价实验体这么简单。医院、孤儿院、疯人院曾用儿童来实验疫苗、进行诸如电击疗法和额叶切除术之类的试探性治疗实验等，把他们当作猩猩和人类的中间状态。有时，小孩甚至成了猩猩的替代品。

收容所的孩子们被剥夺了法律地位与保护，便会轻易地成为医学研究者的实验对象，希望通过他们发现新疫苗，证实新理论，或在重要医学杂志上发表新论文。这些研究者都想尽办法利用这一点。鲜有研究者因为在自己的实验中把癫痫病或严重迟钝者与刚出生的婴儿、长期住院的青少年联在一起，而使自己的职业生涯戛然中止。在 20 世纪，这种对儿童进行非自愿、非治疗性的危险实验并不是什么罕见的、不光彩的行为。人们普遍接受这些行为，丝毫不加质疑，而且这些实验与第二次世界大战及紧随其后的冷战时期医学研究与人体实验的激增是分不开的。

收容所的孩子们，和其他弱势群体，如囚犯、士兵、病患、精神疾病患者等一样，对激进的医生和科学家来说总是散发出无穷的吸引力。甚至有些人认为拿他们做实验根本不构成问题，更没有谁曾站出来指责这种违背道德的行为何等广泛存在。事实上，这些人总是极力要与收容所的管理者们搞好关系，并以此为跳板，从制药公司获取丰厚的利润回报。金钱的诱惑是如此强烈，以至于一些医生放弃了自己的诊所，专职进行大规模的医学临床实验。[⑩]

直到近几十年，我们才得以曝光这些医学史上耻辱的一页，揭示弱势群体因为自身的残疾与缺陷而遭受到种种非人的待遇。令人遗憾的是，对于寻找合适实验场地的研究者们来说，毫无反抗之力恰与纪律和便利同样吸引人。贵族、社会名流以及那些即将加入精英队伍的人们很少会成为这类临床实验考量的对象，而处在社会底层的人就没这么好运了。社会地位、种族、身体与智力上的缺陷都会给这一群人贴上毫无价值的"被抛弃人群"、残疾阶层或"缺损"个体的标签。当然，如果是作为研究者们的研究"素材"——当时的医学期刊用语——则另当别论了。讽刺的是，挑选他们作为素材的恰恰是站在全美国科学与智慧最顶端的那些人。

在当时，几乎没有人觉得这样有什么不对。直到 1960 年代中期，才开始有人对这种剥削式的实验提出质疑。一位当时的狂热研究者，曾持续利用迟钝儿童、囚犯和穷困的老年人进行临床实验，并如此这般怀念道："从没有人过问我在做什么，真是一段美妙的时光。"⑪

经过学者、调查记者、医学伦理学家的一番努力，关键的历史碎片逐渐拼出了形状，而我们真诚地期望如此不道德的医学事件再也不要重演。詹姆斯·琼斯在 1978 年出版的《坏血》率先报道了美国公共卫生署对几百名阿拉巴马州的未受过教育的佃农进行了长达四十年的梅毒实验，却未对其提供治疗，这是首次对弱势群体所经受的欺骗、虐待、不当医学实验进行质询。⑫

也有其他一些著作探寻了收容所儿童遭受医学实验的事实，但鲜有人直截了当地探寻究竟是什么驱动如此多的科学家与研究者接受这样一个伤害婴儿与儿童的系统与道德规范。或者说，为什么社会对这些行为是如此地冷漠，尤其是在这样一个认为纳粹医生必须为他们的伦理规范与野蛮的医学实验付出代价的国家里。优生学运动的毒素、第二次世界大战以及冷战时期美国感受到的共产主义威胁扮演了极为重要的角色，使得我们当中最聪明的那些人肆无忌惮地对那些最幼小、最无助的群体加以利用。我们早就应该仔细报道和讨论这一令人心痛的现象了。

我们希望这本书能被视作是在这方面所迈出的积极的一步。同时，这也是我们的目标——虽然为时已晚，但一定要让人们了解那些被迫以科学的名义而承受痛苦的孩子们所经历的一切。20 世纪的科学水平虽然有了极大的进步，但这些年少善良却又无法发出声音的孩子们的经历却是如此沉重。作为实验室里的"小白鼠"，他们没有获得任何回报。这本书的故事也许不那么令人愉快，但值得所有人聆听。

注 释

① 从 2009 年到 2012 年我们对查理·戴尔进行了大量的访谈，有些是面对面，有些则是通过电话，都是关于他对弗纳德州立学校，以及参与科学小组医学实验的种种回忆。

② Edwin Black, *War against the Weak: Eugenics and America's Campaign to Create a Master Race*（New York: Four Walls Eight Windows, 2003）, p. 55.

③ Elof Axel Carlson, *Times of Triumph, Times of Doubt: Science and the Battle for Public Trust*（New York: Cold Spring Harbor Press, 2006）, p. 50.

④ James W. Trent Jr., *Inventing the Feeble Mind: A History of Mental Retardation in the United States*（Berkeley: University of California Press, 1994）, p. 136.

⑤ 同前，p. 136。

⑥ 除了把这些困惑的人们逮进全美各地的疯人院、关进医院病房外，美国各地的优生学委员会同时还在使用像绝育手术这类所谓特殊的矫正方案。例如在北卡罗来纳州，该州优生学委员会直到 1977 年的时候仍在运作，希望能够"保持接受福利救济人数不增加，消灭贫困，并让基因库得到改良"。Kim Severson, "Thousands Sterilized, a State Weighs Restitution", *New York Times*, December 10, 2011。

⑦ 前苏联总理赫鲁晓夫的尖锐言辞"我们将会埋葬你们"作为美苏对抗时期宣称马克思主义思想与经济形式不可避免的宣言，算不上是什么战争或核毁灭的威胁。然而大多数美国人都将其理解为世界两个超级大国之间冲突升级的赤裸裸的挑衅。

⑧ Adam B. Ulam, *The Communists: The Story of Power and Lost Illusions 1948-1991*（New York: Scribner's, 1992）, p. 52.

⑨ 对戴尔的采访。

⑩ 这一现象的最佳例证就是俄克拉荷马州的奥斯丁·R·斯托医生，大萧条时期他还只是个小镇医生，而到他事业末期，他已经通过在三所不同的公立监狱为制药行业进行临床实验而获得了数百万美元的进项。Walter Rugerber, "Prison Drug and Plasma Projects Leave Fatal Trial," *New York Times*, July 29, 1969.

⑪ 转引自 Allen M. Hornblum, *Acres of Skin: Human Experiments at Holmesburg Prison*（New York: Routledge, 1998）, p. 37。

⑫ James Jones, *Bad Blood: The Tuskegee Syphilis Experiment*（New York: Free Press, 1981）.

第1章

医学崇高化的年代：

"医生所展现出的绝佳姿态，显示出他们正是人类迄今为止所能达到的最高峰。"

如今，巴布·鲁斯、杰克·丹姆西和"红色"格兰奇[i]在美国几乎是家喻户晓的名字。他们无疑是这一运动的黄金时代中的标志性人物，印证了他们堪比奥林匹克竞技者的体能与境界，以及他们所处时代的运动狂热。就连那匹名为"斗士"的马[ii]，也以其盛名和那些激动人心的胜利场面，给20世纪20年代的运动迷们留下了深刻的记忆。

图书、报刊杂志，甚至电影宣传片都一再展现了那个时代著名运动冠军的运动天赋和竞技佳绩，无数漫画纷纷以他们在球场赛道上的英姿为题材也就不足为奇了。

然而令人诧异的是，除了这些杰出的运动员、胆识过人的侦探和无所不能的科幻人物，一些世界前沿的卫生与科学研究者也会出现在儿童杂志上。他们不仅会让内容低俗但受众广泛的杂志变得熠

---

i Babe Ruth（1895—1948）是美国棒球史上最伟大的球员，Jack Dempsey（1895—1983）是一位重量级拳击冠军，Red Grange（1903—1991）则是美式橄榄球最伟大的球员之一。——译注

ii Man o'War（1917—1947）是世界上最棒的纯种赛马之一，第一次世界大战后它参加的二十一场比赛，有二十场拔得头筹，并赢得了约二十五万美元的奖金。——译注

熠生辉，让其内容变得有点分量，更强化了医生与医疗专业在当时持续上升的社会地位。比如到第二次世界大战前，封面故事的主角总是英勇的将军与果敢的士兵，但通晓最新医疗手段与疫苗的睿智的医学侦探故事完全能够与他们平分秋色、分庭抗礼。

美国的医学在那段时间获得了长足的发展。哈佛大学社会学家保罗·斯塔尔曾这样写道，在 20 世纪之前的美国社会，医生尚未成为一个明确的社会阶层。[①]19 世纪时，大多医疗工作者是靠自学成才，要么是当学徒过来的，并未受过任何正式的教育。因此，医学在当时地位低下，收入也很一般。

但是，到了 20 世纪初期，医疗专业的声望和收入都有了非常显著的提高；医疗卫生甚至成为了人们最向往的从业行业之一。1925 年的一项针对高中生和教师的调查显示，医生是仅次于银行家与大学教授的职业，排名超过了牧师和律师。等到了 20 世纪 30 年代，医生成为了人们最想从事职业的第一名并一直保持这个纪录。能超越医生的位置仅此一个："美国最高法庭的判决。"[②]

20 世纪 20 年代开始出现了耐人寻味的医学牺牲事例、激动人心的伟大发现以及对医疗卫生史的赞颂。那些在医学史上举足轻重的男男女女成为了故事的主角，克鲁伊夫 (Paul de Kruif) 就是这一时期关注医学进步的最早，或可说是最具影响力的故事叙述者之一。虽然今天他已被人遗忘，但当时他那些启发性的文字确实有力地向人们展现了那些毕生与疾病和瘟疫斗争的人们所付出的努力与牺牲。

克鲁伊夫曾在第一次世界大战中服役，还在墨西哥参与了猎杀庞丘·维拉[iii]的行动，在美国密歇根大学获得了细菌学博士学位

---

iii Pancho Villa (1878—1923)，墨西哥 1910—1917 年革命时的北方农民义军领袖，1923 年遇刺身亡。——译注

违童之愿：冷战时期美国的儿童医学实验秘史

后，进入拥有强大科研实力与智慧精英的纽约洛克菲勒瘟疫研究所，成为了一名研究员。主业之余，他还希望自己能成为作家。他开始记录自己在实验室中所观察到的一切，以及具有启迪意义的小段子，描述那些探究古老秘密的人们。1922 年，克鲁伊夫在《世纪》杂志上发表了一系列匿名文章，深深表达了他对医疗行业的复杂情感，一方面他对其充满憧憬和崇拜，而与此同时他的失落感也与日俱增。在洛克菲勒研究所，克鲁伊夫能够与当时医学研究界的精英们近距离接触，他们当中有不少人不是已经获得了诺贝尔奖就是获奖者的有力候选。但是，尽管研究所有如此多伟大的人物与荣耀，克鲁伊夫心中仍怀有深深的疑虑。几十年后的他这样说道："时光就这样流逝，然而众望所归的新疗法并未出现。难道这么多年他们所做的也不过是一直在碰运气？"③

1922 年，不堪内心疑惑重压，加之经历了一次失败的婚姻而不得不与爱子分离，克鲁伊夫在洛克菲勒研究所请了长假，开始为他所了解的医学研究以及奋战在与疾病对抗领域的伟人和重要机构著书立说。他所写的内容并非一味高奏凯歌。1922 年发表在杂志上的名为《医生与制药者》的文章以及他的第一本书《医药师》，阐释了美国医学的自负与幼稚。他的文字引起了公众的注意，也给他带来了一桩官司，并使他迅速被洛克菲勒研究所解雇。被炒鱿鱼的理由是因为他"就像亨利·孟肯[iv]那般傲慢无礼，胆敢撰文讥讽洛克菲勒研究所的科学研究，以及对医学事业的大不敬"。④

克鲁伊夫认为自己被炒完全是"自讨苦吃"，也让他由此从科研工作者转向了记者生涯。在迈出下一步之前，他将不遗余力地为

---

iv Henry Mencken（1880—1956），美国记者、编辑、评论家和讽刺作家，曾撰写《美国语言》(*The American Language*，1919) 讨论了美式英语的开端、变化、美式名称及俚语等。——译注

那个时代的文学巨擘——辛克莱·刘易斯^v贡献科学上的协助和好点子。这位文学大师与踌躇满志的记者的合作为他后来在文学上的巨大成就起了至关重要的作用。刘易斯在倾听了克鲁伊夫关于研究所的故事之后，所酝酿的故事线索日益清晰，一部划时代巨作将会由此诞生。克鲁伊夫接受了刘易斯的设想。他的关于顶尖科学研究的故事经刘易斯这样的大师之手所创作出来，必定会成为"恶魔医学的史诗"。⑤

美国文学的经典《阿罗史密斯》就这样诞生了，这部以智勇双全的科学家为主角的小说最终还获得了普利策奖，被认为是"美国文学史的顶尖之作"。医学历史学家查尔斯·罗森堡曾说，马丁·阿罗史密斯是一个"史无前例的英雄，一个生正逢时的20世纪美国英雄"。⑥本书不同寻常的主题与人物形象不仅深深吸引了胸怀大志的科学爱好者们，还意外地唤起了美国大众的共鸣。

克鲁伊夫与刘易斯共同塑造的主人公马丁·阿罗史密斯，是一位以宗教般的热情探寻真理的天才科学家。任何职业野心、商业利诱或政府限制，都不会干扰他对实验的严密构思和精巧设计。当时的美国社会——尤其正值"咆哮年代"^{vi}——普遍处于对唯物论大肆贬低羞辱和追名逐利的状态，再纯粹的科学研究也为这种风气所扰。刘易斯和克鲁伊夫笔下的主角奋力反抗这种腐蚀和诱惑，抛弃了家庭和对物质的追求，最终为了纯粹的科学研究而选择了更为简朴的生活。⑦

---

v Sinclair Lewis（1885—1951），美国小说家、剧作家，代表作有《大街》（*Main Street*）和《巴比特》（*Babbitt*）等，是第一位获诺贝尔文学奖的美国人。——译注
vi Roaring Twenties，也称兴旺的20年代，指的是美国的1920年代，因第一次世界大战结束、爵士乐诞生、民众消费欲望旺盛、工业化浪潮及一系列令人难忘的历史事件，被人称为历史上最为多彩的时代。——译注

《阿罗史密斯》获得了巨大成功，它的作者也因此而获得了普利策奖，名声大振，由此改编的好莱坞电影也成绩不俗。⑧而许许多多的美国人也正是因为这部作品第一次对美国医学界有了了解。

在与刘易斯联手完成了这部作品后，克鲁伊夫着手进行自己的事业。

"有一天，"他写道，他开始琢磨"列文虎克，世界上首个观察到了微生物的人。"⑨他很快完成了一部关于十二位伟大科学家的手稿，从安东尼·范·列文虎克，早在17世纪就第一个透过显微镜窥见了不可思议的微生物世界的人，一直写到此后又过了三百年，保罗·埃尔利希发现的六百零六种开创性药方有效摧毁了螺旋体目细菌，遏制了梅毒的发病原因。在克鲁伊夫笔下，他们被称为微生物猎人，这群睿智、热诚的科学人战胜了各种潜隐的恶疾，拯救了不计其数的生命。为了再现他们面临的种种困难、自我牺牲与智力上的挑战，以及最终的伟大发现，克鲁伊夫把一向不露声色的实验室历史写成了一系列的冒险故事，让原本对科学没有涉猎的人们也变得兴趣盎然。

起初，本书的出版商——哈考特和布雷斯出版社（Harcourt Brace）对克鲁伊夫这部不合时宜的作品并不乐观，医学研究题材可不是什么热门话题。当时出版商想"首印能卖光就是胜利"，两千八百本也就差不多了。多年后，克鲁伊夫回忆的时候依旧很欣喜："书刚一出版就引起了轰动。"知名文人与社会批评家纷纷对此书给予正面评价，并大力推荐。亨利·孟肯高呼这是"人类历史上最为庄严之作"，威廉·艾伦·怀特则称这本书是"专为热爱终极冒险、热爱透彻无畏之作的人而创作的"。1926年夏天，这本书迅速蹿到了非小说类作品的销售榜首，十万本书销售一空，"一举成为那一时代最伟大的非小说类作品之一"。⑩克鲁伊夫在这个偶像崇拜的时代里创作出了最合拍的最佳作品。

克鲁伊夫在描写历史时所使用的轻松且平易近人的风格无疑是这本书成功的重要原因之一。一边书写这些科学家是如何严谨地长期工作以实现科学上的突破，一边以一种近似典型西部故事的笔调加以描绘，克鲁伊夫就是用这种方式赢得了不同年龄层读者的喜爱。

克鲁伊夫不仅是一位笔力娴熟会讲故事的学者，他的观察细致入微，敢于挑战道德底线，而且十分看重愿景领导[vii]，尽管那些特质有时会显得十分矛盾。他十分赞赏沃特·里德[viii]对在热带地区传播疫病与死亡的蚊子所进行的富于创造性的勇敢探索，同时注意到，这位伟大的医生也是在拿人的性命——有时甚至是朋友乃至同事的性命做赌注。克鲁伊夫是这样描述里德的致命实验的："为了通过实验证明蚊子携带黄热病病毒，必须要有实验用动物，其实就是人类。"克鲁伊夫一般不会对这些令人不快的事实加以粉饰，而是让读者认识到，里德曾经拿人体做实验，而这些实验通常都不会有什么好结果。但克鲁伊夫也告诉读者们，这是不可避免的，人体实验就是这样一种"不道德的行径"。[⑪]

在 1920 年代以及其后的几十年里，成千上万的美国人读了这本《微生物猎人》，知道了这些伟大事业背后的种种交易。要想解决一个困扰人们良久、夺去了千千万万人性命的难题绝非儿戏，实验热带疫病更是性命攸关的大事。根据克鲁伊夫的描述，里德明白

---

vii Visionary Leadership，是一个管理学概念，指的是通过规划真实而美好的未来愿景，作为所有人努力的目标，从而使组织更成功，其领导者通常会被认为是具有革新精神的领导楷模。——译注

viii Walter Reed（1851—1902），美国陆军少校和医生，在 1901 年带领他的团队发现黄热病是通过一种特殊的蚊子而非直接接触传染的。——译注

　　　　　　违童之愿：冷战时期美国的儿童医学实验秘史

这其中的困难——为了解决黄热病的致命难题，他"对于拿人的性命冒险没有丝毫迟疑"。[12]这位伟大的微生物猎人坚称："没有牺牲何来拯救！"克鲁伊夫满怀崇敬地写道："没有人敢做比这更令人毛骨悚然的测试了。"[13]

但是，克鲁伊夫不厌其烦地向读者保证说，像里德医生这样的人毫无疑问是无辜的。没错，在部分人眼中，让实验对象感染黄热病无异于"谋杀"，但他满腔热忱地想要置人于危险之中，是可以理解的。无论采取何种手段，只有通过医学研究才能最终确认是否是蚊子传播了黄热病。

这本书让很多美国人了解了医学研究不光彩的一面。这些事实并不美好，但它们带来的结果是好的——成千上万无辜的生命将因此而得到拯救。克鲁伊夫笔下这些从事危险行业的高大形象不仅衬托出了他们的尊严，也展现了被实验的"小白鼠"们所处的绝境。他们与这些英雄形象并不相称。克鲁伊夫曾记录下严肃的一幕，一位勇敢的陆军士兵说道："我们是为了人类和科学研究才自愿被实验的。"里德少校无比感激地回答说："先生们，我向你们致敬。"在作者眼中，所有这些军队志愿者都是"一等一的无可挑剔的'小白鼠'，不容置疑，完美无缺"。[14]

但是，必须进行更多的实验才能真正证明原理，并解决这致命的难题。由"科学狂人沃特·里德"设计的"可鄙的实验"[15]还需要更多的实验体才行。如果没有足够多"心甘情愿为科学付出生命的美国人"，那么"还有些无足轻重的人"，他们"刚刚从西班牙来到古巴，给他两百美元就什么都愿意干"。[16]在描写征用这些"唯利是图的家伙"作为实验对象时，尽管他们会承受同样猛烈的高烧、难耐的痛苦和持续的呕吐与腹泻，他们也从未呈现出和自愿参与研究项目的美国士兵与医生同样高尚的形象。

克鲁伊夫对划时代的黄热病实验和这位医学研究者几近无情的立场所给予的热情描写，唤起了读者们的强烈共鸣，这与前一年马丁·阿罗史密斯对科学纯粹性不切实际的追求深深打动了读者们的心如出一辙。

《微生物猎人》所传达出的信息显而易见：巴斯德、里德、西奥博尔德·史密斯[ix]和保罗·埃尔利希这样伟大的人绝对是人中龙凤。但对于他们的技能、训练以及对微生物或灵丹妙药的孜孜探索，他们可谓是肩负重担，要面对的不仅仅是多重挑战，更是日复一日的疾病与死亡的威胁。他们必将要面对艰难的抉择，甚至因此而让他们在常人眼中显得傲慢无情。是的，有些人甚至会觉得他们残忍，"缺乏人性"。但是，如果整个社会会因此而最终受益，这些非凡的医学研究者们——或者说是这一群体中最棒的几个——必须能够不为当时的道德规范或官僚主义所束缚，无所顾忌地工作。诚然，有些不幸的人会在这些赌博式的实验中丢了性命，但是，"这些在微生物世界里探索的伟大猎人们总是得赌上一赌。"克鲁伊夫如此写道。他强调说，我们没有必要总是去想那些不好的方面，而是想想他们的伟大使命——去关注"冒险者的智勇拯救的千千万万生命"。[⑰]

这些人就是这么做的。

经刘易斯和克鲁伊夫两轮医学研究胜利主义的轰炸，哈维·库辛在 1926 年给人们带来了第三波冲击，他为威廉·奥斯勒[x]——英

<hr />

ix Theobald Smith (1859—1934)，美国流行病学与病理学先驱，发现了人类结核病与牛结核病的区别，对人类和动物疾病疫苗的发展有卓越贡献。——译注
x William Osler (1849—1919)，加拿大医生，约翰·霍普金斯医院的创始人之一，是第一个让医学院学生走出讲堂接受临床训练的人，被称为"现代医学之父"。——译注

美医学界最伟大的医生——撰写的传记在这一年赢得了普利策奖。鲜有关于医学界及医术背后的人们的文史作品能如此引人注目。看起来一向四平八稳的医疗行业和医学研究就算没有因此而发生戏剧性的转变，也无异于被注射了一针兴奋剂。在这个"为健康而冒险"的行业中的人们纷纷打起精神，最终使得风靡一时的英雄主义叙事中有了白大褂的一席之地，与运动健将、战争英雄和漫画人物们比肩而立。

为了发现特效疗法救死扶伤，医生们无私地与致命疾病坚持斗争，实验室研究员们始终奋战在公共卫生疾病领域……这样的故事不仅在漫画里有，而是铺天盖地五花八门。早在1920年代，"医学史中的人物形象与故事就已经广泛存在于流行读物、杂志、纪念品、好莱坞电影、儿童读物、广播剧、教科书、企业广告，以及新近出现的漫画书中"。[18]

媒体对医学研究者甘于奉献、时而敢冒性命之险的举动大肆鼓吹，大大提高了医疗职业在受过良好教育的美国人，甚至更多普通读者和儿童心目中的地位。不仅如此，还造就了20世纪中期美国医学黄金时代，促进了人们对医生及其职业的认同，他们的社会地位也大幅提升。能与卢·格里克[xi]这样的运动明星和巴顿将军般的战争英雄相提并论，对医生来说绝对是一次大翻身。

路易斯·巴斯德和西奥博尔德·史密斯也许并不能像吉姆·索普、吉米·福克斯或吉恩·滕尼[xii]那样吸引数万观众齐聚在体育场，也不能像漫画书里的超级英雄那样受到狂热追捧，但是他们以

---

xi Lou Gehrig（1903—1941）是美国职棒大联盟史上最伟大的一垒手，生涯效力于纽约洋基队。——译注

xii Jim Thorpe（1888—1953）、Jimmie Foxx（1907—1967）和 Gene Tunney（1897—1978），分别是20世纪初活跃于美国的全能运动员、职业棒球手和重量级拳击手。 ——译注

自己的所作所为赢得了公众的尊重。更重要的是，他们坚信自己从事着有益的事业，他们所付出的努力是为了全人类的利益。他们，以及他们的贡献，确确实实都值得赞美。就这样，这一研究群体中最为璀璨的明星也产生了光环效应。

广大读者和听众们越来越多地了解了路易斯·巴斯德和爱德华·詹纳以及其他默默无闻的科学家们，像埃黎耶·梅契尼科夫、沃尔德马·哈夫金、霍勒斯·威尔士、埃米尔·鲁、乔瓦尼·巴蒂斯塔·格拉西、罗纳德·罗斯和罗伯特·R·威廉姆斯[xiii]——他们都曾与五花八门的恶疾进行过殊死搏斗。女性科学家在这一时期同样引人注目。弗罗伦斯·南丁格尔、克拉拉·巴顿、伊丽莎白·布莱克威尔，还有不那么出名的让娜·曼斯和玛丽·沃克[xiv]，都在此时首度为公众所关注。甚至一只名为巴尔托的西伯利亚雪橇犬也因为带领一队雪橇犬运送药品到爆发了白喉疫病的美国阿拉斯加诺姆市而名声大振。

---

xiii 依次为 Elie Metchnikoff (1845—1916)，俄国微生物学家与免疫学家，免疫系统研究的先驱，被人们称为"乳酸菌之父"；Waldemar Haffkine (1860—1930)，俄国犹太裔细菌学家，被认为是研制并使用疫苗来抵抗霍乱和鼠疫的第一位微生物学家；Horace Wells (1815—1848)，美国牙科医生，现代麻醉学先驱，率先提出用笑气和氯仿作为麻醉剂；Émile Roux (1853—1933)，法国医生、细菌学家和免疫学家，巴斯德研究所联合创始人，他所负责的抗白喉血清是首例有效治疗白喉的疗法；Giovanni Battista Grassi (1854—1925)，意大利医生与动物学家，第一个描述和确定了寄生在人体的恶性疟原虫生命周期的人，并发现只有雌性按蚊能传播该疾病；Ronald Ross (1857—1932)，苏格兰医生，由于疟疾研究于 1902 年获诺贝尔生理学或医学奖；Robert R. Williams (1886—1965)，美国化学家，第一个合成硫胺（维生素 B）的人。——译注

xiv 依次为 Florence Nightingale (1820—1910)，英国护士与统计学家；Clara Barton (1821—1912)，护士，创建了美国红十字会；Elizabeth Blackwell (1921—1910)，美国第一位获得医学学位的女性，推动美国女性在医学领域接受教育的先锋；Jeanne Mance (1606—1673)，法国护士，后来在蒙特利尔创办了当地第一家医院；Mary Walker，指的可能是 Mary E. Walker (1832—1919)，美国外科医师、女权主义者，美国第一位女性军医，也可能是 Mary B. Walker (1888—1974)，英国医师，首个证明毒扁豆碱能有效治疗重症肌无力的人。——译注

研究者们受到的褒奖远高于责骂，而医学伦理又尚在萌芽阶段，他们便肆无忌惮地进行更多的研究。20 世纪早期，人们对于人体实验表现为广泛接受的态度，仅有一少部分人反对。对实验体的处置与治疗存在的滥用和误算现象也不是什么严重的犯罪行为，而仅仅被看作疏忽或判断上的小小失误而已。如果一项研究取得了重大突破，或得出了有价值的结论，则更是如此。尽管医生并不想加害自己的病患 —— 从事这一行业就意味着他们绝不会意图伤害他人 ——但只要结果被证明是好的，再恶劣的行径也会为人们所接受。为了实质性的研究和科学的目的而进行人体实验，或是研究者获得了与期望一致的结果，通常就会得到人们的谅解。⑲

这种态度所带来的结果就是医疗行业中，类似令人质疑的实验有增无减。不仅如此，除了不同性别以及越来越多的医院病患、被收容者和囚犯被用于大量的实验研究，儿童愈加频繁地成为了实验素材。举例来说，1895 年，纽约儿科医生亨利·海曼博士故意让一个四岁大的患有"慢性癫痫的白痴儿"和一个六岁的"白痴儿"，以及一个二十六岁的男子感染活性淋病细菌型重度肺结核。⑳就在同一年，沃特·里德和乔治·M·斯滕伯格用了纽约市数个孤儿院的孩子为他们测试天花疫苗的效果。㉑在当时，医生通过给小孩接种天花疫苗后再注射活性病毒来评估疫苗是否有效，这种方式并非罕见。有些研究甚至还用婴儿做实验，例如给两岁大的婴儿喂食化学元素铋，这种类金属物质是某些药物的组成成分，由此再通过 X 射线来了解不同的食物在婴儿胃里的比例。㉒1907 年，宾夕法尼亚州立大学威廉·佩伯临床实验室的三位研究员把圣文森特孤儿之家、费城天主孤儿院的足足一百多个八岁以下儿童作为实验对象，给他们眼中置入结核菌处方，进行临床测试。㉓

阿尔伯特·莱芬韦尔博士是 20 世纪初期的一位医生和社会改

革家，由于对活体解剖行为扩张进行控制的结果不尽满意，他领导了一场主张对拿动物和人进行实验加以限制的长期而有力的运动。他请求自己的医学同行们能对自己的行为加以约束，建立人性化准则。"新世纪伊始，"他在某本宣传册中这样写道，"我们即面临着严峻的问题。其中之一就是打着科学研究的旗号进行人类活体解剖。因此，我们呼吁美国的医学媒体能够打破这令人尴尬的沉默局面，这沉默就像在为此种行为进行无声的辩护或容忍。无论现在还是从今往后，我们都必须对这些将儿童活体解剖、实施人体实验的人进行谴责。我们以正义与人性之名，为了尚未出生的千千万万生命，向这种行为发出呼吁。"㉔

令莱芬韦尔这样的改革家们遗憾的是，当时的科学潮流快速与其期望背道而驰。20 世纪预示了医疗卫生服务发生翻天覆地变化的新时代的到来，研究者们正是这个时代的先锋。创新的治疗方法、革命性的预防措施以及大量新颖的医疗手段都在这一时期出现在历史的舞台上，而那些制定克制、适度、谨慎的伦理决策的主张逐渐被人们当成喋喋不休的奇怪言论和对进步事物的疯狂阻挠，而被弃之一旁。文明的进步，再加上媒体报道的推波助澜，这样一种社会氛围形成了：人们赞颂科学的硕果、医疗领域的突破，却忽视了为赢得这一切而付出牺牲的人们。

任何一个新发现——蚊子传播疫病，细菌也会传染疾病，而疫苗则能同时祛除二者的威胁——都被宣称为巨大的进步。报纸、杂志、图书、广播和电影一再强调这些成果是何等卓越。医疗胜利论弥漫在这个英雄崇拜的时代，鲜有人注意到那些伴随最新科学成果生发的问题。那些在国家收容机构——收容所、医院、孤儿院和监狱——中苦苦煎熬的人们也为之而付出，但他们的名字从未出现在任何图书或报纸上，也不会因此而获得人们的褒扬与认可——他们就是医学进步高速运转的齿轮中被碾碎的粉末，医生实现个人和企业目标的牺牲品。

再也没有像保罗·德·克鲁伊夫这样的人，去记录新泽西州瓦恩兰低能儿收治所、俄亥俄州士兵与水手孤儿之家、纽约州莱奇沃思镇希尔斯低能儿收容所，以及遍布美国各地的许许多多同类机构中的生存者们所经历的苦痛。这些机构把他们的大门敞开，任由身披白大褂的研究者们走进病房，攫取数不尽的廉价实验素材。医生们发现被这些国家收容机构关起来的生命大有可图，那里的儿童——不声张、不明真相、渴望有人爱的孩子们——将会在接下来的时代中越来越多地成为医疗行业追求世界进步的先遣军。

注　释

① Paul Starr, *The Social Transformation of American Medicine*（New York：Basic Books，1982），p. 81.

② 同前，p. 143。

③ Paul de Kruif, *The Sweeping Wind*（New York：Harcourt, Brace and World, 1962），p. 19.

④ 同前，p. 58。

⑤ 同前，p. 59。

⑥ 刘易斯拒绝了普利策奖，称所有这类奖项都是"危险的"。在刘易斯看来，普利策奖的问题尤为严重，因为这是一个颁发给"最佳展现了美国生活的健康氛围以及美国风气及气概最高水准的美国小说"的奖项。换言之，这个奖"并不是以真正的文学价值为根据，而是服从于当时普遍接受的良好形态准则的"。电影版《阿罗史密斯》于1931年公映，主演是罗纳德·考尔曼和海伦·海丝。这部由约翰·福特执导的影片获得四项奥斯卡提名，增强了人们对医学研究的尊重。马丁·阿罗史密斯第一次见到戈特利布博士时就对他说："我并不想要当个医生，我想做的是一个研究者。" Charles E. Rosenberg, *No Other Gods*（Baltimore：Johns Hopkins University Press, 1997），p. 123.

⑦ Paul de Kruif, *The Sweeping Wind*, p. 115.

⑧ 同前，p. 118。

⑨ Paul de Kruif, *Microbe Hunters*（New York：Harcourt Brace, 1926），p. 309.

⑩ 同前，p. 315。

⑪ 同前，p. 349。

⑫ 同前，p. 303。

⑬ 同前，p. 314。

⑭ 同前。

⑮ 同前，p. 318。

⑯ 同前，p. 315。

⑰ 同前，p. 349。

⑱ Bert Hanson，"Medical History for the Masses," *Bulletin of the History of Medicine* 78，No. 1（Spring 2004）: 150.

⑲ Gerald L. Geison，"Pasteur's Work on Rabies: Reexamining the Ethical Issues," *Hastings Center Report* 8（1978）: 26-33.

⑳ Henry Heiman，"A Clinical and Bacteriological Study of the Gonococcus Neisser in the Male Urethra and in the Vulvovaginal Tract of Children," *Journal of Cutaneous and Genito-Urinary Diseases* 13（1895）: 384-387.

㉑ George M. Sternberg and Walter Reed，"Report on Immunity against Vaccination Conferred upon the Monkey by the Use of the Serum of the Vaccinated Calf and Monkey," *Transactions of the Association of American Physicians* 10（1895）: 57-59.

㉒ Godfrey R. Pisek and Leon Theodore LeWald，"The Further Study of the Anatomy and Physiology of the Infant Stomach Based on Serial Roentgenograms," *American Journal of Diseases of Children* 6（1913）: 232-244.

㉓ Samuel McClintock Hamill，Howard C. Carpenter，and Thomas A. Cope，"A Comparison of the Pirquet，Calmette，and Moro Tuberculin Tests and Their Diagnostic Value," *Archives of Internal Medicine* 2（1908）: 405.

㉔ Albert Leffingwell，"Illustration of Human Vivisection," 1907.

第 2 章

优生学与对收容所儿童的轻视：

"消除次品。"

　　1929 年春夏，全美国最为杰出的三名科学家打算为纽约市郊某州立"低能儿"收容所的一个十三岁的"先天愚型侏儒"实施预谋已久的阉割手术。

　　这场非治疗性的手术由美国顶尖优生学家与优育倡导者查尔斯·本尼迪克特·达文波特主刀，他的不懈努力将"纯粹的偏见带入到严格的社会等级中"。[①]达文波特的行为得到了毕业于约翰·霍普金斯医学院的知名医生、外科手术技艺精湛的乔治·华盛顿·科纳，以及出身耶鲁的科学家、细胞学专家西奥菲勒斯·H·佩因特的协助，后者还在随后进行了组织培养分析。[②]

　　1920 年代时，将收容机构里的孩子用于探索性方法、调查性治疗以及实验性预防法是非常普遍的现象。在美国，像达文波特这样的重要优生学家给这些囚禁于经营不善、人员不足的国立或州立收容所、医院和孤儿院的孩子们贴上了无价值群体、人类弃子的标签，因此有显著必要了解他们这群人的特性。在优生学领域，有些人认为这些孩子同样可以作为科学研究的"素材"——用于与他们自身的状况不相关的方面。

随着时间的流逝，收容所儿童越发成为了牺牲品，研究者们纷纷寻找他们作为实验素材。第二次世界大战及后来的冷战进一步加大了对实验素材的需求。牢牢把持着身心缺陷儿童的研究"志愿者"和收容机构因其自身的便利条件、与世隔绝乃至低廉要价而成了香饽饽。许多研究者都把这些机构看成老天的恩赐，而且要多少有多少。

在医学研究领域，功利主义、家长主义和精英主义的观念一直普遍存在着，但是美国对优生运动的狂热，以及身陷两大国际冲突之中的事实，也使开发型研究实验变得更为必要。有了这样强有力的理由作为支持，部分曾经宣誓绝不伤害的医生开始屡屡违背从前的誓言。几乎没有人站出来反对这种状况。

一直以来，查尔斯·B·达文波特就醉心于与遗传障碍相关的任何知识，"先天愚型侏儒"更是他关注的重点。他曾对莱奇沃思低能儿收治所的主管说，这种病症来源不明，且一直被认为是无药可医的，通过对"矮生植物与昆虫"的研究，他发现了一种可能的方法，这让他越发相信"先天愚型侏儒也许是染色体复合异常造成的"。③

他需要用人做实验来验证自己的假设，而且他完全清楚去哪儿能搞到实验体：有一家专门收容缺陷人群的机构，他已经在这一领域钻研多年。他在书面申请中对机构主管说，是时候"对先天愚型人的分裂细胞相关染色体检查一番了。唯一确定能够观察到细胞分裂的器官就是睾丸。而在适宜条件下获得该固定染色体的组织，从而对其进行观察的唯一途径，就是阉割"。④

达文波特坚信，对这一科学难题的探索完全合情合理，而对先天愚型儿童进行阉割则"对解决这一难题大有裨益"。⑤申请很快就获得了许可，包括这个孩子的单亲父母、收容机构主管和研究者在内，没有任何人对这种以获取知识的名义来阉割儿童的行径提出异议。⑥

直到 19 世纪末期，在布鲁克林艺术科学学院任教期间，达文波特创办了一间生物实验室，专门对长岛某片叫做冷泉港的繁茂沼泽区当中的原始海洋哺乳生物进行研究。一边翻暗礁、挖牡蛎，观察各种生物群落，他又一边开始认真钻研优生学创始人弗朗西斯·高尔顿的理论。他被高尔顿的观点深深地吸引了，而这对大洋两岸的科学与观念都不是个好兆头。

高尔顿出身于杰出的达尔文家族，一直就被人寄予厚望，但他平庸的学术生涯让人们对他不再抱有任何幻想。然而，他的漫游癖和永不止息的好奇心却让他成为了一名环球旅行家、自学成才的地理学家，还因卓越贡献获得了皇家地理学会金质奖章。

但是，他对人类差异性的与生俱来的好奇心以及对数学的热爱促成了他在遗传方面最具争议的科学发现。高尔顿猜测，敏锐的观察者能够由人类多样性中的累计差异推导出的数学形式与趋势，预见在时间推移中，一个给定人口数某特定变量的变化，比如身高、体重或智力等。不仅如此，当庞大人群中存在多方面的巨大差异时，人群的代际差异就会变小。对高尔顿来说，遗传不仅体现在人的眼球颜色、身高等自然特征上，也体现在人的心理和情感素质上。一个人具有创造性或总是慢吞吞，都是遗传的结果。对遗传，尤其是 1860 年代英国显赫家族的天赋遗传思考得越多，高尔顿就越发坚信，科学与数学才是发现生殖秘密的钥匙，一旦了解了其中的奥妙并得其要领，人类将会获得永久的飞跃。简而言之，"不受欢迎的就抛弃，受欢迎的就多多益善，这样难道不好？"⑦

和 19 世纪最后二十几年的许多人一样，高尔顿的脑中盘旋着无数关于种族净化和完善人类的疑问。1883 年，他出版了《探求人的能力及其拓展》；又经过数年对其遗传理论如何命名的权衡，他最终选择了将两个希腊语词汇"eu"（良好，优秀）与"genes"（出生）合而为一，造出了"eugenics"（优生学）这个词。这一词汇将会迅速走出一条自己的道路，并最终在五花八门的形式、政策与事务中变得面目全非。

在高尔顿看来，无论是被叫做种质、原生质或随便什么名字，这种使生理和心理特征产生代际遗传的关键所在，就是遗传不可或缺的核心要素。他跟同时代其他人并未真正理解遗传性状是如何传递的，但他们知道一个人的种质合格与否与其环境和生活质量几乎没有任何关联。

高尔顿表示，他对那些不合格家族的悲惨境遇并非冷酷无情，但他同时也认为，想要社会进步，就必须对这类不合格因素加以遏制和淘汰。虽然他没有说看不起那些疾病缠身和生活不幸的人们，但他确实主张把这些人群隔离开来，从而让这些可能产生"堕落者"的家庭终止繁育。

19世纪最后二十年里，对特定人群的妖魔化和污蔑不仅获得了广泛支持，其合法性也日渐完善。高尔顿强调应该将从社会最佳代表那里的收获最大化，他还主张对那些最没有社会地位的人加以限制，比如通过严格控制婚姻许可，来避免基因缺陷人群形成等。20世纪早期，这项运动不仅在社会中生根发芽，更使社会笼罩上一层更加黑暗沉重的光晕。高尔顿的强调通过生物学上有益的婚姻来拯救社会的"积极优生学"，很快就被"消极优生学"所取代，后者强调通过激烈手段与政策，对基因不合格者，如果不能消灭，就要加以控制——凡是被判定为心理衰弱、种族堕落或非原生北欧日耳曼血统的人都在此列。而那些基因低劣的人则受到了更加粗暴的对待。

自 1883 年高尔顿造出了"优生学"这个单词才过了十年，美国医生兼疯人院主管霍伊特·皮尔彻博士，阉割了堪萨斯州温菲尔德低能与弱智儿童收容所的近七十名男孩。皮尔彻的前任主管曾经连续多年对该机构中"确诊手淫患者"的病人们无偿施以行之有效的救助。就任疯人院主管伊始，在"对这一课题进行一番理性审视"后，皮尔彻着手钻研能够终结此种连绵不绝的恼人问题的"临床疗法"或解决方案。他相信自己已经通过外科手术发现了答案，那就是阉割。

皮尔彻的行为让许多堪萨斯人感到恐惧，但医学团体却呈现出支持的态度，甚至表现得非常积极。某州立医学期刊称，对皮尔彻的"猛烈"攻击完全是盲目的夸大其词和"政治恐吓"，还说"医学领域对阉割的热情日益高涨"，将其当成遏制疾病与犯罪的双重利器。该文章中还表示，向公众"传授"这一观念迫在眉睫。

其他医生们迅速声称，阉割对各种疾病和社会问题都有奇效。1897 年在费城举行的美国医学会会议上，埃弗雷特·弗洛德教授对同行们说，马萨诸塞州鲍尔德温镇一家收容所的二十六名儿童才被实施了阉割。弗洛德说："最初施行阉割只是抱着减少手淫这种顽疾的想法。"这位医生写道，一个男孩"不知廉耻，确诊为癫痫，而且多少有点弱智"。弗洛德说在获得了儿童父母的许可后，一位外科同僚实施了手术。这些实验性手术的效果出乎意料地好，弗洛德说道，因为"每一例手术后，手淫症状都停止了"。与此同时，阉割后的儿童都变得"面色更加平静"，多长了"不少肉"，变得"更可控"，表现得更好、更诚实了。弗洛德指出，最后同样值得关注的是"他们把缺陷遗传给后代的可能性被彻底消除了"。

19 世纪的最后十年，科学领域催生出了大量为了优生进行阉割和绝育手术的能手，哈里·C·夏普就是其中之一。他是印第安纳州教养所的一名外科医生，并在这场绝育运动中成为了一名直言不讳的领导者。夏普就普遍存在于美国社会的日益加剧的缺陷种质问题进行了大量的写作与演讲。他所谓摆脱缺陷种质的"直截了当的方法"就是绝育手术。紧接着他又讲到，他给四十二名青年男子做了绝育手术，当中有些人只有十七岁。他还说，为了确保这些人不会成为罪犯和社会的蛀虫，他一定会为更多成百上千的人进行绝育。夏普对自己的结论十分满意，他坚称"激进的方法是必要的"，并鼓励医生同行们向当职官员施压，让疯人院、监狱和智障收容机构的主管将每一个收治其中的男性病患都执行绝育。

同行们对夏普的文章基本上都给予赞许，从库班麻风病人聚居所到俄亥俄监狱的主管们都对他表示支持。事实上，夏普还曾打算竞选美国国家监狱协会的医师协会主席，通过这一职位他就能拥有更大的权威宣传其理论。医学领域有越来越多的人宣扬绝育手术的可行性与实用性，而夏普也不过是其中之一。在 1880 年到 1900 年间，医生们撰写了大量推崇"通过绝育实现社会约制"的文章，大多都持同一种论调，即谴责犯罪率增长、关押犯人成本提高以及对病人术后表现出的勤奋、雄心勃勃与快乐进行满怀自豪的高度赞扬。

越来越多的医生参与表态，有些也因此声名鹊起。一位声望颇高的外科医生威廉·T·贝尔菲尔德博士在 1907 年 12 月的芝加哥医生与律师俱乐部会议上签署通过了优生学与大规模绝育手术政策。他的发言很快在新墨西哥州医学会期刊上发表，强调说美国凶杀案发生率急剧上升，已经"比伦敦高出三十三倍"。[8] 贝尔菲尔德敦促伊利诺伊州的立法者尽快通过与其时刚通过不久的印第安纳州法律类似的绝育法案；其他人也纷纷进行类似的游说活动。

新泽西州癫痫病人之家主任医师大卫·威克斯博士、弗吉尼

违童之愿：冷战时期美国的儿童医学实验秘史

亚州立感化院首席外科医生查尔斯·卡林顿，以及加利福尼亚州立精神病院委员会秘书长 F·W·哈奇博士，都积极撰文、游说，或用万能的优生理论试图治愈美国的"社会痼疾"。有些优生学拥护者，如莱维利斯·F·巴克尔和 G·弗兰克·林德斯顿等，他们不单是各种机构的主管，更是医学界的首要人物。巴克尔是约翰·霍普金斯医院的首席医师；林德斯顿则是伊利诺伊大学泌尿生殖外科专业的教授，极力主张通过医学抵制非优生群体——南欧移民——而且恬不知耻地对这些观点大加鼓吹。他不仅提倡对强奸犯进行阉割、对不良群体（癫痫、酗酒和肺痨患者）施行绝育，还建议用毒气室"把杀人犯和愚蠢的低能儿都杀掉"。巴克尔和林德斯顿的文章，尤其是被《美国医学会期刊》和《纽约医学杂志》发表过的那些，让当时许多美国人意识到，优生学手术已经获得了专业领域的认可。⑨

1910 年，有二十多篇提倡优生绝育手术的文章发表，1899—1912 年间，主张医学界在绝育手术上应更为主动大胆的文章就有三十八篇之多。⑩一位医学干预支持者曾态度强硬地表示："我们必须直面这一事实，心理和道德有缺陷者不断产生，正在飞速毒化这个国家的血脉。杜绝此种退化狂潮，确保最优人群得以存活的唯一途径，就是让其彻底无法生殖。"⑪显而易见，在医学界人士的眼中，罪犯、智力低下者以及所有退化的代价与负担——用一名优生学活动家的话就是"人类的噩梦"——好比社会经济的瘟疫，非彻底根除不可。有了医学的支持，在这一时期美国有十二个州通过了绝育法案（另外还有四个州——宾夕法尼亚、俄勒冈、佛蒙特和内布拉斯加——也通过了类似的立法表决，但被州长否决了）。

在这样的环境下又过了二十年，就在"大萧条"前夕，达文波特想要阉割一名儿童以进行研究时，该名儿童所在收容所主管人员对此完全漫不经心。

有意思的是，优生学运动甫一诞生就在美国获得了最热烈的支持，这些支持者们力主施行一整套严厉且具有约束力的政策举措，包括对相关对象实施隔离、驱逐出境、阉割、婚姻禁令、强制绝育，必要时甚至实施安乐死、停止治疗等。在这些拥护者们看来，对"有缺陷者"和其他非健全"素材"进行医学实验并不是什么违背一般政策与医疗行为规范的事情。

尽管美国有亚历山大·格雷厄姆·贝尔、西奥多·罗斯福、路德伯班和玛格丽特·桑格等许多伟人都曾一度投身于优生学的事业中，高尔顿的门徒中最早也是最热忱、最努力的仍然要数查尔斯·达文波特。

达文波特唯一关注的焦点就是消极优生学以及阻止缺陷遗传物质的扩散。如果美国能够在这场挑战中越快越积极地加以应对，这个国家的整体健康水平与血统就会变得越优秀。达文波特持这样一种观点，美国已经进入各种缺陷因素泛滥的状态。这其中最重要的潜在和实际的威胁就来自于"低能儿"——在当时即是对许多心理症状与表现的统称，他们是社区中混杂的大部分精神有问题的乞丐、小偷、疯子和更甚者。严重心理与生理残疾者当然也在此列，而那些英语差、严重口吃或仅仅是极不善于与人沟通的人，无论其真实智力水平与能力如何，都被消极优生学网罗其中。达文波特相信，这些不良分子占到了总人口的10%，并把这一人群称为"社会的底层"。

1935 年时曾有一位激进的优生学家这样斥责所谓不良群体："将大量资金用于关照那些低等的痴呆人群，只会让我们在他们身上花费得越来越多。"[12]必须采取必要行动，以"消除这些社会上的不良因素"。[13]有些人主张"进行隔离"，美国印第安纳州慈善董事会前秘书长亚历山大·约翰逊在 1930 年代就曾有此建议。约翰逊认为："这些人在小的时候就应该通通被关起来，送到教养所里，干点活儿，尽可能让他们一直处于控制之中。"[14]但也有许多人认为要想矫正这些问题就必须采取更加激进的方法。

对于优生学活动家利昂·惠特尼来说，"彻底消灭"就是最好的办法。他强调说："如果我们能一下子就把所有没用的除了像动物一样无所事事之外一无是处的废物都消灭掉，如果能有一天我们在早上醒来的时候，这一切都奇迹般无声无息地消失，我们该把目标对准哪些人呢？"惠特尼心中早已有了答案，"消除应该从底层开始。我们应该到那些白痴收容所去，看看里面关的都是些什么货色。首先应该择出来的恐怕就是那些跟植物人不相上下的家伙们了。"[15]20 世纪的头几十年里，大量州立收容所里的"次品"们越来越多地被视为一种公共威胁和亟待消灭的社会蛀虫，无论从精神还是生理上他们都背负了比脸上刺字还要明显且恶毒的罪名。

有很多伟人也加入到了讨伐的队伍中。例如在 1913 年，美国前总统西奥多·罗斯福就曾在给达文波特的信中写道："我赞同你的观点……这个社会没有权利允许次品肆意滋生……总有一天我们会意识到，一个合格的好市民将其血脉流传于世是何等重要和责无旁贷的；而那些不合格者，我们亦无权让其在这世上存续。"[16]伟大的社会活动家与计划生育支持者玛格丽特·桑格在谴责社会的不良因素时表现得更为尖锐，她"坚决反对提升受压迫者地位的各种慈善之举"，并坚持认为"还不如让其继续在饥寒中煎熬"，如此一来优生学意义上适宜的人群就能更容易地战胜"不适宜的人群"。她经常将贫穷和无依无靠的人群比作应被"灭绝"的"人渣"和"杂草"。[17]还有一些也算是进步人士的人，如 G·史丹利·霍尔、华盛顿·格拉登和 E·E·索思纳德等，他们都是当时杰出的学者和受人尊敬的人士，但都表现出了类似的倾向。

达文波特相信，从欧洲和亚洲移民到美国的人中有许多不是有问题就是会造成威胁，甚至二者兼具，这些人一定会成为多余的经济负担。政府——以及广大纳税人——负担了越来越多救济所、疯人院和监狱的运营，这让达文波特怒不可遏。维持这些机构要花掉数千万美元，而且有增无减。[18]美国虽然对欧洲和亚洲人打开了大门，但也到了保护自己的时候了。只要细心观察和研究，就会发现这些不良人群带来的威胁。达文波特相信，甚至只要粗略地看一下某个或某一群人的族谱，就能确定他们身上的社会缺陷与犯罪倾向，因为"种族认同"这种东西是存在的，而且决定了人的行为。举例来说，波兰人"好拉帮结伙"，意大利人倾向于"个人暴力行为"，而犹太人尽管鲜有"个人暴力行为"，但很可能"偷窃"和"卖淫"。[19]

作为一名学者的同时，达文波特还是一位社会活动家。他曾计划将近十二组"不适合这个社会"的人群"淘汰掉"。这些人中有穷人、酒鬼、罪犯、癫痫病人、神经错乱者、体弱多病者、患有特定疾病的人、身体畸形的人、聋哑人和盲人。[20]尽管上流社会对这些人感到不悦，唯恐避之不及，但却很快将他们当作理想的研究素材。

达文波特对组织活动并不陌生，他意识到，这一作战方案需要经济上的支持。他的策划与承揽能力让他多年以来一直受益，但其中最成功的当属1909年与玛丽·哈里曼的会面，她是美国一位超级铁路大亨的女儿，当她还在攻读巴纳德学院的本科学位时，就对冷泉港实验室颇为了解了。

玛丽·哈里曼是一个自由派社会活动家，和当时的许多改革人士一样，达文波特的"社会进步"言论也吸引了她，她说服自己的母亲资助这位有志向的布鲁克林青年科学家，创办一所真正的优生学研究中心。有了事实的支撑，目标图景也渐渐明确，达文波特怀着信徒般的坚定决心，所表现出的倡导者形象给人留下了深刻而可信的印象。来自 E·H·哈里曼夫人的一笔捐赠让他得以购入一片七十五英亩的土地，沿着路直通他的冷泉港实验室。优生学记录室(ERO) 拥有可观的资金和人力，足以实现其种族优生的重任，以及储存海量极端敏感的个人信息。这里在后来成为了全美国最大的遗传数据资源库，大量实地调查者将会以此为根据地，前往美国各地的疯人院、监狱和医院进行出诊和正式访问，获取被收容者以及他们"缺陷血统"的种种信息。达文波特将哈里曼家的资助看作是自己优生学事业的转折点，并在日记中将其称为"全人类的大日子"。[21]

到 1918 年时，哈里曼夫人已经拿出五十多万美元用于优生学事业的方方面面，这在当时实属巨资。达文波特将一部分钱付给他的先遣队员们：来自瓦萨、拉德克里夫和韦尔斯利精英学院的女学生和康奈尔、哈佛、约翰·霍普金斯等知名大学的男学生，他们都有生物学背景，能够向人们传播优生学的理论，同时收集美国不良群体的种种信息。

有了这样一支多达三百人的训练有素的队伍作为实地工作者，达文波特不仅将其描绘的国家衰落、厄运将至的可怕图景扩散至全国，更得以顺利收集了各种数据资料与家庭档案，从糙皮病、游荡癖病例到个体的运动偏好与情绪性格，包罗万象。几乎所有的信息都被用在了各种各样的图书、报道、宣传册和时事新闻当中，支持绝育手术和严苛移民政策、强化美国人种质与阻止退化的《优生新闻》就是一例。

收到哈里曼家的资助没过多久，达文波特又获得了来自洛克菲勒基金会一笔更大的资助。达文波特和他的优生学记录室已经成为了一股不容小觑的力量。有了资金支持，优生学运动也与之前的状态大不相同了。有了金钱做后盾，生物学至上、种族学及强制公共政策等这些一直无人关注的学说也忽然 180° 大翻身。[22] 这些被极度简化的遗传学原理在金钱的推动下，俨然成了金科玉律。在横财的支持下，达文波特原本简陋的数据小作坊摇身一变，成为了引人注目的强大数据库。为此，他还征招疯人院主管，拜访他们所在的机构，对关在那里的"次品"们进行各种检查和诊断，并由此推断退化的本源，开创与之斗争的良方，以对抗其悄然滋生的威胁。通过这些努力，他确信自己创立了能够铲除美国痼疾的强大模板。

哈佛医学院的神经病理学家 E・E・索思纳德甚至这样说，美国有越来越多的疯人院成为了"蕴藏着进步之宝藏"研究机遇的金矿。[23] 有了这些公立收容机构作为现成的人体实验室，科学家们发现有源源不断的机会摆在眼前。这些不合格人群终于通过成为实验对象而有了存在的价值。达文波特和其他优生学信徒很快注意到这其中蕴含的机遇，纷纷成为各种收容机构的常客。莱奇沃思村是一家当时新成立的"低能儿"收容机构，玛丽・哈里曼还是这里的董事。这儿很快就成为了达文波特的据点之一。莱奇沃思村就在纽约市的北面，是专门为"训练和教育智力迟钝儿童"而设的，其目标是"增加更优人种……提升出身优良者的权利"。[24]

达文波特的奔波取得了收效，一众机构头脑纷纷开始参与这一运动，希望获得他的支持。新泽西州低能儿培训学校研究主管亨利・H・戈达德雇用实地工作者研究"低能儿童的家族血统"，这令达文波特心怀感激。戈达德"确信不疑"，获取必要信息的最佳途径就是"亲自到患儿家中探访"。[25] 没过多久，达文波特的优生学实验室实地工作员队伍就都装备上了一份足足五页的问卷，包含了各种各样的获取个人信息的问题，从宗教习惯、婚姻史、烟酒情况，到婴儿时期起的病史、外科手术史，以及家族中是否有人斜视、"手指只有两个关节"、"生殖器官异常"等。而家庭中那些"欺诈"、"狡猾"、"报复心强"和"手淫"的成员会被问及更多具有侵略性的问题。㉖

有些人认为这些淫秽的个人信息是巨大的潜在威胁，尤其是如果它们"落入新闻杂志写手的手里，这些人肯定乐得曝光出来"——戈达德在给达文波特的信里如此写道。让《美国生育杂志》——致力于在人身上做农民在牲口身上才会做的事——的读者们读到来自优生学记录室实地工作者们的研究结果是一码事，而让主流媒体掌握了这些信息可就完全是另一码事了。戈达德写给达文波特的"告诫信"里说，这些数据"面临着被某些人发表到大众杂志上的危险，那简直就是让优生学的一切在全国上下臭名昭著"。㉗

达文波特毫不避讳地说，确实有可能会有"低级杂志在这些资料上大做文章，从而把我们的全部事业毁于一旦"。他承认道，新闻界有"许多人会肆无忌惮地把好事破坏殆尽"。最后，他大胆辩驳说，"至少得让诸位科学人对这些事实加以判别，从而为最终如何行动做准备，否则收集这些数据也是毫无意义的。"㉘

戈达德本人也为优生学事业做出了他自己的贡献。其中之一就是一篇颇具影响的论文《卡里卡克家族：低能遗产特征研究》，这篇文章追溯了美国新泽西州瓦恩兰一名八岁女童数代往上的家族，一直追到美国独立战争时期的一名军人，他与一名低能儿女性结合后，对方为他生下了一个痴呆儿子。尽管这篇文章结论含混不清且缺少论证，戈达德对"智力缺陷者"的研究对于达文波特和优生学事业仍显示出越发重要的意义。㉙随着两人的关系愈加紧密，他们随时都会把自己的新发现与研究进展告知对方。因为他们始终都密切关注着不良种质方面的事例，戈达德和达文波特也会分享各自遭遇到的关于退化和近亲繁殖的种种故事。㉚

尽管达文波特对退化的某些个别现象曾怀有一定的学术兴趣，但他更关注的是广纳信徒、发起运动、将优生学的福音传播开去。20 世纪头二十年的关注点在于让优生学走进高中和大学，这样就可以对学校里教授哪些生物学知识、是否有优生学课程、参与这项学习的学生有多少、"实验"和"实地考察"的学时又占了多少等数据进行跟踪了解。达文波特通过他的优生学记录室和华盛顿卡内基研究所[i] 在美国各所大学里发放问卷，回应机构之多令人瞠目。以布鲁克林艾德菲大学为例，有五十一名女学生报名参加了为期十七周的优生学与人类遗传课程；普罗维登斯布朗大学则有七十五名学生——四十五个男生和三十个女生——参加了专为高年级学生设置的四周课程；达特茅斯大学的八十八名男学生选择了关于动植物遗传的六周课程，这门课的内容包含强烈的优生学元素；在宾夕法尼亚州立大学，一百八十七名学生通过一门十七周的植物学与遗传学课程学习优生学理论。[31]

包括加利福尼亚大学在内的部分大学甚至还有为公众开设的"进修课程"，无论是学生还是普通市民都可以到旧金山图书馆通过"十五节课"项目修习这门全新的学科，其内容包括"人类缺陷的传递"、"战争与种族"、"消灭有缺陷者"、"阉割与隔离"等。[32]专业学位项目正是优生学宣讲中非常重要的组成部分。

举例来说，芝加哥哈内曼医学院的儿科专业称，他们有十六名大三和大四的学生接受了三十四周优生学课程。哈内曼医学院也并非特例，有许许多多的医学院都把优生学形容成是能够让正在蚕食这个国家的生理与心理疾病消散于无形的万能良方。阿道夫·迈耶

---

i Carnegie Institution of Washington，也叫 Carnegie Institution for Science（卡内基科学研究所），是 20 世纪初由美国钢铁大王安德鲁·卡内基出资创办的，主要研究方向聚焦于天文、基因、植物学等。——译注

是一位很早就非常活跃的优生学支持者，他对达文波特从百忙之中抽出时间来与约翰·霍普金斯医学院的学生们会面大加赞美："我认为，这对于刚刚在医学事业上迈出第一步的人来说非常鼓舞人心，让人们对自己的专业究竟意义何在有一个更加正确和现实的概念。"他在信中这样对达文波特说，"我也曾竭尽全力唤起他们对这项事业的兴趣，却收效甚微。"③

应该指出的是，并非所有高等教育学府都对这门课程或种族战争持认可态度，对许多优生学家时时表现出的那种完全的偏见就更不消说了。某学院就曾坦率地正式告知优生学记录室主管说："请允许我坦诚相告，在底特律大学全体教员看来，优生学危险异常……我们期望对残忍而肤浅的遗传恐怖主义提出抗议，而某些现代优生学狂热者们却以此种对牲口使用的手段对人类的繁衍进行规划，这跟人类完全扯不上干系……不仅如此，某个人的双亲在生理与心理上都如此严重败坏，以至于他们孩子的方方面面都早已注定，此种情况只能说是稀世罕见。"④

其他人也对此进行了批判，有些将其与国家声誉联系在一起，比如前总统候选人威廉·詹宁斯·布莱恩和颇具影响力的报纸专栏作家沃尔特·李普曼就是如此，但优生学能够快速实现先进乌托邦的许诺，让他们的尖锐批评不时淹没在这门新兴学科的大合唱中。比方说，李普曼对优生学的种种原则怀有诸多疑虑，尤其是在第一次世界大战前后，优生学越来越热衷于智商（IQ）测试。1922 年，李普曼在《新共和报》上数次表达了自己的不满，他非常慎重地表示说："基于智力测试的所有说辞都是把智商低下人群看成是无药可医的先天劣质群体。"他非常不认同所谓一个人学习、成长和发展的能力是"命中注定由这个孩子的遗传特征所决定的"⑤这一观点。后来，李普曼还写下了这样一段话，表达了自己对优生学颂歌的强烈不满："我对此种断言深恶痛绝，只要五十分钟，你就能判定一个人命里该如何生活……对此种方法的滥用我痛恨不已。我厌恶其生造出来的优越感，厌恶其伪造出的自卑。"㊱

密歇根耶稣会和政治学者们的反对声音并未在学校范围内一再出现，这对优生学家们来说真是再幸运不过了。大多数高等教育机构不是与优生学同声同气，教授优生学或相关课程，就是缄口不言。美国有许多主要学术机构都以某种形式教授优生学理论和课程。名牌大学如哈佛、哥伦比亚、康奈尔、芝加哥大学等都有最顶尖的老师讲解这些课程。比较大的州立大学像威斯康辛州立大学也参与其中，西北大学则被称为是"种族优生学思想的温床"。在普林斯顿大学，有一门由优生学记录室关键人物哈里·劳克林教授的课程；普林斯顿大学的校长 E·G·康克林早在 1909 年就曾恳请达文波特"到（本校的）自然科学俱乐部演讲"。㊲知名昆虫学家 V·L·凯洛格在斯坦福大学有一门优生学与动物学的课程，而像赫伯特·詹宁斯和雷蒙德·珀尔这样的顶尖学者在约翰·霍普金斯医学院也开设了优生学课程。㊳

当时的情况，据当时一位观察者描述说，正是"优生学横扫了学术界，一夜之间站住了脚"。到第一次世界大战开始时，已经有四十四所主要大学开设了优生学课程。才过了不到十年，这一数字就暴增到了"几百所学校，每年两万多名学生"。㊴到 1930 年代中期，优生学在美国大学里已经极为普遍，美国优生学协会秘书长里昂·惠特尼骄傲地宣称："在美国五百所大学院校中，有四分之三开设了优生学课程，许多高中和预科学校也有相关课程。"㊵

这一切带来的结果就是，至少有两届大学生——美国未来的律师、教师、立誓遵从不伤害原则的医生与医学研究者们——被灌输了一种优越感，蔑视弱者、对收容机构里的人居高临下。如果这个国家的重点就是把这些沉重负担与低劣元素彻底根除，那么为了这个社会的利益而定期将这些人作为实验素材就是一种有价值甚至可嘉许的行为。

有些学院对这种科学家的准宗教信仰极为专注，以至于整个校园都笼罩在包罗万象的优生学阴影中。那些"不良人群"加上时不时的种族冲突，都被看成是政治动乱、社会动荡和公众觉醒的原因。美国，尤其是美国南部，已经不再是一个和谐的"大熔炉"了，而更像是一个沸腾着社会不满情绪的大蒸锅。南部精英学校的一些教授甚至预言，如果社会上最好的家庭不能繁衍更多子孙，在社会和法律方面也不能更快立法，则这无异于"种族自杀"。弗吉尼亚大学，同时也是美国南部最大的高等教育机构和这一区域的学术标杆，就是这些遗传论和优生学思想的堡垒。

第一次世界大战后，美国诸多对绝育手术的顽固拥护仍面临着是否符合宪法的窘境，弗吉尼亚州联邦表现出了对此立法的坚决拥护。优生学活动家希望能够将这一问题提交到最高法院，并坚信他们已经发现了推动绝育手术立法的合适工具，这个可利用的工具就是一名叫做嘉莉·巴克的十七岁女孩。巴克是弗吉尼亚州林奇伯格的州立癫痫病患与低能儿收容所的病人，在被送到这里之前曾非婚生育一子，而被划为了"道德卑劣者"。嘉莉的母亲艾玛·巴克也被收容在此，因为心理年龄只有八岁而被判定为"白痴"，还被人看成妓女和夏洛茨维尔最轻贱的女人。有流言说她是个"愚笨的"酒鬼和失职的母亲。弗吉尼亚当局坚信，如果嘉莉刚出生的女儿薇薇安也表现出低能儿的特征，就能证明存在连续三代的心理缺陷，恰是让最高法院做出裁决的绝佳判例。为强调其观点，弗吉尼亚当局咨询了达文波特优生学记录室的主要副手哈里·劳克林。劳克林是一个狂热且不屈不挠的优生学家，他协力通过了其时的联邦立法，极大限制了美国移民的人口数。也正是他，后来在法庭上大力推进了类似优生学国家政策的解决措施。

尽管劳克林对弗吉尼亚就法律上的细微差别对弗吉尼亚当局者进行了洗脑，还协助策划了实施策略，并查阅了大量的文件，但他从未真正与该案例中的任何一位女性有过实际接触。尽管对辩论中提到的人存在确实精神纰漏的说明出现了严重纰漏且矛盾百出，他还是激情饱满地坚称，巴克家的几个女人"属于美国南部反社会白人中的无能、无知且毫无价值的群体"。该案例的其他方面也引起了科学和审判角度的关注。比如说，年幼的薇薇安在当时不过七个月大，但根据红十字会的一位重要员工的证言，说其"看"了她一眼就觉得她"不像是正常人"。[41]

尽管辩方律师和由像路易斯·布兰代斯与前总统威廉·霍华德·塔夫特这样的知名人士组成的法庭曾给出预警，投票还是以八比一倾向了弗吉尼亚州法令一边。在这场巴克与贝尔的官司[ii]中，法庭的观点如今早已声名狼藉，奥利弗·文德尔·霍姆斯法官曾如此写道："我们一再注意到，美国最优秀的公民为了社会福利而付出自己最大的努力。如果那些吸食美国元气的人们为了这一点连少少牺牲都做不到的话，就真的很令人费解了……为了能够让我们自己免受这些无能者困扰……切断输卵管毫无疑问已经包含在必须接受强制接种原则范围内了。"霍姆斯接下来的话更是臭名昭著，"一连三代弱智还不够吗？"[42]

对那些困在各地收容所里的被抹杀了价值的灵魂来说，这一判决如同一场优生学风暴席卷而来。越来越多的儿童会因此而被这个

---

ii Buck v. Bell，Bell 即 John Hendren Bell，弗吉尼亚州立癫痫病患与低能儿收容所负责人，由于前任 Albert Sidney Priddy 在诉讼进程中去世，贝尔在继任后接手此案。 ——译注

国家和医学研究者召来做出这样或那样的"少少牺牲"。

对优生学进行了几十年持续广泛的宣扬，以及至少二十年以高度热情亲力亲为后，达文波特终于获得了巨大的成功，因此，他在1929年要求对一名"先天愚型侏儒"施以阉割的事情也并未引起什么震动。

达文波特和他的冷泉港研究所在美国各地的疯人院主管当中有相当的知名度。位于纽约附近的低能儿收容所莱奇沃思村主管 C·S·利特尔就对达文波特及其团队的工作非常了解。这两个人曾经来往多年，达文波特和他"训练有素的"实地工作者们经常到收容所去，对不同的有缺陷人群进行评估、测试与研究，说不定他们都被当成了这里的固定员工呢。

达文波特充分利用了莱奇沃思村为其研究团队提供的绝佳机会。他一再表达了自己的感激之情，而后几十年纷纷涌至各地收容机构寻找实验"素材"的研究者们也都表现出了这样的态度。达文波特深知如何让自己研究对象的看守者们飘飘然。在给利特尔的一封信函中，达文波特写道："能够（让实地工作者们）与您相识，并由您领进饱含您心血的机构当中，我深感欣慰。"[43]

达文波特在痴呆儿童方面的兴趣有增无减。与他们的心理和生理性状有关的一切都让他深深着迷。在1927年写给利特尔的信中，他提到自己"在三四年里收集了一百个男孩的生理评估数据"，但现在他想要把这些评估结果与"其他机构的先天愚型儿"进行比较。达文波特在最后说，他希望能"每个月增加一天在收容所的时间，直到完成这项研究为止"。[44]正如他们来往多年中的老样子，利特尔回复这位举国知名的优生学家说："只要这里有适于您研究的素材，我们随时恭候您的光临。"[45]

就这样过了一段时间，在达文波特的协助和主持下，莱奇沃思村研究委员会成立了。"探究……个体发育不全，从而使其成为经济与社会负担的原因。"达文波特强调说，这个由专家组成的委员会必将"在底层人群开支与更好的公共安全性方面取得成果"。[46]

达文波特告诉莱奇沃思村的一位职员说，要想矫正痴呆儿的问题，取决于"从生发他们的源头上加以遏止。正是由于有缺陷的父母生育了有缺陷的后代"，必须采取包括各种绝育手段在内的大量预防措施。特别是"当收容所的女性被放回社会之前，一定要给她绝育"。达文波特称，其实"真正的解决方法应该是通过普通绝育法，并有效执行"。[47]

医生和收容所负责人对实验研究持相同态度；许多人相信，科学家应该享有实验自由，更不必说对收容所里的人做实验了。医学历史学家保罗·隆巴多在其一篇关于对那名"先天愚型侏儒"进行阉割一事的文章中指出，利特尔主管"并不认为获得被实验者母亲的书面许可有什么必要"，但是达文波特在"法律"和潜在的"法律问题"方面非常在意，他更倾向于从孩子父母那里获得某种形式的许可。为了尽量减小可能遭遇的阻力，他们放弃了一个父母太过"聪明"的"先天愚型"儿童，转而选择了另一个小孩，其母亲在智力上"更逊一筹"，从而很可能不享有任何法律地位。为了确保"有充分理由"进行手术，达文波特力图阐明这一手术是出于"治疗的目的"。他们辩称，这个男孩表现出"显著的性欲异常，极可能已经对他产生了一定的影响，且毫无疑问对他的治疗者造成了干扰"。[48]与其他同类收容机构一样，莱奇沃思村一再证明了自己是无数医学研究项目的有力孵化器。

毫无疑问，美国优生学运动对那些有严重生理和心理缺陷的人群来说，就算尚不致无可容忍，但也将他们置于极为严峻的境地当中。"低能儿"和生理缺陷者们始终都是被人抛弃、回避、戏弄和嘲笑，甚至某些严重犯罪行为的对象，他们注定就要在煎熬与困苦中生存。20 世纪早期的优生学运动对他们来说是如此地残忍无情。"优良繁育"的倡导者们想要的不仅仅是把这些非优生个体隔离起来教化，他们想要的是一劳永逸地把这些不足者从美国的基因库中抹杀掉：简而言之，他们要的是彻底的摆脱。

医生和医学研究者致力于为人类健康面临的难以计数的难题寻求解答，尤其是他们当中的狂热分子们，本能地意识到自己应该如何处理那些令人厌恶的缺陷群体。让这些人参与到探索真知、解决长久以来困扰人类之医学难题的重要研究项目和科学实验中来，即是让他们服务于人类、服务于科学的最佳方式了。经年累月，儿童，尤其是"有缺陷"的儿童，越来越多地成为了这些人的实验对象，收容所、孤儿院这些满是实验素材的大仓库，在这些人眼中犹如金矿一般闪着光芒。

利用收容机构的儿童做物美价廉的研究素材这一趋势在这一时代稳步增强，令人惊讶的是这一趋势一直畅行无阻。用未成年人进行实验一直都是医学界的传统之一，但这一传统随着优生学家的绝育手术与阉割实践日益变本加厉起来。他们总是用收容所的孩子来做这些实验，因为这些孩子孤立无援、无人知晓，而且被认为比普通孩子低一等。公众无从获悉，在这些与外界隔绝的实验场上，发生了多少例死亡，造成了何种惨痛的后果。

1895 年，就在夏普和贝尔菲尔德博士呼吁进行更大规模的绝育手术时，亨利·海曼博士对纽约医学会的同行们宣称，他有意地为一个"饱受白痴与慢性癫痫煎熬"的四岁小男孩"接种"了"高纯淋病双球培养菌"。[49] 类似实验中，"罹患白痴病"的小男孩接种了淋病双球菌；跟之前的男孩一样，这个孩子也饱经痛苦，为淋病症状折磨。

之前参加了纽约医学论坛的人对海曼的研究表现出了"强烈的

兴趣"，对"他的辛勤工作"表达了格外的赞赏。讨论者们给出了大量的想法和建议，但没有任何一个关心利用智力缺陷者和收容儿童进行实验是否违背了伦理。事实上，这些实验到 19 世纪与 20 世纪交会之时已变得更加普遍，而在同行眼中，用被收容人群做实验则是一种对资源加以有效利用的富于创新和明智的行为，是对医学界的巨大贡献。

许多内科医生和医学研究者不仅在观念上怀有这样的想法，更成为了这些实验的有力支持者。这些拥有崇高专业地位的科学人相信，他们进行这些人体实验的抉择不仅是合理而慎重的，在伦理道德上亦无懈可击。他们就是科学的至上之力、公共卫生的全知仲裁者，为了寻求全新的医学原理和方法，不惜以突破病人不可侵犯的道德底线为代价，更践踏了治疗性试验与非治疗性试验的界限。且不论这些人到底是开诊的医生，还是只在实验室埋头研究，他们的所学以及根深蒂固的家长式作风与精英信念决定了他们至高无上的权威。医学期刊编辑赞颂他们的发现，大众媒体褒扬他们的贡献，普罗大众为他们的胜利高声喝彩。敢和这些行为唱反调的批评声寥寥无几，就像那些反活体解剖者们一样，马上就被排挤出局了。一日没有医学界的重头人物对此提出异议，这些实验就会被更为广泛地接受。

直到 1940 年，拿收容人口当小白鼠的情势终于发生了改变，却是由相对小规模的行业内部行为，转化成了政府出资、高校资助的成熟的现代医学支柱。

注　释

① Edwin Black, *War against the Weak* (New York: Four Walls Eight Windows, 2003), p. 41.

② 讲述莱奇沃思阉割手术的最佳文章是：Paul Lombardo's "Tracking Chromosomes，Castra-ting Dwarves：Uninformed Consent and Eugenic Research," *Ethics & Medicine* 25，No. 3（Fall 2009）。

③ 今天我们熟知的唐氏综合征或 21 三体综合征，在 19 世纪和 20 世纪普遍以嘲弄的口吻被称为"蒙古症"；这种说法是用来形容带有亚洲蒙古人种"返祖特征"的欧罗巴或高加索人种"白痴低能"儿童的。1866 年，英国医师 John Langdon Haydon Down 首先使用了这种描述，而这种病症的状态以及它是否为遗传或先天性疾病又在数代科学家间持续争论，困扰并鼓舞他们继续探索。

④ Letter from Charles B. Davenport to Dr. C. S. Little，July 12，1929. Papers of Charles B. Davenport at the American Philosophical Society（以下称为 C. B. Davenport Papers）.

⑤ 同前。

⑥ 当时这名儿童的父亲已经去世了，他的母亲据说"智力低下"。保罗·隆巴多描述她为："太过缺乏理解能力，所以她的同意很可能不具备法律效力。" Tracking Chromosomes，Castrating Dwarves," p. 156.

⑦ Black，*War against the Weak*，p. 16.

⑧ William T. Belfield，"The Sterilization of Criminals and Other Defectives by Vasectomy," *Journal of the New Mexico Medical Society*（1909）：21-25.

⑨ Lewellys F. Barker，"The Importance of the Eugenic Movement and Its Relation to Social Hy-giene," *Journal of the American Medical Association* 54（1910）：2017-2022；and G. Frank Lydston，"Sex Mutilations in Social Therapeutics," *New York Medical Journal* 95（1912）：677-685.

⑩ Phillip Reilly，"The Surgical Solution：The Writings of Activist Physicians in the Early Days of Eugenical Sterilization," Perspectives in Biology and Medicine 26，No. 4（Summer1983）：650.

⑪ Martin W. Barr，"Some Notes on Asexualization；with a Report of Eighteen Cases," *Journal of Nervous & Mental Disease* 51，No. 3（March 1920）：232.

⑫ Leon F. Whitney，*The Case for Sterilisation*（London：John Lane，1935），p. 76.

⑬ 同前，p. 2。

⑭ Alexander Johnson，"To Eliminate the Defectives," December 28，1932，pp. 1-3.

⑮ Whitney，*Case for Sterilisation*，p. 99. 惠特尼的书对那个时代以及当时优生学家的态度做了清晰而有力的陈述。书中充满了对残疾人和非自愿地被关在收治机构中的人们的侮辱言辞。举个例子，在说到消除这类个体时，惠特尼声称："毫无疑问，如果没有这些人，这个社会将会变得更加美好——尽管我们还是需要这些人来当苦力，以承担世界上那些肮脏的工作。"（p. 100）

⑯ Black，*War against the Weak*，p. 99.

⑰ 同前，p. 126。

⑱ 从 19 世纪末 20 世纪初到大萧条时期，美国的公共机构在数量与收容人数上都有很大增长。到 1923 年，这些机构中有超过四万二千人，过了三年这一数字就超过了五万。到 1930 年代中期，这一人数已经超过了八万一千。James W. Trent Jr.，*Inventing the Feeble*

Mind: *A History of Mental Retardation in the United States* (Berkeley: University of California Press, 1994), p. 199.

⑲ Daniel J. Kevles, *In the Name of Eugenics*: *Genetics and the Uses of Human Heredity* (New York: Knopf, 1985), pp. 47, 53.

⑳ 同前，p. 58。

㉑ 同前，p. 55。

㉒ Black, *War against the Weak*, p. 94.

㉓ Lombardo, "Tracking Chromosomes, Castrating Dwarves."

㉔ Letchworth Village Cornerstone Program, June 14, 1933, pp. 149-164.

㉕ Letter from Charles B. Davenport to Henry H. Goddard, March 18, 1909. C. B. Davenport Papers.

㉖ Eugenic Record Office Questionnaire. C. B. Davenport Papers.

㉗ Letter from Henry Goddard to Charles B. Davenport, April 13, 1910. C. B. Davenport Papers.

㉘ Letter from Charles B. Davenport to H. H. Goddard, April 18, 1910. C. B. Davenport Papers, p. 3. 接下来达文波特还就这种所谓"推销利用"的潜在可能进一步安抚他那些担惊受怕的同事说："人们并不像对他们与已知事实的关系那样那么反对已知事实本身，因此其中的危险可谓微乎其微。""他们的家庭也远得不着边际，根本不可能有任何被其他人认出来的危险。"这在他们的出版物中被记录下来。（p. 4）

㉙ 在把比奈（Binet, 1857—1911，法国心理学家，发明了世界上第一个智力测验。——译注）的智力测验改成英语，使之适用于美国教育领域时，戈达德专门为最高级别的智力障碍者生造了一种说法。其三种 IQ 分类——白痴、愚笨、痴呆（idiot, imbecile and moron），在收容机构使用的特征描述中沿用了许久。

㉚ Letter from Henry Goddard to Charles B. Davenport, October 25, 1915. C. B. Davenport Papers.

㉛ Dozens of ERO questionnaires concerning university course work can be found in the C. B. Davenport Papers.

㉜ University of California Questionnaire. C. B. Davenport Papers.

㉝ Letter from Adolf Meyer to Charles B. Davenport, April 28, 1921. C. B. Davenport Papers.

㉞ Letter from F. Heiermann, S. J., to Harry B. Laughlin, February 16, 1920. C. B. Davenport Papers.

㉟ Walter Lippmann, "The Abuse of the Tests," *New Republic* (November 15, 1922): 297.

㊱ Quoted in Kevles, *In the Name of Eugenics*, p. 138.

㊲ Letter from E. G. Conklin to Charles B. Davenport, February 9, 1909. C. B. Davenport Papers.

㊳ Kevles, *In the Name of Eugenics*, p. 75.

㊴ Black, *War against the Weak*, p. 75.

㊵ Whitney, *Case for Sterilisation*, p. 195.

㊶ Kevles, *In the Name of Eugenics*, p. 110.

㊷ 同前，p. 111。

㊸ Letter from Charles B. Davenport to C. S. Little, August 8, 1924. C. B. Davenport Papers.

㊹ 同前，May 27, 1927. C. B. Davenport Papers。

㊺ Letter from C. S. Little to Charles B. Davenport, January 16, 1935. C. B. Davenport Papers.

㊻ Report of the Meeting of the Letchworth Village Research Council, January 15, 1936. C. B. Davenport Papers.

㊼ Letter from Charles B. Davenport to Elizabeth W. Buck, July 26, 1939. C. B. Davenport Papers.

㊽ Lombardo, "Tracking Chromosomes, Castrating Dwarves," p. 156.

㊾ Dr. Henry Heiman, "A Clinical and Bacteriological Study of the Gonoccus Neisser in the Male Urethra and in the Vulvo-vaginal Tract of Children," *Journal of Cutaneous and Genitourinary Diseases* 13 (1895): 385.

第 3 章

第二次世界大战、爱国主义与《纽伦堡守则》：

"这套守则只对野蛮人有用。"

　　1946 年 12 月至 1947 年 8 月，二十三名纳粹医生与医疗行政人员在德国纽伦堡法庭因"以医学的名义施行谋杀、折磨和其他暴行"而接受审判。官方称其为美利坚合众国对卡尔·勃兰特及其他人的起诉，历史上则称之为"医生审判"。卡尔·盖博赫特、维克多·布拉克和沃尔夫拉姆·西弗斯等，既是技艺高超的医生，又是纳粹高级军官，他们接受了审判，被指控精心策划了对集中营囚犯进行的实验，受害人被浸到冰水里，被灌入海水，还被关进毒气室、真空箱，被注射瘟疫，还被迫接受恐怖的植骨手术。最终，七名纳粹被告被判绞刑，其他人则获刑长期监禁。"医生审判"以法庭审判者宣布了十条原则——即《纽伦堡守则》——而结束，这些原则意图确立医学研究中对人类实验体进行保护的普适性标准。令人遗憾的是，这些人权标准要求过高，几乎不可能实现。

　　发达国家，尤其是美国的许多医学专家都认为，纳粹所进行的那些实验是在医学研究上偏离了正轨，作为一个特例，并不能反映文明社会的其他人进行科学研究的真实样貌。比方说，哥伦比亚大学医学历史学家大卫·J·罗斯曼就坚持认为："纽伦堡所审问的并非医学，而是疯狂。"在罗斯曼看来，当时以及后来的"普遍观点"都认为，纽伦堡所审判的那些人"无论如何都是纳粹；显而易见，他们所做的任何行为，以及由此起草的任何守则，跟美国都没有半点关系"。①

不仅如此，罗斯曼还认为，纳粹的医学被某些人解读成了邪恶的国家入侵的一种表现。"政府对研究行为进行干预的结果"造成了第三帝国的"暴行"。"但科学是无辜的，"他坚持道，"只有政治才如此腐坏。"1947 年《纽伦堡守则》的结论非常明确，与其说它是人体实验规范的范例，不如说它越发被视为反对"公费医疗制度"，以及主张"国家不应对医学进行干涉"的立场。②

有许多医生在采访中表示，自己于 20 世纪五六十年代期间接受医学教育时，《纽伦堡守则》几乎从未被提起过。很显然，由于对人类自身研究的限制，这些原则并未成为任何伦理教育的核心内容。事实上，有这样一种观点，即少数几个对《纽伦堡守则》有所了解的人对这些原则在人类研究上的诸多限制十分关注，这些最为博学多识的人似乎是在寻求一些途径，以放松乃至摆脱《纽伦堡守则》的十条原则加诸科学研究者的种种限制。耶鲁大学教授、伦理学家杰伊·卡茨说，正是因为这种根深蒂固、众口一词的反对意见，《纽伦堡守则》"一经出生，马上就又被丢进了故纸堆"。③过了不到十五年，这些不满因素逐渐变成了同声同气的运动，最终，一组完全与之相悖、但完全投医学研究者所好的原则诞生了。1964年，《赫尔辛基宣言》这一由医生起草、服务于医生、充分考虑了医生利益的文件被世界卫生组织所采用。这些原则中，"医学进步"被摆在了"实验主体的利益"之上。纽伦堡审判中"强迫、欺诈、欺骗、胁迫、过分夸大，或任何约束、强制等不可告人的形式"等如此这般尖锐的措辞被删掉，在《赫尔辛基宣言》某一稿草案中声明："不得将战争罪犯、军人和普通市民作为实验对象。"凡是会对医学研究者们梦寐以求的百无禁忌的实验场造成阻碍的条文都被从该文件中删去了。焕然一新的《赫尔辛基宣言》高声宣告，这是"科学的进步"对"个人完整性"的胜利。④

美国政府对人体实验对象加以保护的法律法规肯定了医学界与纽伦堡划清界限的行为，事实上进一步强化了这种观念的转变。果不其然，美国在制定了连自己都不真正接受的研究行为准则后，医生和各种收容机构对其肆意歪曲，不仅践踏了伦理道德，更给战后这片土地上的更多人造成了伤害。有许许多多违背伦理道德的医学实验都广为人知，像特斯基吉梅毒研究，以及在布鲁克林犹太慢性病医院、斯塔滕岛柳溪公立学校、费城霍姆斯堡监狱所进行的研究，就是纽伦堡审判后发生的利用脆弱人群进行实验的四个案例，后面的章节中还会讲到许多其他的案例。如果人们能够遵守《纽伦堡守则》的信条，在美国发生此种非人道医学研究的情况就会大大地减少。

那么就有这样一个问题：美国的医生很可能是整个医疗行业最棒的那一部分——甚至在纽伦堡医学专家安德鲁·艾维看来，也是伦理观念最强的——他们怎么会在以医学界表率的身份对纳粹医生的医学研究进行说教的同时，又对美国内外的脆弱群体做出如此令人发指的行为来呢？这等伪善之举并非鲜见，美国的研究者对脆弱人群做实验已有时日了。第二次世界大战给医生们带来了巨大压力，迫使他们尽可能地去发现能解决大量疫病与医学难题的治疗和预防的方法，而这些实验则大大加速了他们的研究。需求度与迫切性盖过了伦理之时，研究中的便利性与投机倾向就出现了陡然的增长。要想对根深蒂固的制度化加以控制，远远地对"野蛮人"进行审判，再发布一个前所未有却徒有其表的伦理原则，是完全不够的。一套让美国医学行业无法高效运转、不能在收容机构和企业界施展拳脚的伦理行为准则——这才是他们最不想要的东西。

在第二次世界大战的头几年，美国医学界，尤其是人体研究领域，由相对懒散的小手工作坊大步跨向了资金丰沛、实力雄厚的大机器产业。医学历史学家大卫·罗斯曼写道："对美国人体实验史具有转折性影响的事件，亦即其丧失了治病救人之本质的事件，就是第二次世界大战。"[5]以一群既没经验又没资金、一直孤身奋战想要迅速攻克医学难解之谜的从业者为主导的形式，就势成为了一场资金充足、高度协调，面向其一线战队的科学战役。这一战役以胜利为己任，而战争的紧迫性让其他所有因素都屈居下风，甚至连征得实验对象同意都不在考虑之列。实验对象所面临的风险与日俱增。

由于被牵涉进了与席卷全球的极权主义势力的生死之争，毁灭的威胁迫使所有人都必须团结一致、自我牺牲以及奉献一切，甚至对那些困在美国收容机构最深处的人们也毫不例外。从前痛斥利用被收容公民作为实验对象进行研究的声音都销声匿迹了。这是一场必须打、必须赢的仗，无论什么人都应该贡献其力所能及的力量。

急于对新药进行实验的医学研究者们把目标对准了储存着大量实验对象的公共收容机构——监狱、精神病院甚至孤儿院，无所不包。这一时期，医生之间的书信往来，最常见的开头就是："此番致信，是想询问是否可以用某机构的病人进行针对某疾病新疫苗的实验……"[6]美国陆军部官员对美国现役军人感染无论是麻疹、痢疾和流感，还是诸如白蛉热、登革热和恙虫病等来自外部的生物威胁都非常关注，他们不顾一切地想要尽快获得治愈这些疾病的方法和预防的对策。但是，所有这一切都需要进行实验，一个成功的研究项目，绝对少不了对一定数量的实验体试出最终的灵丹妙药来。

对医学研究者来说，实验对象永远都不够用。嗜神经性病毒疾病委员会代理主任就曾发出无数公函，在信中说："我希望您能从相熟的美国各公共收容机构征求一千到一千五百名备选者……"后文还强调说，"这……与此番世界大战息息相关"，而且"如能就此得到您的帮助"，政府将会"由衷感激"。⑦

宾夕法尼亚州立大学附属医院和费城儿童医院的医生兼儿科研究员小约瑟夫·斯托克斯也收到了这样一封信。斯托克斯与其他像他一样能够接触到公共机构被收容者的顶尖医学家一样，不假思索地接受了这样的请求。斯托克斯早在这场战争开始之前数年就已经在为新理论和完善治疗方法进行实验，对这一切早已轻车熟路了。长期以来，斯托克斯一直主张提高球蛋白免疫力，他也成为了对抗儿童疾病的研究前沿的一分子。无论是流感还是脊髓灰质炎都在他关注之列，他所做的临床实验远超出其分内的工作。但是，迎战任何一种疾病，都需要新的实验对象。斯托克斯深知该去哪儿获得物美价廉的"素材"。

斯托克斯曾告诉医学作家保罗·克鲁伊夫说："我们从一家有七百名五岁以上人口的收容所……基本获得了各种实验研究的许可，"斯托克斯向克鲁伊夫保证说，这些机构解决的并非一时之需，"而且如果我们没能从这家机构获得许可，还有许多别的选择。"⑧

被收容儿童并不见得是研究者们用来做实验的最佳选择，但研究范式所具有的复杂性让其总是需要寻找捷径，或尽量能够提前完成研究，这样一来，他们都转向了学校、孤儿院或"痴呆"儿童收容所。举例来说，斯托克斯在后来与克鲁伊夫的一系列通信中对他说："满收容所的猴子……让人心神不宁。"因为它们的价格正在不断飙升。他对同行抱怨"这些猴子的价格"还会"再度攀升"。他警告说，如果不能想办法获得"更多资助"，研究将无法继续。在某些情况下，研究者要么转而使用相对低等一点的动物做实验，比如老鼠之类的，要么就继续积极推进人体实验的进程。斯托克斯对克鲁伊夫表示，说到人体实验，"我们在新泽西州公立收容所"进行的流感研究"令人欢欣鼓舞"。这家收容所从前曾是专门收容低能儿的州立机构。这位曾是微生物学家的记者还获悉，另外一个"实验"在另一家"新泽西州大型公立收容所进行，而且获得了政府的许可"，但斯托克斯认为，那项实验很有可能更加敏感，因此他们两个最好面谈此事。⑨

在那几年里，"低能儿"越来越普遍地被当成了居于老鼠和"普通人"之间的实验品。更为不幸的是，在武装部队医学研究委员会文献中记载，专门收容这类人群的公立机构已经被当成前线战场一般的所在。曾有政府文献强调说："某些民间机构突然爆发痢疾的现象并非罕见，而这恰恰为观察疫苗在现场条件下效果如何提供了机会。"⑩军队、学术团体甚至有些私人机构都开始搜寻那些能接触到此类人满为患且资金不足机构的医生们，并对他们非常重视。

斯托克斯医生与宾夕法尼亚州东南部和新泽西南部的科研机构与大型公立收容机构的管理者们都建立了良好的关系。这些关系使他在为了自己的项目寻找适合"实验素材"的医学研究者们当中变得炙手可热。比方说，有这样一封信就是写给他，希望能够获得费城或新泽西精神病院资源的。发信人想要对新研制的乙脑疫苗进行实验，此人是耶鲁大学医学院的一名博士，希望获得"一千五百名候选者，男女皆可，年龄在十七到四十岁之间"。⑪

第二次世界大战的最后一年，纽黑文、普林斯顿、旧金山和纽约都成为了肝炎、脊髓灰质炎和脑炎实验的温床。例如，肝炎实验"最重要的发现"之一就是"这种疾病能够通过摄入带有传染性肝炎的粪便发生传播"。但是，要得出这一结论就必须得有"人类志愿者"参与。这些疾病传播研究"一再"将带有"传染性肝炎"的粪便喂食给实验对象。他们给数十人喂食了粪便，参与其中的既有耶鲁大学医学院，也有米德尔顿和诺维奇公立医院，以及康涅狄格州丹伯里联邦劳教所。⑫

为了证明"个体注射伽马球蛋白后就不会感染传染性肝炎"，"罗德岛普罗维登斯的一所女子学校和纽黑文一家天主教儿童机构"成为了这一实验的对象。⑬

新里斯本发展中心、新泽西州斯基尔曼癫痫病人中心，以及宾夕法尼亚州潘赫斯特低能儿学校等专为弱智与发育障碍儿童开设的机构成为了受美军流行病学委员会赞助的医生们频频拜访的地方。⑭小约瑟夫·斯托克斯等研究者都曾去过哪些机构、进行了什么研究，都可以从他们在期刊发表的文章结尾致谢中体现出来。比如，斯托克斯、伊丽莎白·马里斯以及数位医生都曾就关于麻疹的一系列研究所获得的支持致以谢意如下：

> 感谢所有让这些研究得以实现的人，尤其是新泽西州机构处的威廉·J·埃里斯处长和艾伦·C·波特博士；斯基尔曼中心负责人阿尔伯特·W·皮高特博士；芒特霍利负责人露丝·琼斯女士，伍德拜恩负责人E·L·约翰斯通先生；霍姆伍德学校负责人玛丽·S·维诺克女士；新里斯本的C·T·琼斯博士和詹姆斯·Q·阿特金森博士；圣文森特医院的主管玛丽·克莱尔修女和医生莫里斯·H·谢弗博士；宾夕法尼亚州福利处秘书长E·阿瑟·斯维尼先生，潘赫斯特学校负责人詹姆斯·迪恩博士。还要感谢威廉·P·詹伯先生在病毒准备方面提供的技术支持，以及萨缪尔·X·拉德比尔在获取最新临床

资料方面的协助。[15]

作者致谢提到的这些人让他们机构里的孩子们接受了一系列麻疹实验，甚至还包括挑战接种，"从患有活性麻疹的孩子身上抽取血液"，以及强行抽取的"患有活性麻疹的孩子的鼻咽分泌物"，给健康的孩子进行注射。[16]新里斯本、潘赫斯特、斯基尔曼和费城霍姆伍德孤儿院的近百名儿童接受了此种"挑战接种"。值得注意的是，大多数实验并非出于对战争紧迫性的考虑：这些实验早在美国加入第二次世界大战之前就已经出现了。

并非所有实验都是在这类机构内进行的。某些医学难题或科研机遇价值非凡，美军流行病学委员会的医生们也愿意去外面找偏远一些的地方进行实验。举个例子来说，1943年夏天，在波科诺山秋叶露营地露营的大批青年都患了重病，元凶很快被证实：传染性肝炎爆发。美国军方认为，这正是一个"绝好的机会，对罕见却非常有趣的流行病现象展开研究"，于是"一百六十名女孩中有六十八个，以及一百七十名男孩中的四十个都病倒了"，而这一数字又进一步扩大到数百人。[17]

由于军方医生认为这些露营者的遭遇"非常有趣"，同时又是一个"对封闭群组中，这种疾病的流行病学原理进行研究，以及在自然或野外条件下对人体免疫血清球蛋白（伽马球蛋白）的防护作用进行测试的绝佳机会"，他们赶到了宾夕法尼亚州东南部山区，给几十个孩子注射了血清，斯托克斯多年来一直宣称这种血液衍生品是能够对抗许多传染性疾病的灵丹妙药。[18]斯托克斯对外科医生办公室自豪地说："接受注射的群组中所有黄疸症状都突然终止了，这绝对是一个惊人的发现"，而且值得"进行更大规模的野外实验"。[19]

然而，医学研究者并不需要深入丛林去对传染性肝炎、痢疾等疾病发起挑战。他们拥有足够的资金支持和政治影响来获得可用的研究场地，比如在伊利诺伊州的斯塔特维尔和亚特兰大联邦监狱进行的精密化疟疾研究。大学校园里的场地资源也可以拿来用，像战争的最后几个月他们在费城做的那样。在他们努力攻克传染性肝炎的过程中，医生们征集了十五名拒服兵役者，把他们关在"宾夕法尼亚大学的联谊会会堂"长达六十天。于此期间，他们先让这些人患病，然后再在这些人身上对多种药剂进行了实验；有些人则作为对照组。这些病人近距离集中在一起，更何况还都聚集在拥挤的大学校园里，政府对此表示了担忧，并声明自己的"首要目标就是阻止疾病在其内部传播或向外传播"。[20]

　　在宾州校园进行的肝炎研究受到了部队的重视，他们还请来了环境工程师为南 39 街的隔离房喷洒高效杀虫剂，以确保蚊虫不会在夏天的这段时间里对研究产生干扰。然而，足足有"240 加仑滴滴涕"受命被分六次喷洒在了墙上、天花板、窗纱上，不禁让人怀疑，研究者们实验的或许不仅仅是肝炎疗法那么简单。[21]

　　比宾州校园的隔离式研究更为常见的是"传播"研究，在这些研究中，疾病通过"喂食粪便制剂"传染给"志愿者"。事实上，发生在波科诺山秋叶露营地的露营儿童身上的事件成为了后来实验的原型。

　　除了成为"协调良好、联邦政府出资的创造团队"，第二次世界大战持续多年的人体实验所带来的不仅仅是"转变"，对脆弱人群进行人体实验还使其成为"专横强权与深谋远虑的古怪融合"所专门利用的工具。在某些领域，比如研究疟疾、痢疾和流感的实验中"普遍存在着对实验对象之权利的漠视——丝毫不在意是否征得同意，就对智障者、精神病人、囚犯、病人、军人和医科学生进行实验"。大卫·罗斯曼说，但是在其他领域的研究，比如如何在恶劣环境下生存或比较敏感的性传播疾病研究上，则表现得"正规得多，且更加深思熟虑"。[22]

他还说，这种差异的结果正是由于决策者对各种道德边缘策略的利用带来的："当他们感到公众可能会对此产生不良反馈时，他们就会表现得非常谨慎。"但若没有任何人会在意或关注的话，他们就会为所欲为。具体点说就是，如果美国公民——即便是监狱里的罪犯——感染了淋病，"很可能会在诸多方面掀起狂风暴雨般的抗议"。让一个存在争议的方案登上了新闻报纸头条甚至进了法庭，对研究者们来说几乎就是最糟糕的事情了，对美国医学研究委员会的管理者们来说更是如此。[23]

医学界绝不会允许这些宝贵的资源因为审判了野蛮纳粹后得出的理想主义原则而被封锁和限制起来。在他们看来，纽伦堡审判以及《纽伦堡守则》不过是一个历史的异数，对美国医学的发展和科学的进步几乎没有任何应用价值。医生与研究者们对于使用脆弱人群进行实验已经习以为常，他们绝不会拱手交出这块丰厚且相对廉价的宝藏。

而事实上，他们确实不必紧张，因为根本没人在乎。

注　释

① David J. Rothman, *Strangers at the Bedside：A History of How Law and Bioethics Transformed Medical Decision Making*（New York：Basic Books，1991），p. 36.
② 同前。
③ Jay Katz, "The Consent Principle of the Nuremberg Code," in *The Nazi Doctors and the Nuremberg Code*，eds. George J. Annas and Michael Grodin（New York：Oxford University Press，1992），p. 228.

④ Jay Katz, *Final Report of the Advisory Committee on Human Radiation Experiments* (New York: Oxford University Press, 1996), p. 234.

⑤ Rothman, *Strangers at the Bedside*, p. 30.

⑥ Letter from Robert Ward to Dr. Joseph Stokes Jr., April 12, 1943. Papers of Dr. Joseph Stokes Jr., American Philosophical Society. Cited hereafter as J. Stokes Papers.

⑦ 同前, p. 2。

⑧ Letter from Dr. Joseph Stokes Jr. to Dr. Paul de Kruif, November 15, 1935. J. Stokes Papers.

⑨ Letter from Dr. Joseph Stokes Jr. to Dr. Paul de Kruif, April 25, 1936. J. Stokes Papers.

⑩ Rothman, *Strangers at the Bedside*, p. 33.

⑪ Letter from Robert Ward to Dr. Stokes, April 7, 1943. J. Stokes Papers.

⑫ Annual Report of the Commission on Neurotropic Virus Diseases, March 27, 1945, p. 4.

⑬ 同前, p. 5。

⑭ Letter from S. Bayne-Jones to Captain John R. Neefe, August 4, 1944. J. Stokes Papers.

⑮ Elizabeth P. Maris, Geoffrey Rake, Joseph Stokes Jr., Morris P. Shaffer, and Gerald C. O'Neil, "Studies on Measles: The Results of Chance and Planned Exposure to Unmodified Measles Virus in Children Previously Inoculated with Egg-Passage Measles Virus," *Journal of Pediatrics* 23, No. 6 (1943): 29.

⑯ 同前, p. 17。

⑰ Letter from John R. Neefe to Maj. Walter P. Havens Jr. September 1, 1944. J. Stokes Papers.

⑱ Joseph Stokes Jr., "Mission to MTO USA and ETO USA at the request of the Surgeon General, U. S. Army, to Study the Prevention and Treatment of Epidemic Hepatitis." J. Stokes Papers.

⑲ Letter from Joseph Stokes Jr. to Brig. Gen. S. Bayne-Jones, September 21, 1944. J. Stokes Papers.

⑳ Letter from John R. Neefe to Brig. Gen. Stanhope Bayne-Jones, May 17, 1945. J. Stokes Papers.

㉑ Letter from Brig. Gen. S. Bayne-Jones to Capt. John R. Neefe, April 11, 1945. J. Stokes Papers.

㉒ Rothman, *Strangers at the Bedside*, p. 48.

㉓ 同前。

第 4 章

冷战对人体实验的负面影响：

"我不记得有过任何指导方针。"

那起事故一直让凯伦·阿尔维斯记忆犹新，然而事实上，它所留下的创伤已经折磨了她半个多世纪之久。1961 年 5 月底，凯伦和家人在附近一家农场采摘了一天的果蔬，心情愉快地回到家中。刚把车停好，电话铃声响了起来。凯伦第一个从车子里冲了出来，后面跟着她的两姐妹，她们的母亲不停催促着别让电话挂断了。

凯伦接起电话说你好，电话那边传出了一个陌生女人的声音："我这里是索诺玛州立医院，请问罗斯玛丽·达尔·莫林在吗？"当时凯伦只有十岁，但听到这句话，她还是心里一沉。

她丢下电话，箭一般地飞奔出去。"我一直不停地跑啊，跑啊，"她回忆说，直觉告诉她发生了很糟糕的事情，"我意识到，我的弟弟马克死了。我也不知道自己是怎么知道的，但肯定就是这样。我跑到了一个没有人知道的地方，在那儿待了好长时间。直到夜深我才回到家里，姐妹们还在哭泣，我母亲把自己锁在房间里，低声打电话给亲朋好友。那是我生命中最糟糕的一天。"①

"他们跟我父母说，马克生病了，他高烧不退，最终引发了癫痫而死。但之前没人跟我们说他生病了，而且他也从来没有得过癫痫。我们根本搞不清楚到底是怎么回事，一切都来得太突然了。"

马克·达尔·莫林生于 1955 年，出生时即患有大脑麻痹。②
"他无法说话，也不会走路，"凯伦说，"但这丝毫没有减少我们对
他的爱。他能用眼睛跟人交流，我们能够看出来他是开心还是难
过，而且完全了解他想要什么，或者他想玩耍了。他会咯咯笑出声
来，一边还手舞足蹈的，就像在跟我们玩一样。"

即便如此，抚养这么一个严重残疾的孩子还是让达尔·莫林家
逐渐感到压力沉重。比尔·达尔·莫林觉得照顾马克耗费了他妻子
太多的时间、精力和感情，让她无暇顾及家里的三个女儿。父母两
人就究竟应该怎么办，从争论升级成了争吵，甚至引发了激烈的矛
盾。后来凯伦才知道，医生对父亲建议说，应该把马克送进公共收
治机构里去。他们说这对马克和这个家庭都是最好的办法。

"在他们眼里，马克就是个植物人，但他并不是一无所知。他
跟我们是有交流的，"凯伦说，"跟他在一块儿玩很开心，而且他还
会跟我们一起开怀大笑。"但是，比尔·达尔·莫林对妻子说，照
顾马克以及他越来越多的需要只会让这个家庭受到伤害，是时候让
国家来照顾他了。

当时的马克才三岁，就被送到了加州北部的索诺玛公立医院。
这在凯伦和她的双亲之间造成了不可磨灭的裂痕，而每个人都一直
对此后悔不已。

凯伦依然记得，1958 年的某一天放学回来，家中到处都死一般
沉寂。马克已经被带走了。"这件事对我的影响难以形容，"凯伦回
忆说，"直到现在还在我心中留有深深的烙印。"

罗斯玛丽·达尔·莫林把年仅三岁的马克送到了加利福尼亚州
最大的儿童机构——索诺玛公立医院。这里接纳了三千五百名儿
童，大多数都有先天缺陷。这里创立于 1883 年，起初叫加利福尼

亚低能儿童护理培训之家，经过两位女主管的致力改革，1953年更改了名称，并将重心由培训转向了医学治疗。③

罗斯玛丽·达尔·莫林并没有像其他将孩子丢进公立机构从此不闻不问的父母那样，她在夏天的每个星期三都会去探望自己的儿子。凯伦清楚地记得，这些机构并不欢迎小孩子到他们那儿去，尽管如此，马克的姐姐们还是会偶尔去看他。"他们认为我们可能会把流感病毒带进去，不让我们去看他。我们三个就像耍猴一样在外面院子里做各种夸张的动作来逗他开心，"凯伦回忆道，"我们都是表演给他看的，希望逗他笑笑。"凯伦还记得，"每次从索诺玛回来，一路上我们都很安静，谁都不说一句话。"

凯伦的姐妹盖尔说，弟弟的死"几乎让这个家庭分崩离析。我相信父亲认为自己做的一切都是为了我们这个家。一定是这样的。但这对我们每个人以及这个家庭所产生的影响则是毁灭性的。"④

"整个家庭都因为把马克送到医院去而受到了影响，"凯伦说，"马克成为了这个家里人人回避的话题。这个家就这样变得不复从前了。我的父母也日益疏远，最终还是离婚了。而要不是有人告诉我看起来有多糟糕，我根本没意识到自己受到了如此巨大的打击，他们说：'你看起来很伤心。到底出了什么事？'"

几十年后，凯伦仍然对他们把马克交给公立收治机构这件事难以释怀。她觉得马克突然去世这件事一定有什么隐情，而这也加剧了她内心的愧疚。索诺玛公立医院的人告诉她双亲的是，马克持续高烧，并被嘴里的什么东西呛住了。但这种说法在凯伦看来非常可疑。"无论如何，我都得搞清楚究竟发生了什么，1993年我开始调查这件事，想要知道到底发生了什么状况，"她说，"我去了资料室，但没有找到任何死亡证明。我找了那里的办公人员，他问我马克是什么时候在什么地方死的，我一一回答了他，然后他想了一会儿才对我说:'你得弄清楚的恐怕是索诺玛医院究竟干了些什么。'那段时间发生的事情有些古怪。"

就在凯伦展开调查的过程中,她读到了一篇新闻,描述了有成千上万的美国人——包括儿童——被用于放射实验中。"就是这篇文章,"她说,"讲到了用公立医院的病人做医学实验的事情。我告诉自己:'这就对了,马克遭遇的就是这种事。'"

搜寻文献的进展非常缓慢,而且还被各种官僚主义和不同机构的小伎俩所阻碍与拖延。凯伦一直坚持不懈,决心无论如何也要找出发生在自己弟弟身上的真相。

就在那段时间,比尔·克林顿总统要求对成千上万联邦文件进行解密,将从第二次世界大战开始至今政府参与人体辐射实验的所有细节公之于众。这些资料证实了凯伦的怀疑,她的弟弟确实曾被用于可怕的医学实验。在寻找相关资料的过程中,凯伦发现,有研究证实在1955—1960年期间,索诺玛公立医院有一千一百名大脑麻痹病人被用于医学实验当中。其中有一份文件提到了她的弟弟马克,他曾被编号为 LPNI 8732。⑤

在1961年7月的一份神经病理学报告中记录了马克的临床症状为"由于缺氧造成的智力缺陷及手足徐动型四肢麻痹",还从不同角度描述了他大脑的情况,比如脑重量以及"丘脑与壳核对称性萎缩"等。凯伦无法理解这些医学术语的含义,但她下决心一定要把弟弟的经历以及死因究竟为何搞个明白。她记住了这份报告结尾处的一个医生的名字:N·马拉默德,神经病理学医生。⑥

这份报告证实了她内心深处的恐惧——马克的大脑在他死后被取了出来,再也没有与他尸体的其他部分合到一起。她记得1961年夏天马克被火化的时候,她妈妈曾说自己碰到马克身体的时候感到有什么地方不对劲。马克的大脑被切除证实了这一点。在他死后三天，尸检报告出来了，里面提到了死亡原因很有可能是"吸入性肺炎的最终阶段"，里面还说"需要对大脑进行单独分析"。⑦

凯伦继续对更多文献进行探索。许多内容都表明，索诺玛医院里包括马克在内的许多儿童都毫无疑问地与内森·马拉默德博士的研究项目有关。马拉默德毕业于加利福尼亚大学医学院，是旧金山兰利·波特诊所的所长与神经病理学家。他对大脑麻痹的病因性起源方面的兴趣日渐浓厚，并于1953年向美国国立卫生研究所递交了一份申请，想要"对诱发大脑麻痹的多种因素展开研究"。⑧

在申请中，马拉默德表示，他将会用到"生化检测、胸脑照相、血管造影和脑电图仪等检测工具"，并对"索诺玛公立医院的大量脑瘫病例进行集中调研"。看到他还要对小孩进行胸脑照相，凯伦感到不寒而栗，这种诊断手段会让人非常痛苦，它需要把空气注射到脊髓来使其进入大脑，并进行一系列的 X 光辐射。"想想看，你得把针刺进那个人的脊髓，把脊髓液抽出来，然后再把原本不该在那儿的气体注进去，"她说，"你的身体被打进空气的话，会非常痛苦，你要承受连续数天的剧痛。"

另外，马拉默德还提议应该考虑对这些孩子"在其有生之年进行彻底研究"，另外还预计说"会有更多个体接受尸检"。马拉默德还预期在"五年内，将对一千二百名潜在的脑瘫患者进行历史、遗传和临床等多角度的研究。根据我们在过去六年的经验，"这位医生说，"我们预计将会有近一百五十个需要进行尸体解剖的病例。"

马拉默德在1950年代递交给美国国立卫生研究所的提案透露，所有这些研究中都不会使用"有毒溶剂"或"有害气体"。但"放射物"则另当别论，从申请表上来看这显然是研究的组成部分之一。至少在凯伦·阿尔维斯看来，她的弟弟肯定遇到了很糟糕的事情，他惨遭辐射，甚至因此而丧命。

"马拉默德博士给马克的脊髓里注入了含有放射性物质的东西，"凯伦说，"这样做根本不是为了给他治病，对那些研究者来说，他不过是他们研究大脑麻痹的工具罢了。这些人为了对这种病了解更多，把马克和其他孩子们当成了小白鼠。"马拉默德和他的研究团队还就其发现发表了数篇学术文章。1964 年发表的一篇文章中，他们对其在 1955—1960 年期间的工作进行了总结："这段时间里，我们共对 4843 名病人进行了筛查，其中有 1184 名被确认患有大脑麻痹，约占总人数的 24.5%，其中又有 508 名选入了最终组……截至目前，这一组里有 20% 已被解剖，而这份报告正是连续对 68 个对象进行解剖的初步结果。"[⑨]

失去自己的亲兄弟，加上一直坚持不懈地对索诺玛公立医院以及兰利·波特诊所进行调查而发现真相，凯伦对科学以及作为科学实践者的医生的态度发生了激烈的转变。"他们傲慢，而且对他人的痛苦麻木不仁。就像再早些年那些优生学的受害者一样，我弟弟这样的人对别人如何对待他们完全做不了主。他们没有发言权，道德、良知、同情心……统统都被剥夺了。"

她对那一时代的研究也影响了她对引发和鼓励这些高风险科学探索的政治的看法。凯伦说："对全面爆发核战争的恐惧，让研究者们越发关注辐射所产生的影响以及对辐射伤害的治疗。我认为，马拉默德的脑瘫研究是属于曼哈顿计划的一部分[i]。他们负责收集数据，而国家安全显然比对公众的关心或对病人及研究对象的同情重要得多……那时候的医生非常神圣，不容常人质疑。"[⑩]

---

i Manhattan Project，1942—1946 年期间美国联合英国、加拿大，为第二次世界大战胜利服务的一项军事工程，由美国总统富兰克林·罗斯福所批准。——译注

虽然已经过去了几十年，她的家庭因此而饱受痛苦，她也花了多年进行调研，凯伦仍然在搜寻更多马拉默德研究项目的相关信息，以及索诺玛公立医院与兰利·波特诊所之间的关系，还有他弟弟的大脑究竟下落如何。"他们都没有问我父母是否同意，就把马克的大脑取出来了，"凯伦说，"马拉默德的讣告说，他收集的大脑数量居全美之首，说不定有几百甚至几千个儿童的大脑。我一定要刨根问底弄清所有问题。"

还有很多像马克·达尔·莫林这样患有各种生理疾病或心理缺陷的孩子，因科学探索的名义而从这个世界上消失了。而和凯伦·阿尔维斯有同样遭遇的许多家庭也都对曾发生的医学实验越发关注，并去了解在冷战期间，他们挚爱的家庭成员是如何被推上了非治疗性的医学实验台。

讽刺的是，最近曝光的许多医学虐待事件都是在纽伦堡审判后，我们自豪地宣称我们将永远遵守研究伦理的最高准则之后发生的。美国政府一厢情愿地控告纳粹医生所进行的野蛮实验和伪科学研究，至少是为了显示美国在人体实验上是坚持原则的。但是很不幸，美国在过去和现在所做的一切绝不是什么表率；尤其是纽伦堡审判后发生的医学虐待事件在日后所显现出来的问题变得日益严重。

为了进一步对肝炎进行深入的医学研究，冷战初期发起了这样一项实验，有五名志愿者被灌入了秋叶露营地的肝炎病毒毒株。全部志愿者都出现了"肝障碍"等"可疑症状"，于是研究方决定对更多人实行进一步实验。他们召集了九名年龄在十至十五岁之间的志愿者，分成三组接受了含有秋叶露营地粪便的血清。不出所料，"每组都有一名或多名志愿者出现了轻微临床症状，且化验结果显示为阳性"。⑪

这些实验的"志愿者"都是宾州东南部潘赫斯特学校的孩子。这所机构成立于1900年，是专门接收"低能儿"的。其中有一名十岁的男孩，如今饱受多种疾病折磨：乏力、恶心、呕吐、便秘、肝炎，还有其他各种不适。

其他所谓"志愿者"也都服用了含有肝炎病毒的粪便，并出现了许多类似症状。⑫实验后，九名儿童中有七个出现了"肝脏压痛"或"肝功能异常"的症状。⑬而对这些儿童参与实验是否获得家人许可，研究方只字未提。

这项肝炎传播研究于1947年8月宣告结束。结束日期耐人寻味，与美国法庭在德国对纳粹医生践踏研究准则的行为进行审判的日子恰好是同一天。而这一实验的时间与美国在危地马拉利用军人、囚犯和儿童进行的多种性传播疾病研究实验完全重合。⑭

但是，绝大多数美国人都对研究界所表现出的伪善以及他们所进行的种种违背伦理道德的危险实验熟视无睹。越来越多的被收容儿童成为了实验对象。费城儿童医院与宾夕法尼亚大学医学院的小约瑟夫·斯托克斯与收容机构的管理者们建立了长期稳定的关系，他们想要获得实验素材从来都是轻而易举。战后他继续在潘赫斯特进行他的肝炎研究，那里为他提供了源源不尽的"实验素材"。在他的传播研究中，粪便混合液被加进了发给孩子们的牛奶里，而这只是1947年夏天在宾州公共机构所进行的诸多"艰巨的"研究与黄疸实验之一。⑮

这一时期的医学报告和个人关系显示出，战时与战后科学事业实现了完全的无缝衔接。人体实验丝毫没有减少，反而大量增加，研究中用到了前所未有的大量疫苗和医学制品，大量研究场所被占用，临床实验使用了不计其数的实验对象。事实上，有许多医学历史学家曾经表达出这样的看法，即这个时候的美国正在跨进"研究的黄金时代"。⑯

医学历史学家大卫·J·罗斯曼说："许多科学家和政治领导竟然允许公共卫生与科学研究这种如此关键的工作退回到接受私人和大学提供有限且混乱的资助这种第二次世界大战以前的水平。"⑰在多方支持与丰厚的财政补助下，第二次世界大战期间的医学研究取得了前所未有的成果，天花、伤寒、破伤风、黄热病等多种传染性疾病都被攻克，人们相信医学研究很快就会取得更大的突破性发现。政府在这样的紧要关头停止对科学研究的资助，是非常愚蠢的行为。

这是一个非常难摆的立场。"灵丹妙药"和它们的发现者最终占了上风。单是青霉素就已经被奉为包治百病的神药了，毕竟它不仅消灭了无数疾病，还给科学家和其他人很多启发。也许未来就会出现能够治愈小儿麻痹、癌症和其他恶疾的良药。第二次世界大战期间，英国科学家亚历山大·弗莱明偶然发现了青霉素的神奇效果，立刻闻名于世，成了全世界怀着雄心壮志的微生物猎人们心中的榜样。

政治家和公众在这一点上达成了一致，即政府应该继续对这些研究进行资助，并通过了决定由美国国立卫生研究院（NIH）取代战时医学研究委员会，负责管理所有对抗疾病的研究项目。接下来的几年里，NIH 收到了巨额的现金，到第二次世界大战结束那年，已经收到了至少七十五万美元。又过了十年，总计收到了三千六百万美元，1965 年时则已超过该数字的十倍，等到了 1970 年，就达到了十五亿，发放了大约一万一千份资助给积极进取的研究者和机构。其中有三分之一的资助用于人体实验，这些实验通常都要使用婴儿与儿童。⑱

不出意料，这些研究中用到的实验体的福利显然没能比实验成果与由此获得的知识赢得更多的关注。根据罗斯曼的说法，在 NIH 自己的临床研究中心，"实验者与实验对象之间的关系突出表现为草率随便，同时暴露出来的还有风险和利益，副作用及各种并发症，甚至像手术应该如何完成这样最基本的问题，通通都由研究人员自己来解决"。⑲以这种放任自由的管理方式对待科学研究，从第二次世界大战开始就支配了整个研究领域，一直到 1970 年代中期才得到控制。

这样一来，《纽伦堡守则》对美国研究界的突出表现与运营几乎没有产生任何影响。甚至看上去，对纳粹医生的审判以及随后发布的研究守则根本不存在，要么就是它好像原本就只是针对那些纳粹的。而这场审判对美国的医学实践产生的影响更是微乎其微。诚然，美国医学委员会在其期刊里也讲到了纽伦堡审判，但要说他们同时强调了这一审判的重要性，就显得过于牵强了。1947 年 11 月发表的一份以《纽伦堡审判中对德国医生进行的审判》为题的文章对该诉讼进行了简要的说明，列举了纳粹的医学犯罪行为以及《纽伦堡守则》所表达的基本原则。但是，如果仔细对文中的守则进行阅读就会发现，这篇文章完全避重就轻，对那些可能会被媒体解读为过于严厉的条款更是如此。⑳

举例来说，在这篇文章中，守则的第一条比实际要少一百八十个词。倒是提到了核心的自愿同意条款，但是对实验对象是否有能力行使自由选择的权利进行严格审查的部分则被删除了。是否排除强迫、欺诈、欺骗、监禁、胁迫等因素，甚至连对象是否有能力做出理智决定的部分统统都被删去了。针对实验对象健康状况的保护机制也变得无足轻重。第一条的大部分内容仅在数月后就被删掉，而这还只是其后续发展的一个先兆。

对伦理道德相关的重要条款进行弱化的不只是美国医学委员会，医学院校也步调一致地削弱这些条款的重要性。《人体核辐射实验咨询委员会口述史计划》在为其总结报告进行历史考察过程中发现，接受了采访的医生们没有一个记得自己在学习医科时曾接受过任何医学伦理方面的正规教育。不仅如此，几乎没有人认为 1960 年以前曾有机构对研究方案进行正规的审查。㉑

本书作者所进行的研究调查，也恰恰证实了口述史计划的发现，即"《纽伦堡守则》"对美国生物医学研究者们来说几乎是微不足道的。尽管他们对纳粹医生的暴行和纽伦堡审判都耳熟能详，但几乎没有几个人曾在当时对该守则的发布进行过任何探讨"。

我们对 1950 和 1960 年代时正在医科学习的诸多知名医学研究者进行了采访，证实了在他们的学业中，确实没有教授过任何《纽伦堡守则》或类似的正式伦理课程。"我不知道《纽伦堡守则》及其行为规范，"切斯特·索瑟姆博士承认道，"完全毫不知情。"㉒ "当时没有任何医学伦理方面的课程，"A·伯纳德·阿克曼坦言，"甚至都没人提起过《纽伦堡守则》这码事。"㉓

就算没有任何与伦理道德相关的正式课程，研究者们对伦理道德本身并非不以为意。《纽伦堡守则》也许被当成了一种遥不可及的空想，但美国的独立医学研究者们已经面临了各种各样的伦理困境。他们彼此之间就伦理与道德困境中有代表性的难题进行了反复讨论，从什么人可以作为实验对象，给志愿者多少报酬才算妥当，到不让公众和"低级小报"知道那些有争议的研究等不一而足。

通过调查一位业务繁忙、身居要位的医学研究者，就会发现这样一幅道德与伦理图景，处处与人体研究以及在不受限制的实验和新近颁布的过于苛刻的《纽伦堡守则》之间把握平衡之困难相关联。20 世纪中叶，小约瑟夫·斯托克斯博士成为了美国病毒与疫苗方面的顶尖专家。虽然他并不是纳粹分子，也不能将他与那些犯下可怕罪行的医生相提并论，但他确实将人体实验作为缓解和预防儿童疾病的最佳研究方式。在其他人都表示应该更慎重一些，采取更保守的方式进行新疫苗研究时，斯托克斯更倾向于启用脆弱人群进行志愿实验。在 20 世纪中期他与研究同行们的通信中可以看出，战后美国的医学研究呈现出复杂且微妙的高风险、高回报形态。

尽管斯托克斯是医学实验的积极倡导者，但他对可能出现的意外后果以及实验对象所付出的牺牲并非视而不见。他经常对被实验的犯人表示关心。他认为让这些人参与到临床实验中来是重要且必需的，但他也确实对那些因为实验失误而遭受痛苦的人表达了自己的关切之情。他觉得应该对那些在实验后变成了残疾的囚犯志愿者进行补偿，而且他深知，实验中用到的"病毒药剂"的强力效果一定会给他们造成持续的伤害。在一封信中他这样写道："我们用的病毒显然并不是什么强毒株，因此也不用担心会给实验对象造成终身残疾；但是，仍然有这种微弱的可能性存在。"[24]他还在另一封信里提到，这样的实验"可能会带来一些伦理上的问题"，所以应该给予他们合理的补偿。[25]

利己主义总是能轻而易举地占据上风。斯托克斯的同僚们奉劝他"通过一般免责……保护自己"，从而"使实验者免除任何责任"。尽管这些医生并不明白此种免责是否"能够真的在日后的诉讼或发生死亡与残疾事件时起到正面效果"，他们还是认为这样做是有好处的。[26]原来的问题——对受到伤害的实验对象加以补偿——已经变成了次要的，更重要的则是医生责任问题。

（斯托克斯所在的）美军流行病学委员会病毒与立克次氏体病委员会主任在他们所面临的道德伦理问题上掺进了他个人的理解，他接受在"伦理"问题上确实存在争议的观点，但是他也提醒人们注意，他们所进行的研究完全是对未知领域的探索。这位约翰·R·保罗博士说：

> 在当今世界形势之下，无论什么人"掌权"，在他们建立起最终标准之前，我们必须谨慎行事。我对其中的规则究竟如何并不确定，但我了解到，伊利诺伊大学的艾维博士作为某治安委员会的委员，已经提出了针对志愿者的某些原则，正是出于保护我们的国家免遭德国纽伦堡ⁱⁱ审判中提到的种种非议。俄国人在日本也对美国科学家进行人体实验进行了指控。战争期间我们在这方面或多或少制定了一些相关政策，但我并不确定这在今天是否依旧必要，而且我认为，如果官方打算推出任何相关政策，我们必须在官方发表任何声明之前就掌握这些情况。㉗

尽管斯托克斯表示了应该对受伤害的囚犯进行经济上的补偿，但他对全国各地被实验了的儿童可没有这么在意。为了保证实验顺利进行，他一再强调说，根本没有那种对参与实验的个体没有任何补偿的研究项目。在斯托克斯看来，从卫生角度来说，"在潜伏阶段有看护的情况下按照既定规划与已知的**温和**病毒发生接触"，要远远好过"在过了青春期的更加危险的年龄阶段意外与很有可能更强的病毒菌株发生接触"。㉘接下来的几年里，每每有人对他使用被收容儿童进行实验的行为发出质疑，斯托克斯就会一再重复这几句台词。

这么一条论据对斯托克斯的某些研究来讲就显得站不住脚了。

---

ii 原书标注"［sic］原文如此"，因为写信者将纽伦堡（Nuremberg）拼写成了 Nurnberg。
　　——译注

比如他与伊利诺伊州的一位医生合作的在芝加哥某孤儿院对儿童进行传染性肝炎的流行病学研究项目。这个项目从 1951 年 7 月一直持续到次年 7 月，建立了一个"专门病房，用于让未免疫个体（有机会）与活性病例发生接触"，从而对斯托克斯关于伽马球蛋白具有疾病预防属性的理论加以检验。该项目没有获得任何家属许可，但可以想象，孤儿院的管理者显然认为如果这一项目能够促进科学进步的话，让这些在他监护之下的未成年人暴露在感染肝炎疾病的危险之中也无何不可。他们在另一所医院对"有各种感染状况的婴儿"进行了进一步的病例对照研究。当健康与染病儿童之间显示出缺少贴近数据的情况，他们"从（芝加哥）圣文森特孤儿院的两名疑似长期带菌分别达六个月和十二个月的儿童的粪便取样，制成了口服药剂"给研究对象，以确证该疾病能够通过"粪便—口腔传播"。㉙这些医学研究者们频繁地肆意处置他们的研究对象。除了孤儿们自己，恐怕没有任何人对此表示反对，然而根本没有人在意孤儿们的感受。

斯托克斯在政府建立关于使用人体实验对象的卫生政策中扮演了至关重要的角色。作为陆军流行病学委员会的后继组织——武装部队流行病学委员会（AFEB）的肝病委员会志愿者安置小组主席，斯托克斯在究竟什么人、多少人能够被用于人体实验的种种争论与决定中居于核心地位。他的小组成员包括了美国研究界的不少重要人物。㉚

陆军方面要求 AFEB 的医学家们对三十几种不同的疾病进行深度研究，还将这些疾病依据其军事重要性分成了若干类别，并肯定了人体实验对象在这些实验中的必要性。㉛"如果没有志愿者，"斯托克斯在给 AFEB 同僚的一封信函中说道，"就时而会出现难题无法攻克的困境，而且我希望……能够尽一切努力获得志愿者。"他显然认为如果没有志愿者进行人体实验，他们就无法取得任何成绩。[32]

斯托克斯对自己在研究中使用包括儿童在内的志愿者这一立场十分坚定，但有些同样知名的科学家时不时地会对此表示怀疑。这些小组成员的不同意见中也透露出了某些个人和政治上的负面效果。曾有一位组员对禁止使用儿童进行研究的纽约市"卫生法规"表示支持，斯托克斯就此表达了他的惊愕之情，并提醒他的上级说，必须反对这种法规的出现。[33]他辩称，将此禁令"解除是一种道德责任"。他还称，那些说他在实验中使用儿童的反对者们是被误导了，还说："我自己的孩子们也接触了这一环境，有机会时我还要求当医生的儿子也让他的长子参与进来。"

对于那些要循序渐进的主张，斯托克斯并不感到气馁，他坚信："这些问题并不能让我们打退堂鼓，我们应该积极主动地面对问题，同时对人的生命与福利给予最大的敬意。"[34]

斯托克斯所关心的并不局限于他自己的研究，当其他研究者的实验受到阻挠，他也会非常生气。对于他始终坚持自己的反对立场，认为对于医学研究中对儿童的使用准则过于严厉，不应该强加给研究者。举例来说，L·埃米特·霍特博士为一项针对婴儿的氨基酸需要量的研究申请资助，却被拒绝了，斯托克斯为此气愤不已。"又是这种情况，"他写信给一个同事说，"肯定是霍特提出申请的委员会当中，有某一个成员不理智地把伦理考量掺杂到了这项对人类营养学来说至关重要的研究当中……而这些实验对婴儿根本就是无害的。"[35]斯托克斯继续说道："每当纽伦堡的幽灵（现在我同意，纳粹做的事情确实是卑鄙且不可饶恕的了）又开始作怪，所有有意义的重要研究就会遭到干扰。"

在斯托克斯看来，纽伦堡的阴影是对医学研究的阻碍，并将其等同于伦理"欺凌"行为，这是一种他认为在纽约市尤其普遍的手段。由于霍特在加尔维斯顿市的研究与斯托克斯自己的很相似，他衷心地希望"在大都市时有发生的医学欺凌现象"不要在得克萨斯州重演，霍特的申请也应当被认真考虑。

有意思的是，斯托克斯本身是一位贵格派信徒[iii]，他注意到了那些出于信仰拒服兵役者拒绝到战场挨枪子而自愿献身科学所带来的好处。由于对实验志愿者的持续需要，他提倡在战后仍然延续这一方式，并鼓励美国公谊服务委员会（AFSC）考虑"将部分……拟将递延的十八岁青年作为实验对象"。[36]斯托克斯对"反战主义者"报效国家的最佳方式就是去做实验对象这一观点深信不疑，而他也并不是唯一一个坚持这一观点的人。

大约有一千名青年男子参与其中，这些健康而且配合的实验对象"仿佛给科学研究界打了一针兴奋剂，对研究者来说这更是千载难逢的好机会"。[37]这一项目的支持者们相信，这些实验"是服务于全人类的，甚至可以说是对生命的拯救"。但是仍然有负面问题出现。有些实验对象出现了精神问题，医生们愈发觉得有必要获得对参与者的法律豁免及其双亲的许可书。

贵格派本应在其年轻信徒参与人体实验这件事情上慎之又慎；实验本身就是很危险的，有些甚至是致命的。三名囚犯死亡，还有一名性命岌岌可危，这让斯托克斯的志愿者安置小组成员们感到焦躁不安。但是任何间断终究会过去，将研究进行到底远比将其中止来得理所应当。而理由之一就是这些健康遭受威胁的人恰恰是这个社会中最没有价值的人：他们是囚犯、精神病人和智力障碍者。而在后者当中有相当一部分是儿童——他们没有任何政治影响力，也

---

iii Quaker，贵格会又称教友派（Religious Society of Friends），是基督教新教的一个教派，反对任何形式的战争和暴力，主张和平主义与宗教自由。——译注

不具有任何社会资本。曾有观察者说："如果说医学是踏过无数尸体才取得了进步，这些人中没有谁愿意成为尸体之一。如果说在医学里'舍不得孩子套不住狼'，那么这些人宁肯'舍得别人的孩子'也得'套住狼'。"③

"别人的孩子"说的就是像瓦恩兰、潘赫斯特、弗纳德和索诺玛公立医院等公立机构里面的孩子，这些机构几乎完全不具有所谓普通儿童就读的学校同等的社会声望。而且，根据 AFEB 理事长柯林·M·麦克劳德博士对纽约州卫生专员的说法，这些研究都具有"军事意义"。从国防角度来说，攻克传染性肝炎和血清型肝炎都是至关重要的。麦克劳德指出，尽管他们已经尽了最大努力，将传染源传播给实验动物"未能实现"。结论很明确：要想攻克这些疾病，就必须使用人体实验对象。③他表示自己对人体实验所存在的风险非常关注，但科学必须优先以解决"重大军事问题"为第一要务。而且，要想获得成功，"获得人体实验志愿者"是不可或缺的环节之一。④

斯托克斯对此毫不怀疑，他了解实验对象的价值，而且对影响实验体可用度的任何态度或提议都非常敏感。他起草了一份关于"人类与特定传染源发生接触存在的伦理责任问题"的机密备忘录。这份文件诞生于 1953 年 2 月，其核心内容是与传染病接触的医疗风险，和对"有意将志愿者或儿童与传染源发生接触是违背伦理道德的"这一观点进行的驳斥。④

斯托克斯相信，研究者不应该因为偶尔受到一点批判就产生"抗拒心理"或觉得"道德伦理上弱势"。就算偶尔犯犯错误，他们仍然有充分的理由坚持研究，并"坦然而坚定"地继续自己的伟大使命。

这一长达一千多单词、足有六页的备忘录中，最值得关注的也许并不是其中所包含的内容，而是其中没有提到的部分：斯托克斯丝毫没有提起《纽伦堡守则》。显而易见，对斯托克斯来说，这个守则完全不值一提。尽管如此，对于当时的医学研究，AFEB 的形成和政府政策如何对冷战期间由军队和高校资助的研究所用到的实验对象进行使用与安置，他依然是首屈一指的重要人物。

征集囚犯进行研究实验对斯托克斯来说是比较容易的，而对其他脆弱群体的使用就不那么说得过去了。他在备忘录中承认说："对儿童的使用尤其存在问题。"[42]斯托克斯极力为这些行为进行辩护，他强调说，只要研究中用到了儿童实验对象，就一定会从他们的双亲或监护人那里获得许可，但是他也承认："总是有人指责说，这些儿童是非自愿的，说这些行为是不对的。"但他认为这种说法"主要是当时的批评"，并相信这一问题已经随着儿童免疫接种规划等各种被普遍接受的实践解决了。换句话说，儿童也没有同意"对白喉、破伤风和百日咳加以预防"，但这一切都是为了将"死亡、疾病和这些远比损害儿童的权利要重要得多的疾病所带来的永久性伤害"减少至最低。

斯托克斯是不是把治疗和实验相混淆了呢？这么说对于像他那样经验丰富、阅历深厚的人来说就太过简单了。当然，他和他的许许多多进行病毒实验的同行显然都认为，学识渊博、训练有素的传染病专家知道什么才是对病人和实验对象最好的。在斯托克斯看来，真正的问题在于"医学上是否可取，而非伦理"。在这一点上，斯托克斯非常顽固，他意识到"虽然存在意见上的分歧，但真正的问题并不在于伦理"。在他的观念中，保护性原则是对研究者的束缚，这些限制性的规则"打着伦理的旗帜，但实际上不过是自我保护罢了"。斯托克斯称，正式确立这种"伦理概念"，"不仅不对，而且有害"。最后，他反复敦促他的同事们一定要积极进取，他建议："绝不能在调查的任何其他方面停滞不前了。"[43]

尽管当时有许多顶尖研究者在这些问题上与斯托克斯持相同观点，但并不是所有人都像他这样高声坚持自己的观点。大多数人都希望在研究上不受约束，但也希望自己不参与到公众辩论中去。比如美国国家微生物学院的罗德里克·穆雷博士就曾告诫斯托克斯，让公众对志愿者参与研究这件事产生关注，几乎对任何人都没什么好处。"无论我们主动做什么，"他认为，"我们都可能会遭到激烈的反对。"[44]他在写给斯托克斯的信函中说，对于每个尝试解释他们的使命是多么崇高与有分量的人来说，前面的道路都是崎岖艰辛的，穆雷还引用了"教皇最近就医学实验所发表的演说"。

　　这里提到的演说指的是，1952年9月教皇庇护十二世所做的名为"医学研究与治疗法的道德局限"的演讲。演讲中，教皇向科学和"勇于探索的精神"以及研究者们"对新事物"敢于深入研究表达了敬意。但是他也指出，科研工作者们有时会对值得警戒的事物和道德的界限漠然处之。

　　对于新知识的追寻固然重要，教皇表示，但这并不意味着为了新知识就可以不择手段，如非要伤害他人权利或违背绝对价值的某些道德准则才能实现就更不可取了。科学并非最高价值，而让其他价值都从属于它。

　　尽管这一演讲并未提到《纽伦堡守则》，教皇的意图仍十分明显，即"许多事物的价值是高于科学的"。[45]

　　这一演讲强调了"公益"或群体的利益是高于"科学利益"的，表明教皇对飞速增长与扩张的科学研究事业发出了警告。但仍然没有任何有影响力的事物或组织对《纽伦堡守则》表示支持或发起相应的改革。大多数人没有考虑过研究应该更加重视伦理道德，就连曾经关注过这一问题的人们也渐渐将其抛在了脑后。

　　一种由名人主导的高速有效、报酬丰厚的模式逐渐形成了。马丁·阿罗史密斯不再是个局外人，克鲁伊夫笔下那些孤独而困窘的微生物猎人已经进化成为备受尊敬的一股强大的专业力量。虽然时不时有几个德国的法学家或罗马教廷的宗教人士会提出应该对研究对象的安全性加以更大的限制和更多关注，但并不能改变潮流的动向。尽管事情终究会有转机，前方仍有几十年的路要走。

冷战那些年，医学研究变得越发精于世故、唯利是图且良心泯灭。举个例子，利用那些没有人身自由的人所进行的实验以几何级速度增长，斯托克斯这类人会毫不犹豫地捍卫这些实验。他在备忘录中曾说："千万不能对 AFEB 主导的这些实验利用了来自监狱志愿者的事实当中不存在强迫因素这一点太过强调。研究的目的、其真正的本质以及其中可能蕴含的危险都是详细解释给这些囚犯们了的。"而且，"也没有使用任何诸如提前假释或释放之类的手段"来吸引志愿者报名。⑥

此种观念恰恰是刻意回避了这样一个事实，即监狱的"志愿者们"是被关押的状态，他们受到约束、强迫与威胁——这正是蹲监狱的要素——《纽伦堡守则》的第一项原则就特别指出，这是人体实验对象所必须避免的状态。德国医生维尔纳·莱布兰德，同时也是纽伦堡审判的公诉方证人，强烈坚持囚犯不应参与到人体实验中去。但斯克斯和他的研究伙伴们可不这么想，他们并不觉得被关在钢筋水泥牢笼里就等同于高压政治了。而且尽管他声称并未用任何条件诱惑这些囚犯，但从 20 世纪关于此类操作的历史记录就能看出，这些被监禁的人总是希望也确实能够获得某种报偿，无论是钱财、提前出狱，还是在里面享受到比其他人更好的条件。⑪

用囚犯做实验变得越来越普遍了。囚犯们对这些实验有多危险完全蒙在鼓里，甚至来不及享受"自愿"充当人体小白鼠的回报，就有无数的人投身于此。参与其中的人数太多，以至于研究者甚至可以对他们进行筛选，把那些可能会引起公众反应的人从实验对象备选者中剔除出去。

举个例子，1952 年 12 月，AFEB 和 AMA 都通过了一项决议，表明"其对凶杀犯、强奸犯、纵火犯、绑架犯、叛国犯或其他罪大恶极的犯人参与科学实验这类行为表示反对"。[48]看来，在监狱里成为实验对象反倒让这些囚犯名声大振，但研究者们可不想跟这些重刑犯有任何瓜葛。

斯托克斯及其 AFEB 的同僚对于他们的研究能引起何种程度的反响，负面宣传所能带来的长期影响以及公众对他们的研究了解多少都非常清楚。通常他们都会要求委员会的其他人对各种报告、杂志文章以及其他关注使用"痴呆儿童"和"精神病罪犯"用于实验的内容进行审读。斯托克斯时刻对"低俗小报的观点"心怀戒备。他认为，有些纸质媒体绝不会放过任何"咬人的机会"。[49]

对此表示关注的并不止斯托克斯一人。每每有记者对他们的实验产生兴趣，社会上就会掀起一股集体性的不安。比如在 1953 年初，AFEB 主席收到了《华盛顿邮报》记者的来信，要求了解医学研究中使用囚犯的情况。尽管这名叫做纳特·黑兹尔坦的记者表示说，他一定会尊重事实，客观地看待用囚犯做实验对象这一行为，AFEB 总部仍然对他十分警惕。[50]委员会成员们说，他们对这种直白的新闻报道并不看好，一名军医直言这就是一个潜在的"马蜂窝"。他们极力劝阻这名记者不要写这些事情。

如果一个关于用囚犯实验的新闻报道就能让他们如此紧张，可以想象如果哪个记者打探出他们用"有缺陷儿童"做实验，他们会焦虑到什么程度。通过医生与他们的研究助理之间的通信，我们可以了解到在永无止息地搜索"实验素材"过程中的某些欺骗行为和傲慢决策、研究资助者的实际身份以及实验的健康风险。关于这类手段的最佳实例就是1954年夏天，南泽西某机构主管哈利·冯·布罗给斯托克斯写的一封信。这家机构曾叫伍德拜恩男性低能儿村，这位主管告诉斯托克斯，他对"我们的小项目"的担心与日俱增。该项目是专门对一种脊髓灰质炎新疫苗进行测试实验的，"这种活性病毒疫苗是通过自然途径，通过口服实现的"。[51]

冯·布罗以及伍德拜恩董事会对最早通过电话提出并同意这一项目，且从未就着重关注的儿童安全问题听取意见等"不太满意"。他们进一步指出，口服疫苗实验是错误的，可能会将该机构通过多年努力建立起来的与儿童父母之间的"信任破坏殆尽"。[52]这些信件显示，在父母究竟有权知道多少关于自己的孩子参与这项存在潜在危险的小儿麻痹研究信息的问题上，研究者与管理者发生了意见分歧。冯·布罗曾对斯托克斯坦诚相告："我相信您能理解我作为管理者的焦虑，以及强忍住据实相告的欲望，让自己不要对他们和盘托出。"

冯·布罗也是一位资深管理者了。为了获得伍德拜恩董事会对这一项目的支持，他请求斯托克斯给他们写一封信，说明"无论是参与项目的孩子还是机构里的其他人，都不会因为这个项目而有任何风险"。[53]

另一封围绕这一项目的信函也很能说明问题。斯托克斯在该信中通知立达实验室[iv]部门领导说，给儿童父母说明这一实验的信做了一些改动，"立达的名义"将被删去，替代以"由宾夕法尼亚大学的医生进行监督"，因为他们"不希望家属产生一种这根本是一项

---

iv　Lederle Laboratories，曾作为美国氰胺公司（American Cyanamid）的分支机构之一，致力于抗生素、维生素、疫苗等其他药物的研发，将其收购的惠氏制药（Wyeth）后来被辉瑞制药（Pfizer）收购。——译注

商业活动的印象”。(54)

果不其然，立达公司与斯托克斯在这一点上完全是“同仇敌忾”。病毒研究主管给他发了一封感谢函说：“我们双方都认同，不提起负责准备疫苗的知名企业是非常明智的。我认为，在可能会发生法律纠纷的情况下才有必要让人知道我们参与了这一项目，才是我们唯一正确的选择。”(55)同理，这些儿童的父母对自己孩子身上发生了什么知道得越少越好。

在这些项目运行过程中，一定会有焦急的父母们偶尔心生疑虑，并写信给机构管理者或医学主管询问自己的孩子是不是成了实验室小白鼠。至少有一回，斯托克斯感到自己有义务告知一位愤怒的母亲：“我想告诉您，伍德拜恩的孩子们并没有成为实验品。”(56)在这类信件中，他会继续对这些研究的目的加以解释，并试图缓解紧张的气氛，但这些家长们仍然半信半疑。

1950 年代的末几年以及后来，鲁莽的医学研究者们继续扮演着狂热布道者的角色。无论是否出于利他主义和职业发展的驱动，抑或是被老生常谈的名利所吸引，各种各样的科学诉求、智慧谜题以及难解的健康问题都成为了研究的原料。第二次世界大战结束后的医药研究见证了显著的增长。从事医学相关工作的人口数激增，从 1950 年的一百二十万陡然攀升到 1970 年的四百万。卫生保健支出的增长更为迅猛：同时期从一百二十七亿美元增至七百一十六亿美元。(57)医学越发成为值得尊敬的学科与行业，心怀感激的公众对其的认可呈现前所未有的高度，人们普遍认为，医学研究在保护着这个国家，这是无可辩驳的事实。

哈佛大学医学社会学家保罗·斯塔尔曾写道：“医学研究就是战后进步图景的缩影……每个人都赞颂着医学进步的价值，为最新研制的奇药”而备感自豪，并对“生活蒸蒸日上”心怀感激。《时代》杂志每期都会有一页专门关注医学动态，美国人可以由此了解到最近研发出的"特效药"以及来自当代微生物猎人与先进实验室的神奇治疗法。[58]

在这段时间里——这一时期还有一个人尽皆知的恶名即"冷战"——科学成为了一种能够让美国稳坐自由世界领袖宝座的兼具象征意义与实用价值的事物。来自前苏联的威胁是实实在在的，它所带来的令人恐惧的征兆几乎渗透进了美国人生活的方方面面。美国联邦调查局局长埃德加·胡佛一再对其同胞提出忠告，每个家庭都应该为强硬反对共产主义在全世界的扩张而做出牺牲。[59]

尽管他作为一名冷战斗士，在坚持应该保持警惕方面表现出了高度的热情与坦率，但他也和其他人一样表现出了对"共产主义威胁"的恐惧。当时的美国人越发觉得本国在第二次世界大战时期的同盟国伙伴成为了战后最大的威胁。一连串事件的发生使冲突变得迫在眉睫。苏维埃政府在 1948 年封锁了柏林，一年后发射了自己研制的原子弹，1950 年开始了朝鲜战争，这一切更证明了温斯顿·丘吉尔的"铁幕"幽灵将自由世界从被奴役和被压迫中分离出来，成为日益增长的暴力战争图景的一部分。不仅如此，黑暗的外交局势与国内面临的内部颠覆威胁同样显示出不祥的预兆。阿尔杰·希斯、惠特克·钱伯斯、伊丽莎白·本特利、哈里·戈登、克劳斯·福克斯以及艾塞尔和朱利叶斯·罗森堡夫妇等许多人都证明了前苏联的居心叵测。几乎没有一天，报纸上不讲到美国众议院非美活动调查委员会（HUAC）听证会，这一机构负责的正是由约瑟夫·麦卡锡参议员激烈批驳的颠覆与间谍行为，越来越多美国人在自家房子下挖掘爆破掩体，而与此同时，他们的孩子则在学校进行"卧倒—掩护"训练。到 1951 年 1 月，美国联邦民防局（FCDA）已经出版了关于细菌战威胁的手册，警告人们注意城市中可能会含有肉毒杆菌、鼠疫、天花、霍乱以及炭疽热等媒介物的致命毒雾喷洒下来，或被投放在食物或饮用水中。[60]

一场新的战争就要在美国与前苏联之间爆发，这并非小说家或好莱坞编剧的艺术创作。许多美国人都预感到，一场由坚持"共产主义分子是撒旦派来的军队"的近乎宗教般的信仰掀起的浩劫即将到来。[61]

这种预感是相互的。苏联领导者也一致认为，美国——资本主义奴役的壁垒——是苏联的主要对手。[62]理查德·罗德斯对那个时代的描述恰如其分，对"铁幕"两侧虔诚的男男女女来说，冷战的扩散无异于召唤了世界末日的幽灵。[63]

医学研究者们对于日趋恶化的政治环境并非视而不见。"尽管这并非一场真枪实弹的战争，"1950 年代与 1960 年代服务于美国军队的优秀精神病学家兼精神药理学家詹姆斯·凯彻姆博士曾这样写道，"其中的利害关系与当时刚刚结束的第二次世界大战如出一辙。最可怕的是，任何一方都有能力发射足够多的百万吨级核导弹来将另一方完全歼灭。流行小说和电影纷纷以展现世界末日和大灾难为卖点。'同归毁灭论（MAD）'成为了记者与评论员的通用语。"[64]

根据对这一时代的某项全面的政府研究，其结果就是："似乎原子弹会被再次用于战争，美国民众和军人就是原子弹的目标，（这）意味着美国必须尽可能更多、更快地掌握核辐射所能带来的影响以及治疗核辐射损伤的方法。"[65]为了获取这些知识，并解答军队与公共卫生所面临的严峻问题，科学家与医务人员就必须再次直面关于风险以及美国人应该如何保护自己的种种疑问。那批在优生学运动全盛时期接受教育的医生，在国家安全高于伦理诉求的第二次世界大战期间锻炼了自己的医术，却又一次发现，自己"承诺治病救人"的誓言被政府的实时需要颠覆了。同时这还是一个"收集数据的良机"。[66]美国中央情报局（CIA）的一名医生曾在1960年代对一屋子新丁说道："指引我们的并非希波克拉底誓言，而是自由的胜利。"[67]

"当时能确确实实地感受到即将与苏联开战的威胁。"凯彻姆回忆说。[68]凯彻姆毕业于达特茅斯与康奈尔医学院，他很清楚，这一威胁绝不是出于无聊或对战争的渴望，具体事实与情报机关都显示了潜在的冲突。他说，很明显，在化学战的能力上，美国已经落后于苏联，必须尽快迎头赶上，为日后可能遭到的打击快速做好准备。凯彻姆和他的部队领导也同样清楚地了解对科学研究者们来说"单靠动物实验是无法完成任务的"。[69]人体实验对象变得炙手可热，而且幸运的是，大多数有经验的研究者已经知道如何征得志愿者了。

为军队服务的医生尤其是在严格保密守则下通过隔离人群对创新理论进行测试的老手。在爱国热情的感召、突破性医学发现的美好前景以及能够获得更为丰厚的资金支持等种种条件下，拿着政府工资的医生们踏上了激情饱满的实验之路，从吐真剂和失能性毒剂到精神控制，什么都可以拿来做实验。医生们再次进入了只看重具体结果却无暇顾及伦理守则的状态。许多历史学家以及无数医生都指出，是冷战的氛围造成了战后数不尽的违规、医疗过剩以及潜在甚至事实存在的诸多犯罪行为。

伊诺克·卡拉威医生是凯彻姆为军队服务时的同事，他记得战后那些年的"研究气氛非常松懈"。"那时候没有任何来自于规则方面的压力，也从来没有提到过《纽伦堡守则》。"卡拉威1947年毕业于哥伦比亚医学院，随后多年一直埋头开发进攻和防御型武器，其中还包括神经毒气。"我想在公立医院试验一种新药的时候，"卡拉威回忆说，"我就会推着车，带着注射剂，问病人是否同意让我在他们身上做实验。不需要任何书面手续，甚至有些医生连先问一问都嫌麻烦。那时候都是这么干的。我在搞科研实践时完全就是放纵的。"[70]

医学研究在进攻防御的重点上十分清晰。约翰·D·马科斯在其代表作《寻找满洲候选人：CIA 与精神控制》[v]一书中揭露了CIA 曾长期关注包括医学实验在内的黑色艺术。他认为，CIA "很快就认识到，对精神控制进行有效对抗的唯一途径就是了解其进攻能力。进攻与防御之间的界限——如果这条界线确实存在的话——很快就变得模糊不清、毫无意义了。"在马科斯看来，CIA 的所有文件都强调了类似的目标，即"控制一名个体，让其违背自己的意志，甚至违背自卫本能这样的基本自然法则，也要服从我们的命令"。[71]

通过这些仅有编号的高度机密项目，CIA 开发了大量精神控制与改变精神状况的药物和技术。利用催眠术与迷幻药就可以进行一次全面实验，在敢于探索的西德尼·戈特利布的指导下，CIA 技术服务部的人员使用各种各样的化学和生物介质进行了实验。许多基金会为 CIA 提供了资金支持，大大推动了专业精英与资深科研机构快马加鞭地着手于某些令人毛骨悚然的实验项目。有近八十家机构接受了 CIA 的资金，有很多机构拿了钱就去给普通人一杯接一杯地灌下含有迷幻剂的烈酒，甚至更糟。[72]

罗伯特·海德、卡尔·法伊弗和哈罗德·艾布拉姆森是少数与CIA 签订了研究协议的重量级学术人物当中的几个。他们的某些项目非常残忍，简直可以说是犯罪。例如，莱克星顿联邦监狱成瘾性

---

v　原书名为 *The Search for the "Manchurian Candidate"：The CIA and Mind Control*，作者 John D. Marks。——译注

研究中心主任哈里斯·伊斯贝尔博士有大量稳定的实验对象可供选择，还有稳定供给的蟾毒色胺、伞房瑞威亚籽、莨菪碱[vi]与其他混合物用来做实验。[73]在他的由 CIA 资助的某一实验中，接受实验的囚犯每天都被要求服用致幻剂——精神控制药物中的顶级法宝，足足持续了两个半月。在莱克星顿进行的实验所表现出来的傲慢且危险的研究态度，绝对令人震惊到难以想象。伊斯贝尔的实验对象几乎全部都是因为毒品成瘾无法自拔而被美国法庭因使用违禁药品而送进监狱的，这一事实为该实验添上了极为辛辣的一笔。

伊文·卡梅隆医生是加拿大精神病学的教父级人物，以及美国精神病学协会与世界精神病学协会的主席，他以科学的名义，在CIA 的鼓动和支持下，策划了最最可怕与危险的心理学实验。他声称自己是怀着为精神分裂症寻找解药的愿望，在精心设计下将各种各样令人毛骨悚然的去模式化（depatterning）技术混杂在一起，将他的病人们——更确切地说是受害者们——丢进他称之为"微分失忆"的状态中。曾有人批评说这一实验就是"把人都变成了植物"。[74]

卡梅隆对致幻剂、电击休克、感官剥夺以及精神操纵的大杂烩式的探索让研究对象丧失了神志，甚至变成了傻子，但无论是他自己，还是每月给他支票的 CIA，都对他在麦吉尔大学艾伦纪念精神病学研究所的实验中所引发的"直接、可控的人格变化"而欢欣鼓舞。马科斯总结道，这位著名的医生几乎使尽了一个医生所能想到的所有邪恶手段，"通过去模式化将实验对象的精神完全抹去，再输入新的行为模式，从逻辑上讲，卡梅隆所做的就是所谓'洗脑'。"[75]

哈维·温斯坦博士见证了卡梅隆在艾伦纪念精神病学研究所对

---

vi　三种都属有毒生物碱，其中伞房瑞威亚籽（rivea seeds）指的是 Turbina corymbosa，牵牛花的一种含有与致幻剂（LSD）效果类似的麦碱（LSA）。——译注

自己的父亲所进行的"治疗"及其毁灭性的结果，尽管如此，他依然进入了精神病学领域，希望能够更深入地理解自己的父亲所承受的一切，并发现"究竟什么人才会用脆弱的病人进行实验"。他在《父亲、儿子与CIA》这本书中生动地描绘了自己的亲人像小白鼠一样遭受折磨，而"传教士一般狂热"的医生却表现得如此肆无忌惮，并在书中冷静地审视了冷战时期医疗过当的现象。温斯坦还在书里探讨了医疗界这样一个绝不应该加害于人的行业是如何不时参与到"邪恶事业中，只因最初的动机已经被重塑得面目全非，在'顾全大局'的口号之下，所有的后果都可以忽略不计"。[76]

亨利·穆雷是美国心理学的另一代表人物，他也成为了冷战研究繁荣期的牺牲品之一。很多人都认为是穆雷将欧洲的人格与临床理论引入了美国学术界，但他在研究心理学之前就曾在洛克菲勒研究院进行生物化学研究，却最终放弃了自然科学而转向了心理学。在第二次世界大战之前，他一直钻研于主题理解测验（TAT），这是一项用来对人格进行评估的测试，战后又成为了战略情报局（OSS，是CIA的前身）的顾问，对一项能够测试"新兵的抗压能力、领导力、自控力、自如地撒谎、通过他人的着装风格判断其性格"的方法论加以完善。他的这套方法成为了OSS的固定手段——以及"首个系统性地对个体人格加以评估，从而预测其未来行为的方法"。[77]若干年后，整个国家都笼罩在冷战的恐惧气氛中，穆雷则在此时开始了相关的人格研究，并有意向他在哈佛的学生志愿者们施加压力。在第9章你会看到更多关于他研究的结果。[78]

同样令人不安的还有，许多美国人在不经意间就已经成为了战后放射物研究的一部分，这些研究都是专门设计出来测量元素钚对人的身体会造成什么影响的，数以百计的武器专家以及曼哈顿计划的相关人员都接触过这种危险的放射性元素。令人震惊的是，在接下来的几十年里，有近四千个不同的人体放射性实验进行。其中大多数实验都附带了对其他元素的放射性同位素调查，这些元素有铁、钙、碘等，作为测量各种摄取、新陈代谢及血液研究等的工具。除了医院里的病人，士兵、囚犯、精神病患和普通市民也都成为了实验对象。婴儿和儿童也经常被研究者们找来作为优良实验素材。

一直到 1966 年，人们才从这场实验的噩梦中惊醒，这姗姗来迟的声音出自于哈佛大学的一名麻醉医生，他以亨利·K·毕彻的名字在《新英格兰医学期刊》上发表了一篇名为"伦理与临床研究"的文章。这篇抨击文章用六页的篇幅详细描述了有二十多项研究实验对其实验对象的生命健康带来了威胁，而这些人完全没有被告知其中存在的任何风险，也没有人从他们那里获得任何许可。[79] 医学历史学家大卫·J·罗斯曼后来曾说，毕彻的文章成为了"对人体实验进行调整与改变的关键元素"。[80]

毕彻并不是一个激进的人，他无意于让医学行业受创，也不想破坏自己同行的声誉。但是他认为，如果对这些事实保持沉默，且姑息其"继续进行"，就是"对医疗卫生的真正危害"，因为这些行为远比丢失了行业声誉还要有害得多。[81] 在毕彻看来，他提到的大多数深陷问题项目的实验对象本身都是被公立机构收容的对象，而且从某些方面来说确实无法提供知情同意书。新生儿、智障儿童、慈善机构的病人以及军队里的士兵都是会对狂热的研究者言听计从的人。许多实验对象的生命都因研究者的便利而立于险境。

尽管毕彻的文章并未指明都有哪些医生参与其中，是什么机构雇用了他们，也没有提到其资助方，但几年后其他学者自然会把这些信息完整拼凑在一起。哈佛、埃默里、杜克、纽约大学、乔治城的精英医学院的实验占了他所提到的二十二个项目中的大部分，资助者则包括原子能委员会（AEC）、公共卫生委员会（PHC）、派德药厂（Parke-Davis）、默克公司（Merck）[vii]。[82]与这篇文章一起，这些最优秀、智慧和有影响力的研究者与教育机构引起了人们的密切关注。

毕彻的文章并没能够促成改革当即发生，第二年英国医生莫里斯·帕普沃思发表了一篇更长的文章也没能做到这一点，但这两篇文章都为当时伦理上漫不经心的态度以及充满了沾沾自喜与功利主义的行业安逸状态敲响了警钟。[83]起初的变化非常缓慢，到了1972年，特斯基吉梅毒研究真相揭露，变化的进程得以加快，但是任何新的保护措施对于那些已经遭到伤害的脆弱的"志愿者"们来说，都已经太迟了。

注　释

① 作者在2001年10月26日和2012年6月5日对凯伦的采访。
② 大脑麻痹（cerebral palsy）是一种由于怀孕或分娩阶段，发育期大脑的运动控制中枢受到损伤而造成的神经失调，会造成行动困难和体态扭曲。
③ Esther M. Pond and Stuart A. Brody, *Evolution of Treatment Methods at a Hospital for the Mentally Retarded*, Department of Mental Hygiene, 1965, pp. 1-14. A copy is maintained by Bancroft Library, University of California, Berkeley.
④ Rebecca Leung, "A Dark Chapter in Medical History," 60 *Minutes*, CBS, February 11, 2009.
⑤ 凯伦最终得知了这一编号的意思是：Langley Porter Neurological Center Patient Number 8732。
⑥ Neuropathology report on Mark Dal Molin, LPNI #8732, July 6, 1961. Supplied by his sister, Karen Alves.
⑦ Autopsy report for Mark Dal Molin, #19139, May 30, 1961.

---

vii Parke-Davis 曾是美国最早最大的制药商，1970年被华纳兰伯特制药公司（Warner-Lambert）收购，2000年成为辉瑞制药的子公司；Merck 最早是德国默克家族制药在美国的子公司，第一次世界大战时被美国政府没收后独立，如今是世界第七大制药公司。——译注

⑧ Application for Research Grant, "An Etiological and Diagnostic Study of Cerebral Palsy," National Institutes of Health, October 20, 1952, p. 2.

⑨ Nathan Malamud, Hideo H. Itabashi, Jane Castor, and Harley B. Messinger, "An Etiologic and Diagnostic Study of Cerebral Palsy," *Journal of Pediatrics* 65, No. 2 (August 1964): 271.

⑩ 对凯伦的采访。

⑪ "Hepatitis Studies—Pennhurst: Results, Tissue Culture Experiment #2," August 15, 1947, p. 1. Joseph S. Stokes Jr. papers at the American Philosophical Society. Cited hereafter as J. Stokes Papers.

⑫ 同前, p. 2。

⑬ 同前, p. 3。

⑭ Presidential Commission for the Study of Bioethical Issues, *"Ethically Impossible" STD Research in Guatemala from 1946 to 1948*, September 2011.

⑮ Distribution of Volunteers for Next Hepatitis Experiment, undated. J. Stokes Papers. Plans for Jaundice Experiments. American Philosophical Society.

⑯ David J. Rothman, Strangers at the Bedside: *A History of How Law and Bioethics Transformed Medical Decision Making* (New York: Basic Books, 1991), p. 51.

⑰ 同前, p. 52。

⑱ 同前, p. 53。

⑲ 同前, p. 55。

⑳ "The Nuremberg Trial against German Physicians," *Journal of the American Medical Association* 135, No. 13 (November 29, 1947): 867.

㉑ Oral History Project of the Advisory Committee on Human Radiation Experiments, January 13, 1995, p. 2.

㉒ 作者在 1996 年 7 月 28 日对索瑟姆博士的采访。

㉓ 作者在 1996 年 9 月 9 日对阿克曼博士的采访。

㉔ Letter from Joseph Stokes Jr. to Col. William B. Stone, October 15, 1947. J. Stokes Papers.

㉕ Letter from Joseph Stokes Jr. to Dr. Colin MacLeod, February 11, 1948. J. Stokes Papers.

㉖ Letter from C. J. Watson to Lt. Col. Frank L. Bauer, April 12, 1948. Papers of Joseph Stokes, Jr., American Philosophical Society.

㉗ Letter from Dr. John R. Paul to Dr. Joseph Stokes Jr., February 18, 1948. J. Stokes Papers.

㉘ Letter from Dr. Joseph Stokes Jr. to Dr. Colin MacLeod, February 11, 1948. J. Stokes Papers.

㉙ Dr. Richard B. Capps, "Proposed Studies on Liver Disease," March 10, 1951. J. Stokes Papers.

㉚ 武装部队流行病学委员会（AFEB）志愿者安置小组的成员包括：Dr. Irving Gordon of the Division of Laboratories & Research for the Department of Health; Dr. Roderick Murray of the National Institutes of Health; Dr. Cecil Watson, director of the Commission on Liver Disease and professor at the University of Minnesota; Dr. Colin MacLeod, president of the AFEB; and Colonel A. J. Rapalski, a key administrator of the AFEB at the Office of the Surgeon General. J. Stokes Papers。

㉛ Letter from Frank L. Bauer to Dr. Joseph Stokes Jr., April 26, 1950. J. Stokes Papers.

㉜ Letter from Dr. Joseph Stokes Jr. to Dr. Cecil J. Watson, February 8, 1951. J. Stokes Papers.

㉝ Armed Forces Epidemiological Board, Office of Medical History, US Army Medical Department.

㉞ Letter from Dr. Joseph Stokes Jr. to Dr. Cecil J. Watson, February 4, 1953. J. Stokes Papers.

㉟ Letter from Dr. Joseph Stokes Jr. to Dr. Cecil J. Watson, February 5, 1953. J. Stokes Papers.

㊱ Letter from Alex M. Burgess to Dr. Joseph Stokes Jr. December 10, 1945. J. Stokes Papers.

㊲ Memorandum from Andy Burgess to Homer L. Morris on Volunteer Experimental Subjects. J. Stokes Papers, p. 2.

㊳ Susan E. Lederer, *Subjected to Science: Human Experimentation in America before the Second World War* (Baltimore: Johns Hopkins University Press, 1997), p. 137.

㊴ Letter from Dr. Colin M. MacLeod to Dr. Herman E. Hillsboe, December 3, 1952. J. Stokes Papers, p. 1.

㊵ 同前，p. 2。

㊶ Joseph Stokes Jr., "A Clarification of the Question of Ethical Responsibility in the Exposure of Human Beings to Certain Infectious Agents," February 4, 1953, p. 1. J. Stokes Papers.

㊷ 同前，p. 4。

㊸ 同前，p. 6。

㊹ Letter from Dr. Roderick Murray to Dr. Joseph Stokes Jr., November 13, 1952. J. Stokes Papers.

㊺ Pope Pius XII, "The Moral Limits of Medical Research and Treatment," September 26, 1952, in the Papers of Joseph Stokes Jr. at the American Philosophical Society, pp. 1-2.

㊻ Unsigned and undated memo on the subject of prisoner compulsion. Papers of Joseph Stokes, Jr., American Philosophical Society.

㊼ Both *Acres of Skin: Human Experiments at Holmesburg Prison; A True Story of Abuse and Exploitation in the Name of Medical Science* (New York: Routledge, 1998) and *Sentenced to Science: One Black Man's Story of Imprisonment in America* (University Park: Pennsylvania State University Press, 2007) by Allen M. Hornblum provide a historical accounting of prison research in America and the reasons inmates chose to participate in experimental studies.

㊽ Department of Defense Resolution concerning House of Delegates of the American Medical Association. J. Stokes Papers.

㊾ Letter from Dr. Joseph Stokes Jr. to Dr. Paul Havens, November 10, 1952. J. Stokes Papers, p. 1.

㊿ Letter from Nate Hazeltine to Dr. Colin Macleod, February 10, 1953. J. Stokes Papers.

51 Letter from Dr. Joseph Stokes Jr. to Harry Von Bulow, Jr., July 7, 1954. J. Stokes Papers.

52 Letter from H. Von Bulow to Dr. Joseph Stokes Jr., July 12, 1954. J. Stokes Papers.

53 Letter from H. Von Bulow to Dr. Joseph Stokes Jr., August 31, 1954. J. Stokes Papers.

54 Letter from Dr. Joseph Stokes Jr. to Dr. Herald Cox, August 24, 1954. J. Stokes Papers.

55 Letter from Herald R. Cox to Dr. Joseph Stokes Jr., August 26, 1954. J. Stokes Papers.

56 Letter from Dr. Joseph Stokes Jr. to Mrs. Rose Antman, September 28, 1955. J. Stokes Papers.

57 Paul Starr, *The Social Transformation of American Medicine: The Rise of a Sovereign Profession and the Making of a Vast Industry* (New York: Basic Books, 1982), p. 335.

58 同前, p. 336。

59 J. Edgar Hoover, *Masters of Deceit: The Story of Communism in America and How to Fight It* (New York: Henry Holt, 1958), p. 331.

60 Paul A. Offit, *The Cutter Incident: How America's First Polio Vaccine Led to the Growing Vaccine Crisis* (New Haven, CT: Yale University Press, 2005), p. 84.

61 Christopher Simpson, *Blowback: The First Full Account of America's Recruitment of Nazis and Its Disastrous Effect on the Cold War, Our Domestic and Foreign Policy* (New York: Collier Books, 1988), p. 3.

62 Allen Weinstein and Alexander Vassiliev, *The Haunted Wood: Soviet Espionage in America—The Stalin Era* (New York: Modern Library, 1999), p. 300.

㉓ Richard Rhodes, *Dark Sun：The Making of the Hydrogen Bomb* (New York：Simon & Schuster, 1995), p. 260.

㉔ James S. Ketchum, *Chemical Warfare Secrets Almost Forgotten：A Personal Story of Medical Testing of Army Volunteers* (Santa Rosa, CA：ChemBook, 2006), p. 3.

㉕ Advisory Committee on Human Radiation Experiments, *Final Report of the Advisory Committee on Human Radiation Experiments* (New York：Oxford University Press, 1996), p. 2.

㉖ 同前。

㉗ John D. Marks, *The Search for the Manchurian Candidate：The CIA and Mind Control；The Secret History of the Behavioral Sciences* (New York：W. W. Norton, 1979), p. vii.

㉘ 作者在 2012 年 7 月 23 日对凯彻姆博士的采访。

㉙ 同前, p. 247。

㉚ 作者在 2012 年 10 月 30 日对卡拉威博士的采访。

㉛ Marks, *The Search for the Manchurian Candidate*, p. 25.

㉜ 同前, p. 63。

㉝ 蟾毒色胺 (bufotenine) 是一种有致幻作用的神经传递素，某些特定蟾蜍、蘑菇与植物中含有这种成分。

㉞ Marks, *The Search for the Manchurian Candidate*, p. 142.

㉟ 同前, p. 150。

㊱ Harvey Weinstein, *Father, Son and CIA* (Halifax：Goodread Biographies, 1990), p. 294.

㊲ Marks, *The Search for the Manchurian Candidate*, p. 18.

㊳ Alton Chase, *Harvard and the Unabomber：The Education of an American Terrorist* (New York：Norton, 2002).

㊴ Henry K. Beecher, "Ethics and Clinical Research," *New England Journal of Medicine* 274, No. 24 (June 16, 1966): 1354-1360.

㊵ David J. Rothman, "Ethics and Human Experimentation：Henry Beecher Revisited," *New England Journal of Medicine* 317, No. 19 (November 5, 1987): 1195.

㊶ Beecher, "Ethics and Clinical Research," p. 1354.

㊷ Rothman, "Ethics and Human Experimentation," p. 1196.

㊸ Maurice Pappworth, *Human Guinea Pigs* (Boston：Beacon Press, 1967).

第 5 章
疫 苗:
"脑积水患者及其他类似病患收治所。"

1973 年 2 月，宾夕法尼亚州智障儿童协会（PARC）的每月例会刚刚在哈里斯堡的一家宾馆结束。帕特·克拉普主席正在与董事会成员握手，并探讨下次会议可能探讨的问题。就在这时，一位女性走到她旁边，质问道："为什么 PARC 能够容忍使用智障儿童作为医学实验对象这种行为？"

克拉普对这一指责大为惊骇。她自己的孩子就患有唐氏症，她自己更是全心全意致力于帮助有障碍人群，正是她的辛勤付出，争取机构改革、尽可能地做出改变，才使她站到了今天的领导者位置上。她自己是绝对不会轻率地允许将残疾儿童作为实验素材的。

克拉普仔细倾听了这个女人的讲述，被她的故事震惊了。这位女性神情不安，她说自己的孩子成了汉堡的一个实验里的小白鼠，那儿是宾州伯克郡雷丁市附近的一所智障儿童中心。

"他们给里面的孩子们注射活性病毒，"女人说，"我的孩子被注射了脑膜炎病毒，从没有人问我是否同意，也没人通知我他们都干了些什么。"她又继续描述了发生在汉堡的情况，并坚持说从没有人征得她的许可，她也不曾答应让自己的孩子参与到任何研究中。

克拉普问她是否有任何证明，女人拿出了一封宾夕法尼亚大学的韦伯尔医生写给她的信。令人难以置信的是，信中称她的孩子已经被用于一项实验，他们——在上述事实发生之后——写这封信，希望获得她的许可。同样令人震惊的是，信中声明 PARC 已经同意了该项研究实验。

"这就是事情败露的起点，"克拉普回忆说，"我被吓坏了。我从来都不知道这些公立中心还会对儿童做医学实验，而且我知道 PARC 的董事会从没讨论过这类问题，更没有对这类事情表示过支持。我当即就开始调查这一指控是否属实，在汉堡究竟都发生了什么。"①

克拉普本人对这一机构并不了解，但是她对存在资金不足、人手不足，专门收容当时所谓"智障"、"低能"或"有缺陷"人群的大型公立机构并不陌生。她了解到，汉堡以前曾经是查尔斯·H·米内尔公立医院，一家肺结核病人疗养所。随着结核病被攻克，这家疗养院在 1959 年也关闭了，一年后这里成为了汉堡公立学校和医院。有九百多名患有各种生理和心理疾病的病人住在这里。

第二天一早，克拉普在位于匹兹堡市的家中开始给每一个她所认识的精神卫生团体、州政府、宣传领域和媒体的人打电话。眼下，她有无数的问题需要答案。那位女性的指控是准确的吗？汉堡的孩子们确实在研究者未经双亲许可的情况下就成了被实验的对象吗？宾州的其他公立机构是否也存在着没有亲人许可就擅自进行医学实验的类似情况呢？

"那天早上 8 点半，我给我们总会的主席埃莉诺·埃尔金打了电话，说明我所了解到的情况，"克拉普回忆说，"跟每个听我讲述的人一样，她也吓坏了。我一整天都在打电话，打给宾夕法尼亚公共福利部部长海琳·沃尔格穆特、智障方面的知名专家贡纳·戴柏德，还有《匹兹堡邮报》的亨利·皮尔斯。很多人对这件事都表现得愤怒和激动。家长被他们捉弄了，孩子也被人利用。"多年以后，这一天的电话逐渐发展成为通过多方努力终结了宾州机构中所进行的种种实验，说到这里，克拉普隐约露出一丝自豪的神色："我们一直都在为之努力。"

在那几天里克拉普所做的一切，最终导向了宾夕法尼亚精神卫生系统的诸多改变。她和同事们将信息汇总后，惊讶地发现汉堡的实验并非个案。在其他机构，比如怀特港和劳瑞尔顿，都存在着同样的恶行，将资金给研究者用于开发针对多种疾病的新疫苗。但是对于这一切，无论是这些机构里孩子们的父母还是 PARC 董事会都完全被蒙在鼓里。

克拉普与罗伯特·韦伯尔医生的某一次谈话揭露了更多的事实真相。韦伯尔是宾夕法尼亚大学儿科医生，并在汉堡进行疫苗研究。"韦伯尔承认了他所做的研究，"克拉普回忆说，"他从没有否认这件事。他说正在对二十名儿童测试一种新疫苗，我问他，怎么能对孩子做这种事——大多数孩子都在三岁到十岁之间。但是韦伯尔说这并没什么不对的。他为自己的行为进行辩解。他说一个跟 PARC 有联系的医生给了他许可，而且他不认为有必要知会孩子的家长。但是我继续强调这一点，并质问他怎么能对患有各种生理和心理残疾的毫无反抗之力的孩子下得了手。他回答说：'这能让他们的生命更有价值。他们这样就是对社会有所贡献。'他的回答让我觉得有点诧异，然后我又问他怎么知道这些孩子接种疫苗不会承受痛苦或危险。他冷静地说：'我们会给他们量体温。'就是这句话让我勃然大怒，"克拉普说，"火就是这时候烧起来的。"

帕特·克拉普是一个通过自己的努力一路走到宾州精神卫生领域领导者位置的人，她对社会团体与事物策划非常了解，对本州政治的权力杠杆也一清二楚。她也知道医生和机构是如何欺骗这些残疾儿童的家长们的。"当时家长没有什么别的选择，"在最近的一系列访谈中，克拉普这样说，"没有那么多地方或项目可以送自己的孩子过去。女人们都不敢说自己有个残疾的孩子。这是一件非常难堪的事情，而且大多数家长都没有能力照看有严重缺陷的孩子。人们总是对他们说应该把这样的孩子送到公立收容机构去。这在当时就是最好的选择了，人们会一直这么对你说。当时的医学模式就是如此，家长们几乎没得选。他们没有发言权。那个时候的人都别无选择，只能逆来顺受。这些父母走投无路，必须要找机构来照顾他们的孩子。医生对你说什么，你就得信什么。你必须照他说的做。没人会对医生起疑，他们就是权威。在那个时代，没有谁会对医疗行业产生质疑。"

然而时代总是变化得飞快，帕特·克拉普这样的活动家已经作为先行者站在了一场运动的起点。此时距引人瞩目的特斯基吉梅毒研究被曝光刚刚过去了几个月，这一有争议的研究中，数百名阿拉巴马州的黑人男子"被"感染了梅毒，研究者们对他们进行了观察，却没有予以治疗。还有许多与之相类似却不太出名的医学手段渐渐从全国各地的城市、城镇和小村庄浮出水面。揭露脆弱群体被用于临床实验的新闻经常成为报纸头条。克拉普及其同盟者们的努力让宾夕法尼亚州发生的恶行给医疗行业的昭彰恶名添了一笔。公众抗议、要求针对实验颁布州禁令的写信运动以及要求举行立法听证的呼声此起彼伏。

"拱心石州"[i]的报纸媒体上有相当大的篇幅是就此事所进行的讨论。宾州人发现，与伦理相悖的医学实验并非发生在保守的美国深南部，而是就在自家后院。"PARC 专门小组对药物实验进行调

---

i Keystone State，宾夕法尼亚州的昵称，因其连接美国南方和北方，沿海和中西部，正如拱心石契合石拱门两边的石头。——译注

查"，"我们拒绝人体实验"，"政府终止脑膜炎疫苗实验"，以及"政府停止使用智障儿童做实验"等，还有大量这样的标题成为1973年的报纸头条。[②]"一旦上了报纸，"克拉普说，"事情就变大了。"

"宾州当局要求宾夕法尼亚大学儿科医生韦伯尔在6月18日之前停止继续对智障儿童进行脑膜炎疫苗实验，在实质上等于终止了这一项目。"克拉普曾经联络过的《匹兹堡邮报》记者之一亨利·W·皮尔斯这样写道。[③]文中还说："宾州智力障碍委员会主任爱德华·戈德曼在昨天说，当局会强制韦伯尔医生遵守禁令，不得在任何公立机构进行人体实验。"

尽管韦伯尔对这一决定表示了强烈反应，但是当局丝毫没有松口；州长米尔顿·沙普治下的宾州竟然对公立机构成为临床实验的温床而毫不知情。铺天盖地的新闻报道和舆论批评让人无地自容。

《匹兹堡邮报》上说："韦伯尔医生按照与默沙东制药公司实验室的约定所做的脑膜炎疫苗测试，仅仅是他在怀特港和汉堡公立学校以及宾州东部医院的智障儿童身上所做的诸多实验之一。"韦伯尔承认说，其他实验是由"洛克菲勒大学和国立卫生研究院的医生们执行的"，他们之前就曾做过许多麻疹疫苗的实验。他还说，这一次的疫苗"已经在军队里做过实验"，现在有必要"通过对更大人群的实验来证明可以普遍使用"。[④]

在被要求就上述行为的合法性发表意见时，美国司法部承认说，尚无成文法禁止医生进行这类实验，无论有家长许可与否。[⑤]部分学识渊博的观察家对这一回答非常不满意。

人们请医学专家赛瑞尔·韦契特对这件事情的利弊进行权衡，他是阿勒格尼县的一位国家认证法医。韦契特认为，除非这种疫苗是专门为改善这些孩子的状况而研制，否则他坚决反对这种利用收容儿童进行实验的行为。他说："就算他们获得了家长的同意，这仍然是侵犯智障人士个人权利的行为。家长并不能支配他们的孩子。"韦契特认为归根结底要看这是否是为孩子好：除非实验是"明确为了这些孩子好，否则家长同意并不意味着这就是正当的。"⑥

韦契特在这件事情上的看法来源于三十年前 W · B · 拉特里奇法官曾说过的话："家长可以决定自己来承受折磨，但这并不意味着在相同情况下，他们也可以在自己的孩子尚未达到拥有完整人格和法律意识的年龄来自己做出选择之前，决定让他们也承受痛苦。"⑦

韦契特拥有法律和医学的双学位，明白人体实验在这两方面都意味着什么。他建议："宾夕法尼亚医学会委托一个特别委员会及专家组，着手于人体实验的相关制度，"韦契特说，"应该让非专业人员也参与探讨，从而建立起指导方针。"⑧

尽管表面上看政府对 PARC 提出的控告进行调查都是针对人体研究的，但是发生在精神机构中的一连串虐待事件也同时曝光。显然，汉堡和其他机构的病人都被"持续使用大量药物"，使他们甚至到了无法移动的地步。据说有些人的行为看起来更像是"机器人"。一位坚决支持这一行为的人说，医院里面人满为患，充塞着"严重或极度智障"的人，给他们使用"精神药物"是唯一能够让机构正常运转的方法了。⑨

位于宾夕法尼亚州西北部的波尔克公立学校也曝出了同样令人不安的情况。宾夕法尼亚公共福利部部长海琳·沃尔格穆特突然到访此处，出现在她眼前的是各种各样让人觉得不舒服的景象。让她觉得最糟糕的是那些"又矮又宽的木栅栏，用来把不守规矩的病人圈起来"。⑩那儿的人告诉她说，这是 1950 年代的一位管理者提出的控制机制，这种"护栏"可以作为拘束衣的替代品。有的护栏"长宽各十二英尺，是一般木条护栏面积的五倍，但是没有顶"。⑪

但是，无论这些笼子有多大，沃尔格穆特对于他们使用这种东西都感到非常焦虑，尤其是在所有人都紧紧盯着他们整个系统的时候。1973 年 4 月 16 日，她到这里三天后，就给波尔克责任医生詹姆斯·H·麦克莱兰写了一封解雇信。在解雇理由中，她列举了"残酷、可耻、不人道"以及专业人员"长期严重缺乏"培训。⑫

PARC 成功地终止了存在于宾夕法尼亚州精神机构中的未经认可的医学研究，这是卫生事业的伟大胜利，对于制定包括家长许可在内的以保护未成年实验对象的原则起到了非常关键的作用。但是，这一胜利来得太迟了——已经距离《纽伦堡守则》的拟定过去了四分之一个世纪。在那段岁月，当然还有 1947 年以前的很长时间里，公立机构里的孩子们时不时就会成为 20 世纪最伟大的科学任务所利用的对象。

当时再向前推二十年，宾夕法尼亚州两家专为智力与生理上有障碍的人群而设立的机构——D·T·沃森之家和波尔克公立学校——在发现针对小儿麻痹症疫苗的漫漫征途中扮演了至关重要的角色。沃森之家位于匹兹堡市郊，是一所非常有声望的为小儿麻痹症儿童所设的小型机构。这里曾经是匹兹堡当地一位成功律师的田庄，1920 年成为"残疾与畸形"儿童的收容所。⑬波尔克公立学校位于匹兹堡市以北八十英里的地方，建立于 1897 年，最初是作为公立西宾州低能儿学校存在的。由于这所学校就在韦南戈县富兰克林镇附近，其规模逐渐扩大，无论是轻微还是严重智障的儿童或成人，这里都可以接纳。

乔纳斯·索尔克医生是当时越来越多为解决疑难病症而成为病毒学家和微生物猎人的医生之一，他迫切想要战胜脊髓灰质炎，并开发出一种有效的疫苗。他已经花了大量的时间对活性和非活性的脊髓灰质炎病毒、能够冲击免疫系统的佐剂[ii]，以及多种让病毒丧失活性的方法进行实验。在所有这些实验中，他所使用的实验素材都是猴子。根据大卫·奥辛斯基的叙述，尽管索尔克已经从这些实验中获得了很多，但下一步才是"真正的考验——人体实验"。[14]然而，这种全新的有潜在危险的药物可能造成麻痹甚至死亡，到哪儿才能对其进行实验呢？

第二次世界大战期间，索尔克曾在军队中进行流感研究，那段时间的经历给了他这一问题的答案。密歇根州伊斯兰提公立医院是一个接受各种各样患有心理疾病和智障的病人的地方。索尔克和其他几名研究者接手了一片容纳九十六名病人的病房，为其中的半数注射了一种实验疫苗，然后"使（他们）通过吸入法感染了一种 B 型流感病毒"。[15]而这绝不是索尔克最后一次对此类机构加以利用。

奥辛斯基描述道，"热切、自信、咄咄逼人"——这些特征在伟大的微生物猎人中绝不鲜见——的索尔克在 1950 年对一个同行讲起自己探寻有效疫苗的经历时曾说过这样的话："我认为，是时候在人的身上进行这些实验了。"索尔克知道到哪儿能不费吹灰之力就找到成群的实验对象来实践这些危险的实验，而且已经为其打好了基础。"我调查了在当地进行该实验的可能性，并发现……那里有一些专为脑积水患者和其他可怜人设立的机构。我认为我们能够在那儿获得研究许可。"[16]

索尔克已经在心里选定了要用的机构，并且很清楚哪位主管能够接受他使用"被收治者"作为实验对象的条件。[17]其中之一就是盖尔·H·沃克医生，波尔克公立学校的负责人。索尔克对于如何获

---

ii Adjuvants，免疫学中的佐剂是指添加在疫苗中的物质，用以刺激免疫系统对抗原（antigen）做出反应，但并不会使其本身也获得耐受。——译注

得沃克这类人的关注完全轻车熟路，有些时候还会找中间人来支持其实验。沃克校长不出所料地对这位匹兹堡病毒学家的请求表达了热情的支持。在写给宾夕法尼亚州福利部部长的信中一开头，沃克就真诚地表示："在过去的六个月中，我与几位著名的执业医师接触，他们非常热情地将我介绍给乔纳斯·E·索尔克，匹兹堡大学医学院细菌学教授兼细菌学系主任，以及病毒研究室主任。"沃克请求同意他参与到与匹兹堡大学医学院和国家小儿麻痹症基金会的"合作事业"中，就"在我们这类机构中为病人提供脊髓灰质炎疫苗"展开进一步研究。⑱

沃克看起来更像是一个代理人，而不是这个人手不足、人满为患的公立机构的负责人，他把波尔克描绘成了一个实验场：这里的人数稳定持久，控制饮食，而且"相对远离社区"。他承认自己"态度积极地"对实验要求予以反馈，而且坚信"没有任何人能对我们把病人当成小白鼠做实验的行为进行指责"。沃克也对自己的上级说，他已经"冒昧拜访了几位病人的父母"，告知了这一实验内容，并获得了积极的反馈。

又过了几个星期，宾夕法尼亚州心理卫生专员给了沃克答复。他表示州内"握有大量的临床素材"可供给此类"研究项目"，而且他已经"多次"批准了"潘赫斯特负责人"以及"宾夕法尼亚大学儿科医生"的研究申请。但是这位专员也很明确这类尝试不能置病人于危险之中，不能有任何"对病人加以胁迫"或将病人"置于健康风险中"的事情发生。⑲最终，索尔克得以在一家超负荷的州立机构病房开始了他的小儿麻痹症病毒实验。实验当然有风险，但是实验新疫苗这种风险，不能由赛蒂赛德学院和塞威克利学院这样的匹兹堡地方预科学校里骄纵和养尊处优惯了的精英学生们承担，而是应该交给那些人们通常称为"白痴"、"蠢货"或"心理缺陷"

的人。

由动物实验跨越到临床人体实验，这之间存在着的巨大鸿沟只有最为迫切和一根筋的研究者们才能毫无惧色地克服。但是，若是由"类人群体"——疯子、"心理缺陷者"、服刑的囚犯和社会上的其他次要群体——来做实验对象的话，也许这一跨越就不那么困难了。但是仍然有些人对于让机构收容的社会残余遭遇潜在麻痹和致命疾病有所顾虑，小儿麻痹毕竟不同于流感，它很有可能会毁了这个人的一生。

举个例子，伊莎贝尔·摩根是约翰·霍普金斯医学院的一位非常有才华的研究者，同时也是著名生物学家、诺贝尔奖得主的女儿[iii]，在 1940 年代后期她在开发不再有感染力的脊髓灰质炎病毒方面要远远领先于索尔克。但是她在结婚后就放弃了研究，成为了一名家庭主妇和孩子的继母。不过与她亲近的朋友都知道，让摩根停下实验脚步的并不仅仅是婚姻。她曾多次表达自己坚决不会把人当成小白鼠来使用。相对于研究出行之有效的疫苗，她更担心自己会加害实验对象。

然而，总有人愿意让别人去接触各种具有潜在危害的细菌、危险物质，让他人承受痛苦。希拉里·科普洛夫斯基就属于这种人。这位年轻的波兰科学家在 1939 年纳粹入侵他的家乡后就飞离欧洲，最初与他的科学家妻子伊琳娜定居在了巴西。在那里，希拉里获得了一份为洛克菲勒基金会做关于黄热病研究的工作。第二次世界大战结束，他和家人移民到了美国，并在立达公司获得了职位，成为其位于纽约珀尔河园区的一名研究员。他被分配到的第一份任

---

iii Isabel Morgan (1911—1996)，她的父亲汤玛斯·摩根 (Thomas H. Morgan) 是一位生物学家、基因学家，1933 年获诺贝尔医学奖，母亲也是一位伟大的实验生物学家。
　　——译注

务就是开发小儿麻痹症活性病毒疫苗。

科普洛夫斯基具有一种老派的魅力，不仅对烹饪美食颇为内行，还是一位有造诣的音乐家，而且非常机敏、富有创造力和大胆。他绝对是一个敢冒风险的人，所有人都认为他非常自信。他的研究策略也非常简单："首先，我打算削弱脊髓灰质炎病毒，然后再找出其是否可能被开发为疫苗，使其能够在人体脏器内复制却又不会使人致病，最后让人们服下疫苗接受接种。"科普洛夫斯基打算创造出世界上"首例口服疫苗"。[20]

经过几年在老鼠身上进行弱化病毒的努力，他决定开始在猕猴身上进行实验。实验结果令科普洛夫斯基心花怒放："没有一只猴子变成麻痹。"不仅如此，这些猴子身上还"出现了抗体，并能够抵抗病毒强毒株的入侵"。科普洛夫斯基又进一步在黑猩猩身上进行了实验，他相信自己已经发现了一种有效的脊髓灰质炎疫苗。部分伟大的医学研究者都遵循着这样一条不成文的规矩，即他们将自己作为可能存在危险的特效药的第一批人体实验者。科普洛夫斯基也遵循了这一传统，他和他忠诚的助手托马斯·诺顿饮下了一杯含有老鼠脊髓粉末和捣碎的大脑组织的"脊髓灰质炎鸡尾酒"。两人在喝下这令人作呕的饮料之后都安然无恙。

两年后，科普洛夫斯基面临着如何进行下一步的问题："我们该去给谁接种疫苗？"2009 年，我们通过乔治·A·杰维斯医生，以即时问答的方式对科普洛夫斯基医生进行了采访。杰维斯博士是莱奇沃思村——立达公司珀尔河园区附近一家"非正常儿童"公立机构的医生。科普洛夫斯基坚持说，在传统意义上这些都"不算是实验"，而是回应"机构管理者所发出的恳求。那里的孩子们不仅自己吞食排泄物，还互相投掷排泄物。到处都肮脏透顶，而且他们还很担心这些孩子可能感染脊髓灰质炎"。科普洛夫斯基称杰维斯医生是一位"亲密的朋友",这位医生恳请我们说:"请你们了解一下莱奇沃思的疫苗。"[21]

在科普洛夫斯基自己对第一次人体实验的描述中,他发现自己"总是无法获得纽约州的官方许可"。他决定绕开州当局,只"从这些孩子的父母那里获得许可。1950年2月27日,第一例人体实验对象喝下了棉花鼠大脑与脊髓乳液以接受脊髓灰质炎免疫"。[22]奥辛斯基在描述这一历史事件时留下了这样一个问题,即杰维斯"是确实从儿童家长那里获得了许可,还是自己承担了这一责任"?在确定了作为首例实验对象的幼小的"没有抗体的男孩"之后,过了几个星期,科普洛夫斯基、诺顿和杰维斯"将选出的儿童数量增加至十名,并最终确定为二十名儿童"。

直到1951年3月以前,这"伟大的第一步"都不为人所知,直到科普洛夫斯基参加了在宾夕法尼亚州赫尔歇举行的国家小儿麻痹症基金会的秘密会议为止。有不少声名显赫的学者与高校医学研究者参加了这一会议,其中包括小约瑟夫·斯托克斯、大卫·博蒂安、托马斯·弗朗西斯、乔纳斯·索尔克以及阿尔伯特·萨宾。科普洛夫斯基这位籍籍无名的立达公司研究员在这些人看来不过是一个新手,但他的发言很快获得了这些重磅人物的注意。大家都认为这一首次将活性脊髓灰质炎病毒应用于儿童的创举非常值得关注。

大多数与会者都惊愕不已,而萨宾更是表现得怒火中烧。科普洛夫斯基描述说:"萨宾在会上大呼小叫。萨宾对我的勇气发出质疑。他质问我居然胆敢给孩子服用活性脊髓灰质炎病毒?我回答说总要有人迈出这一步。他反反复复一再对我说:'你竟敢给小孩子用活性病毒?你既不能确保这一点,也不能确保那一点,你很可能会造成传染病流行。'就连一向和蔼的斯托克斯医生……也问我是否知道防止虐待儿童协会可能会因为我的所作所为而提出控告。"[23]

六十年后的今天，在说起"脊髓灰质炎大战"以及他病毒学界的同行们为获得首位捕获脊髓灰质炎的微生物猎人这一头衔所发生的激烈竞争时，科普洛夫斯基依然不由笑出声来。他仔细玩味每一个科学家曾面临的困境："急功近利，不计后果。"他说，"什么事都能引起争端。"而且他始终相信萨宾在赫尔歇会议上对自己的责难更多是出于"嫉妒"，而非科普洛夫斯基可能触及的某些道德律令。萨宾"并不是个亲切的人"，科普洛夫斯基觉得，"他是一个了不起的科学家，比索尔克要伟大得多，但是他的人品实在不怎么样。我们都会对别人心生嫉妒，进而引发一些行为。这个环境本身就缺少伦理"。他感到很意外的是，发生在新泽西州监狱的"斯托克斯医生给女性囚犯接种疫苗"并将"她们的新生儿作为研究对象"反倒没有引起什么关注。㉔

说到第二次世界大战后头几年的道德约束，科普洛夫斯基说，几乎没有这方面的约束，而他自己也不知道《纽伦堡守则》。那时候的其他人可能也和他一样不知情，但他们在拿什么作为实验对象这一问题上都遵循着自己的指导原则。

托马斯·里夫斯是 20 世纪病毒学的重要人物，也是洛克菲勒研究所的资深科学家，他在赫尔歇会议上被深深地震惊了。过了十五年，他对科普洛夫斯基与莱奇沃思村实验做出了评价。很显然，他对这位商业型科学家和他的研究方法都不敢苟同。"首先，"里夫斯回忆说，"我不认为科普洛夫斯基在自己身上做的安全测试值得那么大书特书；第二，我个人也不赞同用精神障碍儿童进行灭活疫苗实验；而且科普洛夫斯基所做的事情也没什么稀奇——甚至可以说是标准程序。"㉕

里夫斯在使用收容机构里的儿童作为研究素材这一问题上强烈保留自己的看法，并且与当时许多同行的观点南辕北辙。里夫斯说，在冷战早期，"纽约公共卫生研究院的某些人想要在莱奇沃思村的心理缺陷儿童身上实验一种新型斑疹伤寒疫苗，他们发现我坚决反对……我认为，如果有人想要用成年人作为实验新药或新疫苗的志愿者的话，这件事就完全说得过去，当然前提是必须要告诉这些成年人，他们即将接触到的这些疾病的原理，并清楚地让他们了解即将接受的介质是什么性质，以及实验成败的概率如何。"[26]

里夫斯还进一步表达了自己对人体实验志愿者的看法，他坚信，存在着两类志愿研究者：一类是联邦或州立监狱里的囚犯，另一类就是科学家本人。他承认：

> 我甚至不知道是不是真的可以称囚犯为志愿者。我相信，尽管囚犯一般都会被告知就算做了实验小白鼠也得不到任何回报，他们内心深处依然相信他们可能会获得减刑或降低刑罚。这样就完全没有任何问题：因为囚犯基本上都是成年人，能够自己衡量加入测试的利弊，而且如果他们决定要参加测试，那也是他们自己做出的决定和判断，而不是别人替他们决定的。成年人有能力做自己想做的事，但对于精神障碍儿童可就得另当别论了。这类孩子中有很多根本连父母都没有，就算有父母也根本不会把他们当回事。[27]

尽管如此，科普洛夫斯基在莱奇沃思村的实验，以及收容有精神疾病和问题人士的加利福尼亚州索诺玛公立医院更多儿童身上所进行的实验，还是被视为攻克小儿麻痹症这一艰难历程中的转折点和可喜的进步。冷战早期的这段时间以及在这段时间里所发生的事情，都为科学研究带来了极大的影响；总有一种紧迫感存在着，而医学上的任何突破都显得至关重要。索尔克自己很快也开始了在沃森之家和波尔克公立学校的研究——而且他的研究并未像科普洛夫斯基的研究那样招来如此之多的负面批评。比方说，1952年，英国的《柳叶刀》杂志就对科普洛夫斯基声称自己实验中用到的孩子都是"自愿的"这种说辞进行了斥责。[28]索尔克则想方设法避开了这类针锋相对的批评。即便是萨宾这位在赫尔歇会议上对科普洛夫斯基表达了最激烈批评的人——以及跟许许多多人一样年轻时被保罗·克鲁伊夫的《微生物猎人》所打动的人——都还在继续挑战伦理的底线。

这类无所顾忌的研究在后来的岁月中变得越来越普遍。1951年12月在纽约市举行的一场小儿麻痹症研究者会议上，知名病毒学家霍华德·A·霍伊提交了关于有必要进行更多免疫学研究的一份文件，其中还建议进行一场"试点实验"，为五十到一百名儿童——"假定其为有精神缺陷的"——注射三价（三种脊髓灰质病毒毒株的）疫苗。如果实验成功，则可以将测试人口扩展至"一千名一至三岁的正常儿童"。[29]一年以后，他写了一篇关于黑猩猩和人类对脊髓灰质炎疫苗的抗体反应的论文。这里面提到的人类是哪些人呢？他们是马里兰州奥文斯米尔的罗斯伍德教养所的十一名二至五岁卧病在床的儿童"。霍伊说，每个儿童都是"患有先天性脑积水、小头畸形或脑瘫的低能白痴或弱智儿"。霍伊对读者们保证说："除去这些障碍因素，他们的生理状况都……很不错。"这使他们足以成为良好的实验对象。[30]无论是纽约的这次集会，还是《柳叶刀》杂志的编辑，都没有对霍伊医生所坚信的至少从临床实验角度来说"残障儿童"与黑猩猩最为接近这一观点提出任何反对意见。

里夫斯坦率地表示，使用"残障儿童"和其他残疾人群已经成为了医学研究者的"标准程序"。这类说辞在科学会议上持续出现了几十年。1936年总统生日舞会巴尔的摩脊髓灰质炎考察会——里夫斯和克鲁伊夫都参与其中,后者还是该会秘书长——的高端会议上,十几名有影响力的医生讨论认为,只有"通过对儿童进行研究",才能获得最终胜利。[31]

1930 年代的医生都怀着一种错误的信念,即脊髓灰质炎是一种经由空气传播的疾病,并认为病毒能够通过鼻咽进入体内。[32]人们开发了五花八门的喷鼻剂和鼻腔注射剂来预防这种疾病。当巴尔的摩会议讨论到"免疫法存在的困难"以及临床实验潜在的受试人口时,克鲁伊夫提出了一个建议:"难道不能设计这样一个测试,给某年龄组的半数服用苦味酸(一种可能的预防剂),然后与某些有色素材相对照吗?"当即就有另一位医生突然插嘴说:"我认为我们现在不宜讨论这个。"[33]

尽管对脆弱人群做实验已经变得司空平常——当时特斯基吉梅毒研究尚在襁褓之中——在公共场合提出这样的建议还是显得太过胆大妄为了。克鲁伊夫在医学高层密会上所提出的问题建议并非特例。一位反复考察脊髓灰质炎实验必要性的医生公开质疑了使用两组不同测试对象以及"两种不同药剂,并对其进行交替使用"的可能性,他甚至考虑到这样一个实验可能会显得"缺乏伦理"。

巴尔的摩研讨会显示了大规模试验性疫苗实验中存在着的功利主义倾向与公然的利己主义表现。其中最为恶劣的部分恐怕就是对于实验对象来源的漫长讨论了,有这样一条创见说"应该安排这样一个实验",并以全国众多"婴儿福利诊所"为选择目标。一位参会者强硬表示:"我们自己的福利所里就有两千名两周到六岁的婴幼儿。全国上下还有成千上万的儿童在这样的机构中。"[34]这一理由看似无法辩驳。研究者们需要儿童来做实验,而福利所恰恰蕴含着大量的资源。

当里夫斯对这一倡议提出告诫,并表达了如果公众知道了他们的孩子牵连进了如此危险的实验就糟了。他得到的回答是："我们所要应付的婴儿福利所里的那些人不会受到这种前期宣传的影响，而且我也肯定不会鼓励他们加入。我们会告诉他们，到了该让你的孩子接受结核病测试和白喉测试的时候了，诸如此类。"⑤很显然，对有些医生来说，对没受过教育、经济上有困难的人们连哄带骗真是易如反掌。

唐纳德·阿姆斯特朗曾对使用福利所儿童的经济优势表达了支持："这一群体很容易控制，而且又被关在一起，平均到每个人身上的支出是你自己到外面去找到的人的 1/12。"⑯

媒体仍然在报道这些科学上最为可耻的反例，可见大萧条时期的这些脊髓灰质炎斗士们已经厚颜无耻到了什么地步。为了成为第一个攻克这一疾病的冠军，好几个医生开始对儿童试验他们调配出来的抗脊髓灰质炎免疫药，结果却正与伊莎贝尔·摩根曾经担心自己可能走到的那一步一样。这些医生没有让人远离疾病，却让人感染疾病。瘫痪、死亡，这就是他们亲手造成的结果。

1935 年，费城坦普大学病理学家约翰·吉尔默博士和纽约大学颇受尊敬的细菌学家威廉·H·帕克以及他的门徒莫里斯·布罗迪声称，他们发现了安全有效的脊髓灰质炎疫苗。布罗迪一直决心要通过发现有效的脊髓灰质炎疫苗来扬名立万，他向自己尊敬的导师证明，自己用"含有感染猴子脊髓液，并用甲醛使其丧失活性的病毒乳液"实现了这一点。在猴子身上试验这种灭活病毒成功后，布罗迪、帕克和几名实验助理给他们自己接种了这一疫苗，且没有任何发病的表征。布罗迪略去了进一步的实验，对自己所谓的成功丝毫不加掩饰，并去找媒体对自己取得的成就大吹大擂。新闻报纸头条对医生们大加赞美，给每年在美国肆虐的病毒阴影笼罩下的千百万父母燃起了希望。每当病毒袭来，都会造成数以千计的麻痹瘫痪和死亡，而这一灾难似乎就这样被攻克了。

吉尔默却表现得很自负。他的疫苗与布罗迪和帕克的不同，其中的病毒"虽然是活的，但是却已丧失了活性"，这是通过深层的实验室灭活处理来实现的。[37] 不仅如此，他还在自己和自己的孩子以及其他二十二名儿童身上进行了测试。报纸很快就这一突破进行了报道："新型脊髓灰质炎疫苗被证明能使儿童获得免疫"，并"将对儿童进行脊髓灰质炎疫苗接种"。[38] 媒体争相对二者的实验进展进行报道，激起了双方互不相让、决心击败对方的战争。[39]

不过，并非所有人都参与到这场混战之中。托马斯·里夫斯就很不服气。到1935年10月，已经有八千人接种了布罗迪的疫苗，接受了吉尔默疫苗的则已经达到了一万两千人，但是令人担忧的迹象出现了。有些地方并没有爆发疫情，只是进行了疫苗测试，却有孩子感染上了脊髓灰质炎。里夫斯相信这一定是因为疫苗未被最终证实是安全的，所以有些人——据他了解至少有八人——可能是在接种后感染了病毒。他对媒体说："我所掌握的信息显示，这八个病例出现的时间和环境意味着吉尔默医生必须对他的疫苗是否绝对安全进行说明。"[40]

其他著名医学研究者也加入到对这一有争议现象的讨论当中。洛克菲勒基金会主管、传奇人物西蒙·弗莱克斯纳博士认为，"没有充足的证据"证明吉尔默和帕克、布罗迪的疫苗"是有效对抗脊髓灰质炎的有效介质"。[41] 弗莱克斯纳对两种方法都予以严厉批评，他认为这两种方法都是不安全的，并提出了警告。

帕克和布罗迪并没有在弗莱克斯纳的警告下退却。"我们给人接种的疫苗确实能让人获得免疫，"布罗迪坚称，"我们所使用的脊髓灰质炎病毒是经过福尔马林灭活的，已经消除了让不易感染该病毒的儿童患病的一切危险。继续我们的实验不会有任何问题，只会让人们继续受益。"[42]

事实很快就击碎了医生信誓旦旦的声明。这些疫苗非但没给人们带来保护，反而让人们感染上了脊髓灰质炎。有确切数据显示，"至少有十二例因疫苗感染的病例，还有六例死亡。"[43]到了1935年底，这场脊髓灰质炎新疫苗的竞赛不仅为行业所不齿，更被视为祸害生命的"自不量力"的行为。无论是整个医疗行业，还是个别医生，都被批评为是"缺乏约束、判断力差"，而且竟然用无辜市民作为其实验对象。这一惨痛后果让曾经名声在外的威廉·帕克名誉扫地，布罗迪和吉尔默也被其同行们所厌弃。医学研究领域因此而遭受打击，正是自负和争当脊髓灰质炎疫苗第一人的压力让疫苗安全性尚未得以证实就进行了大规模的接种。更糟糕的是，脊髓灰质炎仍未被攻克。

1950年代头几年，这场可怕医疗事故的闹剧已经渐渐被人们所遗忘，但是对个人成功与科学胜利的召唤所散发出的诱惑却比以往任何时候都来得更加强烈。新一代年轻而有闯劲的微生物猎人已经站到了历史的舞台之上，而且他们很清楚到哪儿可以不花大价钱又不为人知地进行疫苗实验。

距离科普洛夫斯基和索尔克开始在莱奇沃思村和波尔克公立学校进行研究才过了几年，索尔·克鲁格曼应邀来到了纽约斯塔腾岛区的维罗布鲁克公立学校。这所学校规模庞大，总是塞满了人，有四千名存在各种心理和生理不足的儿童住在这里，而这里又爆发了传染性肝炎。克鲁格曼是纽约大学医学院的一名儿科医生，他无法不把大量儿童感染了肝炎与这里可怕的卫生状况以及孩子们不得不在自己的污秽当中打滚的事实联系在一起。

克鲁格曼在这所机构里进行了十年以上的实验。他的研究为科学做出了重要的贡献，而且增进了我们对传染性疾病的了解，但是他的研究也是 20 世纪后半叶最具争议的人体实验之一。克鲁格曼研究的支持者和反对者在会议、期刊和社论专栏上展开论战几十年，一直都在争论把带有病毒的粪便喂给公立精神病院里有智力障碍的穷孩子究竟是对是错。这其中严峻的伦理问题太过错综复杂，以至于随着时间的流转，有些顽固的反对者竟然渐渐变成了克鲁格曼研究的狂热拥护者。

亨利·毕彻在 1966 年发表于《新英格兰医学期刊》上的一篇有争议的文章提到了二十二个可疑的医学实验，认为这些实验给病人和实验对象造成了危险，从而引起了人们的担忧与关注。[44] 尽管文中并未明确指出克鲁格曼的姓名，但他的实验是作为第十六个实例出现的。故意让人感染肝炎病毒在道德上是否正确这一问题，已经由于这些人是儿童——有精神和身体障碍的儿童，而且是纽约公立儿童福利机构里最需要人关心和保护的人，而变得严重起来了。而且，这些儿童的人数已经增至几百名。

尽管如此，在医疗界仍然有令人难以置信的大批人认为这类实验可以说是合情合理的。比如《新英格兰医学期刊》著名编辑弗朗茨·英格芬格博士就在 1971 年时说："一个无意或有意得了肝炎的病人，如果能够获得克鲁格曼医生这样的人的帮助，要远好过遇到一个只知道直接采取措施却对事实视而不见的狂热分子，这种人根本不会意识到，自己的独断专行恰恰是剥夺了他人获得良好医疗救助的权利。"[45]

这种辩驳在克鲁格曼的反对者们看来并没有足够的说服力，他们所关注的并非是克鲁格曼作为一名严肃认真的研究者或他的研究结果，而是他"研究中的伦理问题"。斯蒂芬·戈德柏在《柳叶刀》杂志上表示："无论克鲁格曼的研究目标是什么，也无论其结果在学术与疗效上有多么重要，他的整个研究都是站不住脚的。"戈德柏对这项存在严重伦理缺陷的研究竟然能够"获得《美国医学会期刊》编者和英格芬格的积极支持"表达了惊愕。在戈德柏看来，"给儿童服用如此具有高度危险性的传染物是绝对不可原谅的，尤其是给那些有智力障碍的孩子，无论是否有父母许可，都可以想见孩子绝不会因此而受益。"⑯

这正是戈德柏和很多人提出的核心问题："如果一个人无法从中受益，那么对这个人——无论其是正常人还是有智力障碍的孩子——进行实验是否正确呢？"他们的回答是：不正确。维罗布鲁克研究的反对者们相信："维罗布鲁克公立学校这类机构的儿科医生，其职责是改善那里的状况，而不是利用其满足自己的实验目的，就算目的再崇高也不能这样做。"⑰

毕彻在指出美国医学期刊上越来越多的种种有问题的研究时就表达了这样的观点。他并没打算要痛击或为难某些医生，但是越加频繁出现的不道德研究实例已经使问题变得越发严重了。毕彻相信，让医学界认识到伦理的重要性已经迫在眉睫。他想要所有人都认识到"一项实验在其开始之初就决定了它是否合乎伦理道德。并不能仅仅因为发现了有价值的数据，就让它变得合乎伦理。"⑱

克鲁格曼自己也对各种会议与文章中对他的抨击予以回应。他总是说，一件事情的伦理状况不能与这些实验所发生的时间与环境割离开来。他辩解道，1950 年代中期的维罗布鲁克公立学校是一个非常特别的混乱所在。由于那里资金不足、人满为患，新来的孩子很容易在 6—12 个月内被感染上传染性肝炎和黄疸。克鲁格曼说，解决这一日益严重的问题的方法，就是掌握有效免疫介质的相关知识，即一种能够像索尔克和萨宾那样保护孩子免于感染脊髓灰质炎的疫苗一样，保护孩子免于感染肝炎的疫苗。

随后，克鲁格曼还写了自己最初决定如何解决维罗布鲁克的问题："必须要掌握这种疾病的自然发展过程，这些知识可能会使这种疾病得到最终控制。"对其维罗布鲁克研究的褒贬不一持续了三十年后，克鲁格曼依然相信，自己的研究"合乎伦理，也无可非议"。[49]

在克鲁格曼及其纽约大学医学同事为解决维罗布鲁克的肝炎难题所制定的最初"研究计划"中，他们尝试解决这样两个问题："伽马球蛋白是否能够……（像在一所类似机构里进行实验的斯托克斯及其同事们所说的那样）阻止肝炎？"以及："能否在随后还要进行防护测试的人体实验对象身上进行被动—主动免疫的实验性尝试呢？"[50]他们在维罗布鲁克的儿童身上获得的早期研究结果显示，伽马球蛋白没有显示出防护效应。为了解决第二个问题，研究者们同时给儿童注射了伽马球蛋白，并给他们喂食了由六名有肝炎和黄疸症状病人的排泄物制成的含有病毒的物质，就连一向文雅有教养的克鲁格曼团队也相信，这种制品"可以安全服用"。[51]

据这支来自纽约大学的团队自己说，他们获得了许可，并"小心翼翼地"把这种传染性悬浊物混在巧克力牛奶里喂给了三到十岁的孩子。这些实验对象"被关在同一幢建筑的单独隔离病房中"，其中一个孩子"在第三十天出现了典型的肝炎和黄疸症状"。第二批实验中，十一名孩子有五名出现了"肝脏测试确认的典型黄疸"。由于希望"在更大比例的受试者身上出现黄疸症状，又给十三名儿童喂食了"更大剂量的悬浊物。"这一次的结果是十三名儿童中有十二名表现出了黄疸型肝炎症状。"[52]

基本上可以说，克鲁格曼和他的研究团队取得了与肝炎有关的许多有价值的信息，但是这样的实验结果却并没有给这些承受着"发热、呕吐、腹泻、肝脏肿大和肝功能模糊"等痛苦的孩子带来任何慰藉。⑤

肝炎实验一直持续到1970年代，使人们得以发现两种明确的肝炎类型——甲型肝炎和乙型肝炎——同时还为主动和被动免疫的成功实现铺平了道路。但是，我们并不能因为这些胜利就否认他们曾经给智障儿童服用感染性排泄物的事实。就算退回到1950年代，稍有对维罗布鲁克实验的少数反对意见出现，克鲁格曼就会迅速出言维护自己的项目，他会说："同样，我们也切身体会到了自己所担负的道德责任。进行这项研究并不轻松。"⑭事实上，包括AFEB、纽约大学医学院、纽约州心理卫生部和《美国医学会期刊》，都在这一项目背后雄厚的赞助者和支持者之列。他们都了解这一项目是怎么回事，但没有人对此表示反对。

1964年又出现了新的指控，称维罗布鲁克学生们的家长是被胁迫签字同意把自己的儿女交给实验者的。由于这里的病人已经严重超标，新申请入校都被拒绝了——当然，除非家长同意让孩子成为克鲁格曼在维罗布鲁克实验项目的实验对象，那么就还有入校的机会。

我们认为，还有在关于维罗布鲁克肝炎实验的漫长辩论中逐渐被人们所遗忘的方面也值得一提。研究者们在那些对他们敞开大门的充满了脆弱人群的机构那里还会得到一个难得的机会：身患其他疾病的实验素材，以及开发新疗法的自由和便利，让他们能够尽情进行自己想做的实验研究。举个例子来说，在1957年初，克鲁格曼等人在维罗布鲁克开始实验后不久，克鲁格曼的同事罗伯特·沃德医生就给学校主管写了一封信，提到了肝炎实验的扩展研究，包括对排泄物的进一步研究，以及新近出现的合成物氯丙嗪与传染性肝炎的关系；还有小儿麻痹症与各种"神经系统疾病"之间的关系，麻疹疫苗试验，"血液与脊髓液中的氨基酸"研究，以及"可以通过膳食加以矫正的先天性代谢缺陷"研究，等等。⑮

沃德认为，这样一个扩展研究项目显然需要"单独隔离病房"、"实验空间"以及更多人手来"照顾病人和进行研究"。他建议把"2号楼的第二层"作为这一全新扩展项目的最佳地点。末了，沃德医生对主管的配合致以谢意，并说："医学通过在维罗布鲁克对风疹、百日咳、肺结核的了解而获益良多。"正是"本着继续这一良好关系的精神"，研究者们请求获得更多的空间与自由，来进行更多的科学活动，并对更多实验对象进行研究。⑯

一所为智障儿童设立的公立学校就这样变成了一座诱人的金矿，吸引纽约大学的研究者们前来探索。现存的1950—1960年代的文件显示，克鲁格曼医生或他的一名同事曾经写信给维罗布鲁克学校的主管哈罗德·伯曼医生，希望获准同意在那儿进行其他研究。1959年春天，克鲁格曼向伯曼介绍了哈佛大学医学院的约翰·安德斯医生及其在减毒活麻疹病毒方面的研究。安德斯给马萨诸塞州某机构的儿童注射了这一疫苗，克鲁格曼认为"可以在维罗布鲁克公立学校进一步进行这一研究"。⑰

克鲁格曼还在必要的时候为美国军方提供协助。比如在1960年，一位军方的医学研究者写信给克鲁格曼，想从维罗布鲁克的"志愿者"身上获得"一些预取血清"供军方自己的实验使用。⑱克鲁格曼表示，由于"我们的对象都是孩子"，所以"很难获取大量血液"，因此他只能提供"有限的支持"。⑲这样的要求是否促使纽约大学的研究者们增加了实验对象的人数或实验本身的数量，我们不得而知。

到1960年代中期，克鲁格曼已经成为研究圈子里响当当的人物，拥有许多"第一"的称号，包括在腮腺炎与风疹疫苗和腮腺炎—麻疹—风疹三价疫苗开发中所扮演的至关重要的角色。他给维罗布鲁克的管理者们发了感谢信，感谢他们允许"在维罗布鲁克进行诸多伟大的研究",并让他们相信:"维罗布鲁克在全世界医学界[已经]名留青史。"

诸如此类的信件之后都会跟随着进一步进行其他临床实验的请求。举例来说,1965年夏天,克鲁格曼请求许可"开展一项白喉免疫接种研究",届时将会需要至少"三百六十名个体,最好是四百八十名。"[60]过了不到十二个月,克鲁格曼再次提出想要做另一项疫苗研究,因为默克治疗研究所正致力于对麻疹疫苗"在费城地区进行……初步临床研究"。[61]

有文件显示,医学研究项目给这所斯坦顿岛区的机构带来了许多管理问题。在1967年就曾经有一次,当时维罗布鲁克的主管杰克·哈蒙德博士要求克鲁格曼告诉他的同事,新的研究项目给自己的管理工作带来了越发沉重的负担。哈蒙德说:"我的员工已经在超负荷工作,这些计划所带来的额外的管理与案头工作都会落在他们肩上,都是为了获得家长知情同意,以允许我们进行实验性的甲状旁腺摘除手术。"哈蒙德希望医生们能够对他的组织工作,以及对"夜间我只有两名人员随行至所有五十到八十名病人不等的病房,以确保尿液收集工作,人手严重不足带来了巨大的问题"心怀感激。哈蒙德明确地感受到了病房看护和速记人员对于"应其他机构要求而进行了太多研究项目"而造成"工作过于繁重的抱怨"。简而言之,哈蒙德对克鲁格曼的研究项目予以支持,而且愿意忍受"对研究与实验的耸人听闻的指控",虽然他时不时就要面对这类使用精神障碍儿童做实验的指责,但是"额外的管理负担"才是真正让他经常性头痛的问题。[62]

总而言之,对于克鲁格曼来说,维罗布鲁克成就了他的事业:这里就是一个巨大的无拘无束的实验室,允许他尽情探索那些病毒疾病的未解之谜。这里有六千多个被人忽视的没有价值的人住在狭小拥挤的空间中，而且没有任何发言权，尽可以让克鲁格曼及其同僚在这个装满了廉价好用的人体实验素材的大仓库中大展手脚。

克鲁格曼在维罗布鲁克的实验终将会成就一番伟大的事业。新知识、突破性的疫苗以及数不尽的荣誉和嘉奖、《纽约时报》头条报道，这一切都让克鲁格曼成为了传统意义上的一名伟大的微生物猎人。[63]克鲁格曼的诸多发现中有这样一个事实，即实际上有两种类型的肝炎，即甲型肝炎和乙型肝炎，他的研究所发现的正是针对后一种肝炎的疫苗。维罗布鲁克和美国各地的孩子们在随后的几年里会从克鲁格曼的许多发现中受益。但是1950—1970年代数以千计的"自愿"加入肝炎、麻疹、腮腺炎、风疹和其他实验的孩子们可得不到任何奖项或头条的关注。保罗·克鲁伊夫也不会对他们有任何记录。

维罗布鲁克的争议激发了持续多年的大量争论和恐慌。1972年，一位支持者表示，克鲁格曼"比世界上的任何人都……发现了更多关于肝炎的知识"。[64]这位支持者就是宾夕法尼亚州立大学儿科副教授斯坦利·A·普罗特金博士。

普罗特金并非研究新手，也不是克鲁格曼的盲目支持者，而是一位凭借自身努力取得成就的科学家。他在威斯达研究所[iv]做了三十一年的专职研究员。他不仅对专业临床研究非常熟悉，而且也像克鲁格曼一样在公立收容机构进行这些研究。普罗特金花了相当长的时间研究风疹，或称德国麻疹，这种疾病对儿童来说一般并不严重，但是若是发生在怀孕女性身上就相当危险了。一位感染风疹的

---

iv　Wistar Institute，专注于癌症研究与疫苗开发的生物医学研究中心，位于费城的大学城，创建于1892年，是美国第一个独立的非营利性生物医学研究所。——译注

母亲生下的孩子可能会带有一系列严重的无法治愈的疾病。普罗特金的发现对于在美国消灭风疹有极大帮助。

在 1964—1965 年，美国跟欧洲一样都出现了大面积流行风疹。当时在美国预计有超过一千两百万病例，数以千计受到感染的孕妇都遭遇了治疗性流产。普罗特金花费数年时间对这一疾病展开了研究。他的争论更大的研究项目之一产生于某个人的个人悲剧，并关联到了 1960 年代中期在一所孤儿院兼智障儿童收容所的一系列风疹疫苗实验。一位孕妇感染了风疹病毒，人们建议她进行流产。在普罗特金后来出版的一本书中说，胎儿通过手术被取出并进行了解剖，"培养了若干脏器的外植体，肺、皮肤和肾脏的细胞都顺利生长。所有细胞株都被发现带有风疹病毒"。[65] 在经过一套精密操作和若干次培育（对菌株进行稀释或弱化）之后，这种可能的疫苗被在"成年老鼠"和"非洲绿猴"身上做了测试。普罗特金和他的实验伙伴这时便相信，疫苗可以进行人体测试了。

在他关于风疹的某出版物中说，普罗特金将第一次人体测试选在了宾夕法尼亚州中部的汉堡公立学校和医院，以及"费城的众多志愿者家庭"。他还说，自己获得了所有家长、监护人和相关当局的书面知情同意书。据他所说，这一研究中的儿童都"有中度到严重弱智"，年龄"介于四到十三岁"。后来的风疹研究显示，普罗特金还去了费城圣文森特孤儿之家，那里的实验对象年龄则分布在"一岁半到三岁"。这些儿童有的被注射了新疫苗，有的与接种了新疫苗的儿童一起关在封闭空间里，"以促进实验对象之间的接触"。[66]

这两家机构都曾有过与研究者合作和主持临床实验的经历。但是，教会人员对风疹疫苗来源于流产胎儿这一事实恐怕很难赞同，这家天主教孤儿院的抉择因此而显得十分耐人寻味。而圣文森特的

　　　　违童之愿：冷战时期美国的儿童医学实验秘史

女修道院院长阿加佩修女对此究竟了解多少，仍然有待探讨。[67]

1950 年 11 月，芝加哥圣卢克医院肝脏研究实验室的理查德·凯普斯医生给小约瑟夫·斯托克斯博士写了一封信，提议进行一场实验，并在结尾非常乐观地说："我觉得，如果这个简单的小实验能够做成的话，我们肯定会有所斩获。"[68]

凯普斯所说的小实验是一项测试伽马球蛋白是否能够阻止肝炎发生的实验。这一倡议源起于 1940 年代发生在芝加哥圣文森特孤儿之家与医院的一次肝病流行。圣文森特是一幢五层建筑，大约有二百名婴儿与儿童。还有一间专为待产妇女设立的小病房，她们生产后通常就留在孤儿院工作。古怪至极的是，新来的护士生尤其容易感染上肝炎，他们便找了斯托克斯来对付此种疾病，并希望他能彻底解决这一问题。斯托克斯召集了一帮芝加哥的肝病专家，开始策划对他们的推论进行实验。

他们决定建立一个能容纳二十五张病床的特殊病房，其中有二十名正常儿童，三分之一接受了伽马球蛋白。接下来他们会"加入……两名病情正在逐渐加重的慢性病人"，一段时间以后再加进"新的病例"。该实验还有一个附加特征，就是"需要修女们的特别安排……这间特别的病房必须保持极度缺乏护理的状态"。这项研究的附加部分则是对实验参与者和另外二十五名楼内的护士与儿童进行"反复的皮试"。

作为这一项目的首要设计者，凯普斯为这一事实而备受鼓励："我已经和修女们谈过了，这项……计划明确可行。"他非常期待试验伽马球蛋白是否有能力阻止传染，从而进一步确定"皮试是否能产生主动免疫"。

斯托克斯与这一实验"看法一致"，凯普斯也准备好让孩子们接触肝炎了。但是在这之前，斯托克斯表达了一些警告之词。他担心皮试的数量会太多，并说"新的测试材料至少得到[1951年]9月才能准备好，因为我们需要确保新的测试材料不会造成肝炎"。他强调了这样一个观点："我认为你能理解我们为什么必须小心谨慎的原因。"⁶⁹他不想让自己成为这所机构肝病流行的罪魁祸首。

20世纪早期的疾病斗士们使用了许多诊断技术与方法来评估他们病人的健康状况，并确定他们到底得了哪种疾病。肺结核在20世纪中期的几十年里是尤其让人束手无策的致命疾病。多年来，这种疾病都是通过使用结核菌素——一种结核菌的甘油提取物——来检测的，有些人相信这种结核菌素就有可能治愈结核病。有三种将结核菌作为分析探测棒来检测结核病的方法，都是根据发明该方法的医生来命名的。卡尔梅特实验将含有结核菌的溶液滴入病患的眼睛里；莫罗实验将结核菌注射到病人的皮肤里；而皮尔盖实验则是将结核菌溶液直接注射到患者的肌肉里。

不久前，卡尔梅特实验引起了与日俱增的顾虑，甚至遭到彻底的反对。一位医学观察者写道，有"数位著名眼科医生都对这一实验发出了警告"，造成"眼科医师对使用此种结膜实验的不信任与恐惧与日俱增"。渐渐地，医生们不再使用卡尔梅特实验法了："他们觉得这种方法太过危险。"⁷⁰

20世纪头十年，医疗界就卡尔梅特实验相较于另两种结核病测试方法所表现出来的优势与弱势展开了争论，宾夕法尼亚州立大学威廉佩珀临床实验室的数名研究者决定，对三种诊断工具的优劣都加以检测。他们的实验场所就是：位于费城特拉华河岸的"极端拥挤的"天主教圣文森特孤儿之家。该实验的儿童都不满八岁，大多数只有三四岁大。协同研究的医生们对能够在"整个实验期间都掌握着完全的控制权"感到非常满意。⁷¹医学历史学家苏珊·莱德雷尔描述这一实验时说，这些宾州医生们对一百三十多名年轻的孤儿进行了实验，让他们非常不适，并使"眼睛出现了严重的炎症"。[72]

活体解剖反对者们率先注意到了与日俱增的用儿童进行实验研究的现象，他们对儿童成为实验对象这一事实加以强调，希望以此来对研究者的疯狂实验产生约束。他们在传单和简报里着重描述了孤儿们被冷酷无情的医生手执滴管，将结核菌滴入眼中，让他们遭受了痛苦的煎熬。"幼小的孩童躺在床上，眼睛的剧痛让他们彻夜呻吟。他们用自己的小手捂住眼睛，难受得整晚都难以入眠。"这就是当时一位活动家的描述。[73]看起来不到五岁的甜美的小女孩们，全都穿着一模一样的裙子，头上的蝴蝶结五颜六色，旁边文字的信息则非常劲爆：大学医生们对社会最弱势群体进行定期剥削。

尽管有这样那样的批评，还是有医生们想要参与到对卡尔梅特、莫罗和皮尔盖测试的争论中。比如圣路易斯的医生路易斯·M·沃菲尔德，他在对一百多名儿童做了皮尔盖测试后发表了一篇论文，这些儿童中还有五十五名是婴儿。另五十一名年龄在五到十四岁的儿童则是他在一个"孤儿院"找来的。[74]

跟L·埃米特·霍特医生 1909 年在纽约幼儿医院的"千名儿童结核菌测试"相比，在沃菲尔德的实验简直就是微不足道。作为哥伦比亚大学内科与外科医学院的儿科教授，霍特完全明白"眼部测试可能带来的危险"以及皮试可能会造成"抓破表皮"，但他还是无所顾忌地这样做了。在某篇期刊论文中，他骄傲地宣称："我们没有遇到……婴幼儿对眼部测试没有反应这种情况。"[75]

霍特承认自己在给儿童进行适度剂量测试之前曾经"做过大量实验"，大多数实验对象都不到一岁，有些"几乎丧命"或"病危"。他还进一步说道，这些孩子"有时出现的长期持续反应让人看着很不舒服",还经常必须"在最初十二小时里把这些儿童的手束缚起来,以防止其揉搓眼睛"。[76]

在接下来的几年里,对儿童进行的实验越加频繁和花样繁多。每每有新的科学研究需要或要解决医学难题,研究者们就会自觉地到那些能找到他们所需的临床素材的地方去。

比如在1954年,芝加哥的医生路易斯·W·索尔和温斯顿·H·塔克尔对"二百一十三名婴儿"进行了剂量水平研究。这其中有"一百三十二名在到埃文斯顿卫生部免疫诊所享受埃文斯顿婴儿福利的儿童",其余"八十一名则是圣文森特婴儿和妇产科医院的孤儿"。[77]为了确保"白喉、破伤风和百日咳免疫接种程序"的安全性和效率性,医生们从芝加哥的一家不存在以上任何一种疾病的机构中挑选出了健康的儿童。索尔是西北大学的荣誉退休儿科教授,塔克尔则是伊利诺伊州埃文斯顿的卫生专员。派德药厂出钱资助了这项研究。[78]

1953年时,小约翰内斯·伊斯本医生来到了马萨诸塞州的伦瑟姆公立学校,这里曾是一所"低能儿"与"有缺陷男性"护理院。他到那里去是为了进行一系列的人体实验,此前他曾在老鼠和小豚鼠身上做过这些破伤风效果实验。这一实验是用来检测若干不同厂商制造的破伤风疫苗在给人注射后是否会产生不一样的效能和效力。他在后来发表的一篇关于这一项目的期刊论文中说,大约有一百五十名十五至二十五岁的青年男子被选出接受注射了"破伤风毒素"。[79]伊斯本似乎并没有在上述机构附近的波士顿拉丁学校或哈佛大学进行这一实验的意图。

有意思的是,在说到自己的破伤风实验时,伊斯本提到说"组织志愿者,并对其进行注射和抽血的真实成本几乎无法估量。这类研究通常都需要合适的机遇,而这次实验的成本则是非常低廉的,因为只要几个小时就能完成对这一百二十八名个体的注射。大量的成本实则来自于实验中用到的老鼠。"⑧并非每个研究者都愿意公开表明自己使用人体实验对象的开销是远低于动物实验对象的。

大多数研究者都很不愿意透露自己研究的内容以及更倾向选择某一群体进行研究的原因。比方说，在1960年的另一项类似非治疗性的研究当中，"二十六名二到十二岁的儿童"被注射了犬"瘟热病毒"，来观察其与麻疹病毒是否存在免疫关系。这些儿童被注射了犬瘟热病毒后，"没有表现出临床症状"。后来研究者在期刊文章中说："注射了犬瘟热病毒的儿童并未出现明显的麻疹抗体。[他们对]减毒犬瘟热病毒能否对麻疹进行有效防护的可能性[产生了质疑]。"⑧他们的文章中当然没有提到，他们用儿童进行研究或是否获得家长许可。

第二次世界大战头几年，宾夕法尼亚州立大学医学院和费城儿童医院的研究者们都全身心地投入到了"吸入实验"和"预防流行性感冒的有效疫苗"上。他们希望对这一领域所进行的研究以及"对接种和未接种疫苗人群"的实验能够带来"更多关于这些疫苗价值的信息"。⑧

在某项研究中，实验对象接种了一种尚在试验阶段的流感疫苗，这些人都被反复验血。通过肌肉注射两种不同的疫苗之后，实验对象接受了流感吸入过程，他们在含有巨量流感病菌的汽化水雾中"暴露了四分钟"。

这一非治疗性实验的对象是从新泽西州一所大型公立机构中选出来的。这七十二名实验对象年龄从六岁到十四岁不等，且没有患感冒。在接受了上述程序并被隔离了一段时间后，其中有十一名儿童出现了临床流感症状，表现出"面色赤红，乏力，手臂、腿部、后背疼痛，喉咙干涩红肿，干咳，白细胞减少［百日咳］"，以及高烧等一系列其他病征。⑧

又过了二十五年，在 1967 年，宾夕法尼亚州立大学和费城儿童医院的研究者们，包括小约瑟夫·斯托克斯和罗伯特·韦伯尔，再度联手，在特伦德勒托儿所和梅尔纳·欧文斯之家——宾夕法尼亚州两所专为智障儿童开设的机构——使用那里的儿童进行了减毒活性流行性腮腺炎病毒疫苗的测试。⑧在参与实验前，这些一岁到十岁不等的孩子都非常健康。十六名受试儿童中，有三名因为实验出现了让研究者们始料未及的副作用，他们在接受疫苗后患上了"临床上明显或不明显的腮腺炎"，这是一种腮腺（脸颊两侧的大涎腺）发炎的症状；腮腺炎表现为腮腺肿大等症状。研究者们总结道，这些病例"表明这种高级病毒并不会因定期免疫而被削弱毒性"。

1946 年，北卡罗来纳州维克森林大学鲍曼·格雷医学院的一些医生开始了一项人体利用旋毛虫交叉反应的皮肤测试。⑧研究者们认为，找一家儿童机构和一家成人机构作为他们的实验对象非常有必要。"一家孤儿院加上一所监狱，并对二者加以密切的医疗监督，就几乎完全符合这一要求了。"

他们选中的孤儿院就是北卡罗来纳州的温斯顿—塞勒姆卫理公会儿童之家，这里的二百八十五名六到十九岁的孩子服食了死亡旋毛虫病毒后，接受了旋毛虫与结核菌测试。有近 20% 的孩子最后的检验结果呈阳性。

此地几百英里以北的地方则进行着另一项实验，研究者们得以进入德拉瓦河两岸的感化院。除了他们触手可及的费城儿童医院的九名儿童外，他们把手伸到了这一区域的所有孤儿院和公立机构，其实验对象集合了斯基尔曼的三名儿童、芒特霍利的五名儿童、新里斯本的六名儿童，全部都来自于新泽西州，还有费城霍姆伍德孤儿院的十名儿童以及潘赫斯特的十一名儿童。几乎半数的孩子都因为这一实验而患上了麻疹。

显而易见，离宾夕法尼亚大学儿童医院近得多的地方就有很多教育机构，根本不用到新泽西州中部的斯基尔曼或宾夕法尼亚州东南部的潘赫斯特去，但是进行这一研究的医生们深知，那儿才是他们可以毫无顾虑地放手进行某些医学研究项目而不被问责的地方。霍姆伍德的孤儿、斯基尔曼的癫痫病人以及新里斯本的智力障碍者们才是他们眼中最理想的实验对象。这些实验对象不仅比实验室动物的成本还要低，而且使用起来比成年人要少很多麻烦，因此这类儿童机构在 20 世纪许多疫苗的研究发展过程中都扮演了至关重要的角色。

注 释

① 作者在 2012 年 8 月 5—7 日对克拉普进行的采访。

② Henry W. Pierce, "State Halts Use of Retarded as Guinea Pigs," Pittsburgh Post-Gazette, April 11, 1973; Henry W. Pierce, "State Kills Testing of Meningitis Shots," Pittsburgh Post-Gazette, April 12, 1973; Delores Frederick, "Experiments on Humans Denied Here," Pittsburgh Press, April 12, 1973.

③ Pierce, "State Kills Testing of Meningitis Shots."

④ Pierce, "State Halts Use of Retarded as Guinea Pigs."

⑤ Pierce, "State Kills Testing of Meningitis Shots."

⑥ 同前。

⑦ *Prince v. Massachusetts*, 321 US 158 （1944）.

⑧ 转引自 Delores Frederick, "Courts, Not Parents, Have Word on Retarded Tests, Wecht Says," *Pittsburgh Press*, April 12, 1973。

⑨ "Retarded at Hamburg State Drugged," Pittsburgh Post-Gazette, April 20, 1973, p. 13.

⑩ Gabriel Ireton, "Polk Chaplin Defends Use of Patient Pens," *Pittsburgh Post-Gazette*, June 21, 1973.

⑪ "医生承认这是专门设计的笼子。"

⑫ Letter from Helene Wohlgemuth to James H. McClelland, April 16, 1973. From Pat Clapp's personal files.

⑬ Paul Offit, *The Cutter Incident* (New Haven, CT: Yale University Press, 2005), p. 35.

⑭ David Oshinski, *Polio: An American Story* (New York: Oxford University Press, 2005), p. 151.

⑮ Jonas E. Salk, Harold E. Pearson, Philip N. Brown, and Thomas Francis Jr., "Protective Effect of Vaccination against Induced Influenza B," *Journal of Clinical Investigation* 24, No. 4 (July 1945): 547-553.

⑯ 转引自 Oshinski, *Polio*。

⑰ 20 世纪的头七十五个年头里, 孤儿院、精神病院和监狱的负责人手中都握有巨大的权力。这些公共设施就像他们自家的私人领地一样, 经常会允许医疗专家来对病人或囚犯进行各种各样的科研项目。在很多情况下, 政府当局对这些高墙之内都在发生些什么一无所知。这些负责人与医生或其他人达成协议, 允许他们连续数年, 甚至数十年独占并使用机构的资源, 这类行为并不鲜见。参看 Allen M. Hornblum, *Acres of Skin: Human Experiments at Holmesburg Prison; A True Story of Abuse and Exploitation in the Name of Medical Science* (New York: Routledge, 1998)。

⑱ Letter from Dr. Gale H. Walker to Honorable William C. Brown, February 4, 1952, Salk Archives, University of California, San Diego (hereafter UCSD), p. 1.

⑲ Letter from Hilding Bengs to Dr. Gale H. Walker, March 18, 1952, Salk Archives, UCSD.

⑳ Irena Koprowska, *A Woman Wanders through Life and Science* (Albany: State University of New York Press, 1997), p. 298.

㉑ 作者在 2009 年 9 月 14 日对科普洛夫斯基的采访。

㉒ Koprowska, *A Woman Wanders through Life and Science*, p. 298.

㉓ 转引自前文, p. 299。

㉔ 对科普洛夫斯基的采访。

㉕ 转引自 Saul Benison, *Tom Rivers: Reflections on a Life in Medicine and Science* (Cambridge, MA: MIT Press, 1967), p. 465。

㉖ 同前。

㉗ 同前, p. 467。

㉘ "Poliomyelitis: A New Approach," *Lancet*, March 15, 1952, p. 552.

㉙ Howard A. Howe, "Criteria for the Inactivation of Poliomelitis," Committee on Immunization, December 4, 1951, meeting. Mandeville Special Collections Library, UCSD, p. 3.

㉚ Howard A. Howe, "Antibody Response of Chimpanzees and Human Beings to Formalin-Inactivated Trivalent Poliomyelitis Vaccine," American Journal of Epidemiology 56, No. 3

（1952）: 265-286.

㉛ "The Prophylaxis of Poliomyelitis" is a transcript of the April 30, 1936, meeting in Baltimore, Maryland, p. 4.

㉜ N. Paul Hudson, Edwin H. Lennette, and Francis B. Gordon, "Factors of Resistance in Experimental Poliomyelitis," Journal of the American Medical Association 106, No. 24 (June 1936): 1.

㉝ "The Prophylaxis of Poliomyelitis," p. 15.

㉞ 同前, p. 17。

㉟ 同前。

㊱ 同前, p. 33。

㊲ Morris Schaeffer, "William H. Park: His Laboratory and His Legacy," *American Journal of Public Health* 75, No. 11 (November 1985): 1301.

㊳ "New Infantile Paralysis Vaccine Is Declared to Immunize Children," *New York Times*, August 18, 1934; "Will Give Children Paralysis Vaccine," *New York Times*, August 21, 1934.

㊴ Schaeffer, "William H. Park."

㊵ "Questions Safety of Paralysis Virus," *New York Times*, October 9, 1935.

㊶ 同前。

㊷ "Dr. Brodie Upholds Paralysis Vaccine," *New York Times*, November 3, 1935.

㊸ Schaeffer, "William H. Park."

㊹ Henry K. Beecher, "Ethics and Clinical Research," *New England Journal of Medicine* 274, No. 24 (June 16, 1966): 1354-1360.

㊺ "Was Dr. Krugman Justified," *World Medical News*, October 15, 1971, p. 29.

㊻ Stephen Goldby, "Experiments at the Willowbrook State School," *Lancet*, April 10, 1971, p. 749.

㊼ 同前。

㊽ "Was Dr. Krugman Justified," p. 29.

㊾ Saul Krugman, "The Willowbrook Hepatitis Studies Revisited: Ethical Aspects," *Reviews of Infectious Diseases* 8, No. 1 (January-February 1986): 157.

㊿ Robert Ward, Saul Krugman, Joan P. Giles, and Milton A. Jacobs, "Endemic Viral Hepatitis in an Institution Epidemiology and Control," undated document ca. 1956, New York University Medical School Archives, p. 3. Hereafter NYU Archives.

51 这种来自于排泄物的病毒制剂是这样做成的："从六名病人出现可观察黄疸症状前八天的排泄物中提取 20% 水性悬液。进行三次离心分离，一次为每分钟 2000 转，两次为每分钟 8500 转，持续一小时。上清液加热到 56℃，持续半小时，并在获得无菌效果之前先用 1000 单位青霉素与 100ug/ml 的氯霉素加以处理。给五只猴子（1cc 注射到脑内）、四十七只乳鼠、海拉细胞（美国妇女 Henrietta Lacks 的肿瘤细胞，1951 年因宫颈癌去世前，医生曾取走她的肿瘤细胞，并培育出医学史上最早的人工培养永生细胞用于医学研究，Hela 即来源于其姓名缩写。——译注）和猴肾脏培养组织注入该灭菌悬液。上述实验对象未显现出任何变化，猴脊髓及脑干无小儿麻痹症病变迹象。"同前, p. 5。

(52) 同前，p. 6。

(53) 同前，p. 7。

(54) Letter from Saul Krugman to Harold H. Berman，January 27，1960. Papers of Saul Krugman，NYU Archives.

(55) Letter from Robert Ward to Dr. Harold H. Berman，March 29，1957. Papers of Saul Krugman，NYU Archives.

(56) 同前，pp. 2-4。

(57) Letter from Saul Krugman to Harold H. Berman，April 27，1959. Papers of Saul Krugman，NYU Archives.

(58) Letter from Alfred M. Prince to Dr. Saul Krugman，November 29，1960. Papers of Saul Krugman，NYU Archives.

(59) Letter from Saul Krugman to Capt. Alfred M. Prince，December 14，1960. Papers of Saul Krugman，NYU Archives.

(60) Letter from Saul Krugman to Jack Hammond，August 2，1965. Papers of Saul Krugman，NYU Archives.

(61) Letter from Saul Krugman to Jack Hammond，July 12，1966. Papers of Saul Krugman，NYU Archives.

(62) Letter from Jack Hammond to Saul Krugman，November 24，1967. Papers of Saul Krugman，NYU Archives.

(63) Lawrence K. Altman，"Immunization Is Reported in Serum Hepatitis Tests，" *New York Times*，March 24，1971.

(64) Letter from Stanley A. Plotkin to Mr. Robert Morrow，March 15，1972. Papers of Saul Krugman，NYU Archives.

(65) Stanley A. Plotkin，David Cornfield，and Theodore H. Ingalls，"Studies of Immunization with Living Rubella Virus Trials in Children with a Strain Cultured from an Aborted Fetus，" *American Journal of Disability and Children* 110（October 1965）：382.

(66) 同前。

(67) Stanley A. Plotkin，J. D. FarQuhar，M. Katz，and C. Hertz，"Further Studies of an Attenuated Rubella Strain Grown in WI-38 Cells，" *American Journal of Epidemiology* 89，No. 2（September 1968）：238.

(68) Letter from Richard Capps to Dr. Joseph Stokes Jr.，November 30，1950. Papers of Dr. Joseph Stokes Jr. at the American Philosophical Society.

(69) 同前，页眉手写批注。

(70) 圣文森特的实验最终是否执行，我们不得而知；没有任何学术论文或其他信件对实验结果进行描述。现有的信件显示就这一实验曾经做了大量的探讨与酝酿。

(71) William H. Wilder，"Report of the Committee for the Study of the Relation of Tuberculosis to Diseases of the Eye，" *Journal of the American Medical Association* 55，No. 1（June 1910）：21.

⑫ Samuel McC. Hamill, Howard Childs Carpenter, and Thomas Cope, "A Comparison of the Von Pirquet, Calmette and Moro Tuberculin Tests and Their Diagnostic Value," *Archives of Internal Medicine* 2, No. 5 (December 1908): 419.

⑬ Susan E. Lederer, *Subjected to Science* (Baltimore: Johns Hopkins University Press, 1995), p. 80.

⑭ Louis M. Warfield, "The Cutaneous Tuberculin Reaction," *Journal of the American Medical Association* 50, No. 9 (February 1908): 688.

⑮ L. Emmett Holt, "A Report Upon One Thousand Tuberculin Tests in Young Children," *Archives of Pediatrics* (January 1909): 3.

⑯ 同前, pp. 2, 7。

⑰ Louis W. Sauer and Winston H. Tucker, "Immune Responses to Diptheria, Tetanus, and Pertussis, Aluminum Phosphate Absorbed," *Journal of Public Health* 44, No. 6 (1954): 785.

⑱ 同前。

⑲ Johannes Ipsen, Jr., "Bio-Assay of Four Tetanus Toxoids (Aluminum Precipitated) in Mice, Guinea Pigs, and Humans," *Journal of Immunology* 70, No. 4 (1953): 426-434.

⑳ 同前, p. 433。

㉑ Stephen Millan, John Maisel, C. Henry Kempe, Stanley Plotkin, Joseph Pagano, and Joel Warren, "Antibody Response of Man to Canine Distemper Virus," *Journal of Bacteriology* 79, No. 4 (1960): 618.

㉒ Werner Henle, Gertrude Henle, and Joseph Stokes Jr., "Demonstration of the Efficacy of Vaccination Against Influenza Type A by Experimental Infection of Human Beings," *Journal of Immunology* 46 (1943): 163.

㉓ 同前, p. 166。

㉔ Joseph Stokes Jr., Robert E. Weibel, Eugene B. Buynak, and Maurice R. Hilleman, "Live Attenuated Mumps Virus Vaccine," *Pediatrics* 39, No. 3 (1967): 363.

㉕ George T. Harrell, S. F. Horne, Jerry K. Aikawa, and Nancy J. Helsabeck, "Trichinella Skin Tests in an Orphanage and Prison: Comparison with Serologic Tests for Trichinosis and with the Tuberculin Reaction," *Journal of Clinical Investigation* 26, No. 1 (January 1947): 64.

第 6 章

皮肤、膳食与牙科实验：

"这些收容所里的孩子们都巴望着自己生病。"

1950 年代，玛格丽特·格雷·伍德还是宾夕法尼亚州立大学医学院的一名稚嫩的皮肤病学学生，她的教授导师年轻且充满活力，让她深深着迷。这位阿尔伯特·蒙哥马利·克里格曼，既是一位学者，又善于表现，身材健美，还是一位著名的演说家，更是一位医学奇才。作为一位内科研究者，他能够让满怀崇拜之情的整个礼堂的学生都沉浸在自己的演讲中，话题从喜剧表演、部门同事的古怪性格，乃至眼下费城最棒的餐馆，到解决棘手的皮肤病难题最为有效的途径，甚或防止皮肤被日光晒伤的妙方，无所不包。无论是教科书还是医学论文，他都能够滔滔不绝地把它们讲解得绘声绘色。与此同时他还是政府与制药工业在临床实验方面炙手可热的红人，更给他科学神童的盛名锦上添花。

"他的课非常有趣，而且很受欢迎。"伍德回忆说。

克里格曼是一个很有趣的人。他能把最严肃的话题讲得非常生动。我记得有一天，他给我们讲起他在瓦恩兰的研究项目，那里是南泽西市的一所智障儿童学校。他在那儿做皮癣研究。他给我们讲了把孩子们的头皮磨破，然后如何把皮癣揉到伤口里面去，使其生成菌状肿。课堂上有些学生被克里格曼描述自己如何用儿童进行研究的无情描述吓呆了，但是大多数人还是表现得很平静。我并不觉得他认识到或在乎这件事听起来是什么感觉。他只是觉得这样对待这些孩子没什么大不了。为了进一步说明他的观点，他对我们说："这些机构里的孩子非常迫切地想要别人对他们好，你用锤子敲敲他们的头，他们都会爱慕你。"①

伍德继续在皮肤病学的道路上走了很远，并在后来成为了宾夕法尼亚州立大学皮肤学系第一位女性系主任。她承认自己在第一次见到克里格曼的时候就"留下了深刻的印象"。但是她对这位战后皮肤学领域大家的崇拜之情终将消散。跟伍德一样，其他起初为他的智慧所打动的崇拜者们之所以后来对他渐渐疏远，或是因为他为人傲慢、自吹自擂，要么就是因为他对医学的真正使命肆意加以歪曲。

"当我还是个学生的时候，我对他说的每一个字都坚信不疑，"保罗·格罗斯博士说，他在1950年代的时候正好在医学院就读，"克里格曼是一个才华横溢和富有创造力的人。他非常有天分，属于少有的极富创意而有独到见解的人。简直应该有个专门机构探讨他的那些新点子和新方法。"②

但是，这位当时正年轻的教授也有着另外的一面，就是经常对个别年轻有抱负的皮肤学专业的学生照顾有加，给他们在生活上提供一些特别的好处，转而你就会成为他攻击的目标和大家的笑柄。但是伍德也说，想要报复是绝对不可能的。"你绝对不会想和他这种人纠缠不清的。克里格曼从来都是个想怎么样就怎么样的人。其实他还经常说，'优秀的人'没有必要受制于大多数人必须遵守的那些规矩和限制。"

在新泽西州的瓦恩兰和伍德拜恩，公立痴呆儿童收容所都有长期主持各种科学项目的历史。阿尔伯特·M·克里格曼既不是头一个深入南泽西乡下的冰冷机构里进行探索的微生物猎人先驱，更不是这一传统的终结者，但是他在那些地方所进行的研究以及后来发表的学术论文，却开启了他颇具争议的职业生涯中最为暴利的阶段。③

作为当时探索有效杀真菌剂领域的一位真菌专家，克里格曼发现，专为"先天性智力缺陷者"开设的公立机构简直就是研究的最佳场地。"你可以对处于封闭环境下的大量样本随意接种疫苗，并且从刚一发病就对其进行精密的研究。"而且他还不加掩饰地夸口说，这些儿童机构里的"活检标本简直唾手可得"。④

在一组由美国公共卫生署拨款、专门对严重头皮创伤进行研究的项目中，克里格曼找了八名六到十岁的儿童，并用感染了皮癣的毛发揉擦他们的一块头皮。在儿童头上与这块头皮相对的位置，"用钝刀大力刮擦出了类似大小的一块头皮，要一直刮到有大量混合血液的血清分泌出来为止。接着再把十根感染了皮癣的毛发放在刮开的部分。毛发轻而易举地就黏在了淤积的分泌物上，被结出的痂固定住了"。克里格曼用的不是"钝刀"就是"刮泥刀"，总共给几十名智障儿童刮了头皮，然后再给他们涂上皮癣。"这些实验造成的伤口都没有得到治疗。"很显然，他更想观察的是，真菌是如何在这些实验对象体内致病的。克里格曼在后来发表的论文中讲到了实验结果，但他丝毫没有提起自己是否获得实验对象家长的许可，也没有提到是否明确告知机构管理者自己在孩子们身上究竟做了些什么。

这篇文章中还收入了许多医学专家的意见，没有任何一位参与讨论者对研究者将"数以百万计的头癣小孢子菌的孢子"揉进了被收容儿童"有创口的"头部这一事实提出异议。一位德高望重的常春藤大学联盟皮肤学教授甚至对这一实验十分赞赏，他评论说"使用人体进行实验是最为理想的"，并承认他自己也曾在两处管教所的被关押人员身上实验过"抑菌介质"。他还建议研究同行们说，对于公立管教机构里的"实验素材，我们还没有充分发掘他们的价值"。⑤这位评论者叫做弗雷德里克·德福雷斯特·魏德曼，他不仅在宾州颇有声望，还是美国皮肤病学协会的前任主席，以及美国皮肤病学与梅毒学理事会的副主席。他的观点与推荐可谓举足轻重。

另一项皮癣研究则对多种可能成为治疗法的化学制剂进行了测试，"皮癣病人的头皮上被施以不同浓度的福尔马林溶液"。在某次实验中，"病人戴上了紧贴头部的橡胶浴帽，浴帽头顶的部分被切开了 7.62 厘米长的切口，通过这个豁口在头顶放置了六片边长为 10.16 厘米的方形纱布。有一百毫升的福尔马林被倒在了纱布上，再用黏合剂把这一豁口封上。"在许多病例中，福尔马林——与有毒并可能致癌的甲醛相类似的一种物质——的浓度逐渐增加。根据克里格曼的记录，"有六例个体接触纯福尔马林达到一个小时"。他不得不承认，令人遗憾的是，"所有这些病例都没有得到治疗的迹象"。然而，由于实验过程非常痛苦，克里格曼不能不对这一现象表现出了诧异："公立精神机构里有一个小孩竟然在福尔马林治疗法之下坚持了五个小时之久。"⑥

克里格曼在冷战时期更是声名鹊起，成为了皮肤病学界的名人，他新颖而多变的研究兴趣，与大型制药公司的利益关系，以及发明了蕾婷－A 和瑞诺瓦[i]这两种大受欢迎的润肤霜，都让他的知

---

i Retin-A，即全反维生素 A 酸；Renova，是一种维甲酸润肤药产品，有治疗痤疮、鳞屑病等药效，但也有一定的毒性。——译注

名度大大提升。有几个同行开始相信，他凭借一己之力，将这种专门"挤痘痘"的不起眼的附属医学专业，转变成了有效益的令人尊敬的专业。但是在一小部分人——对他持批评意见者——看来，阿尔伯特·M·克里格曼代表的则是医学领域最糟糕的一面：一个受商业和利益驱动的医生，而且为了实现自己的目标不惜利用任何可利用的一切。

且不论人们对克里格曼的事业与贡献究竟有什么样的看法，他恐怕仍是1950年代到1970年代这一不受约束的研究氛围中最具代表性的人物，这段年代里的研究者们将智障儿童、老年患者、监狱囚犯当作温顺而盲信的实验对象。学者们可以对克里格曼的人体实验观受到的优生学、自私自利以及功利主义的影响进行斥责，但是却几乎无人对他不知疲倦、随心所欲地进行科学研究以及对"研究素材"加以利用发出质疑之声。克里格曼还对这样的冷战时期表达过自己的眷恋之情："那时候什么事都很简单。从没听说还要什么知情同意，也没有人问我到底在做些什么。那是一个美妙的时代。"⑦

尽管克里格曼在后来的许多年里还对监狱囚犯和贫困的老年病患进行了大量皮肤实验——更不必说其他大量临床实验了，他也绝不是唯一一个在收容机构儿童身上进行皮肤实验的医生—研究者。他们这些人不过是延续了对收容机构的"实验素材"加以利用，从而测试各种新预防和治疗法、做任何他们想要做的实验这一长期传统而已。

举例来说，波索·F·费尔登医生就曾提出这样一个概念，即乙酸铊——一种剧烈毒剂，后来证明是一种致癌物——也许能够有效治疗儿童的头皮癣。费尔登企图通过造成脱发来克服真菌，他到纽约城兰德尔岛的儿童医院挑选了四十七名头皮上有白癣（一种真菌）的儿童。费尔登医生记录说："所有儿童都有不同程度的智力障碍。他们就是一群二到十九岁的傻瓜、弱智和白痴。"这其中有四十五名只有二到十三岁。[8]

乙酸铊的毒性众所周知。那些曾读过卫生读物的人应该早就知道它的厉害了。早在1909年，罗伯特·G·斯温医生和W·G·贝特曼医生就探讨了他们所做过的实验，这些实验中他们所用到的包括大型犬类在内的各种动物最后都遭遇了死亡的命运。"铊可以说是所有元素中毒性最强的，这一点在其对生理作用的影响上表现出了确定性和明确性。"而且两位作者还说，铊"与砷的毒性程度非常接近了"。[9]

1920年代，一位医生记录了自己的研究经历："单剂量的乙酸铊所能带来的后果已经人尽皆知了，摄入后第七天，头发开始脱落；到了第十四天就会变得非常严重；第十九天的时候头发就已经完全脱落了。"尽管医生对这一结果非常满意，但是病人们却要承受关节疼痛、食欲不振、易怒、甲状腺损伤，还会出现叫做"胃酸缺乏症"的一种胃酸严重分泌不足的症状。但是，部分医生认为低龄儿童比大龄儿童"对铊有更强的耐受能力"。"我的病人中最小的只有一岁。"一位医生曾如此坦言。[10]

显然，尽管费尔登的实验群体也出现了中毒症状，但他对自己得到的实验结果还是很满意。他并没有被这些症状吓倒，并认为自己的实验很令人满意，还告诉其他医生说，"乙酸铊对造成儿童秃发效果显著。"然而，"在不熟悉其适应征和禁忌症及其强大毒性的情况下对铊加以滥用，这种行为必须予以严重警告。"[11]

又过了些年，另一位对皮肤卫生非常关注的医生来到了马里兰州的月桂树儿童中心，给那里的五十名患有不同程度痤疮的儿童使用了醋竹桃霉素。该中心成立于 1920 年代，起初是福勒斯特避难所，后来由于预算问题而渐渐荒废了。住在这里的人们经常遭到虐待和忽视，很多人被找来作为医学研究的实验对象。乔治华盛顿大学医学院的霍华德·特克汀医生曾找到这所机构来，"试图确定服用醋竹桃霉素带来的肝功能缺陷概率和类型"，并在进行了两周的治疗后明确，"半数以上的病人出现了肝功能缺陷症状"。[12] 事实上，有八名儿童不得不被转入医院进行治疗：其中六名儿童有厌食症和腹部疼痛症状，还有两名则患上了黄疸。特克汀决定给四名正在恢复阶段的病人服用一种"激发剂量"的药物，给另一个病人一种"次激发剂量"的药物，这在当时宽松的医疗标准来看就算不说是过于轻率，至少也是有风险的。而这正是他们选择在这类机构进行临床实验的最关键的原因：他们几乎不用顾虑实验所产生的不幸结果或严重损伤会带来任何法律上的麻烦。

就拿 20 世纪早期来说，医生们对一些新生儿出现的自发出血或流血现象完全摸不着头脑。为了解决这一问题，医学研究者们想出了一些非常古怪的方法。

有一个所谓"治疗法"就包括将明胶溶液通过皮下注射灌进两个肩膀之间的身体部分，用以增稠和填充血液，并辅以一定的口服药剂。还有一个让人不寒而栗的案例，一位医生试图将明胶注射到儿童的直肠里面。这些孩子通常都会出现严重的毒血症症状，包括发烧、脉搏和呼吸频率加快。综合结果——有的孩子康复了，也有的孩子就此丧命——明确表明，明胶确实能使血液凝结不动，但"在第十二号病例中（该病例儿童死亡——作者注）使用的明胶没有发生效果，促使我们在普通儿童身上对明胶进行一些实验"。[13] 在后来的实验中接受了皮下注射明胶实验的孩子们，尽管没有说到他们流血不止，但他们却由于各种原因不得不住院治疗。这一小批样本包括一名"智障"且营养不良的四岁儿童、一名有病在身的九岁男孩，还有一个只有二十二个月大。这三个孩子都因为被注入了明胶而出现了严重的病征。其中那个小婴儿更是遭受了"极为严重的虚脱和神志不清，体温剧烈升高，脉搏和呼吸频率加快"的折磨。[14]

令人玩味的是，为这项不靠谱的研究提供了理论支持的艾萨克·阿布特医生，试图为研究中用到的无菌明胶的质量进行辩解，并称："鉴于实验结果表现出的严重毒血症症状，继续在儿童身上进行这一实验并非明智之举，因此我们改用兔子进行注射实验。"很显然，在动物身上实验的结果跟人体实验同样糟糕——都造成了一定的死亡，这让阿布特坚信："由明胶造成的毒血症究竟是何原理？如果我们注意到明胶是从动物骨头里提取出来这一事实，答案就一目了然了。"换言之，阿布特认为："这些骨头发生了分解变质，从而生成了尸毒……使得明胶中就含有了这些尸碱（原文如此——作者注）。"尽管他承认"很难说清究竟多少明胶才算是安全的剂量"，他仍然"强烈建议明胶治疗法可以应用于新生婴儿"。[15]我们无从探知阿布特是否在进行人体实验——或者我们还是说"智障"儿童实验——之前，曾先在动物身上试用他的明胶混合物；如果他确实做过动物实验，那么还没整理好所有数据并确定他的治疗手段安全可行之前，他就已经转向人体实验了。

就在一百年前多一点的时候，美国遭遇了其历史上最严重的瘟疫之一——糙皮病。这是一种看起来非常丑恶也非常可怕的皮肤病，在美国南方腹地蔓延得最为严重。有四个词代表了它的一切特征：皮炎、腹泻、痴呆、死亡。20 世纪上半叶就出现了大约三百万个病例，其中有十万人因此而死亡。[16]单是 1914 年就出现了五万个病例，其中密西西比州就占了一万五千个病例。上述病例的死亡率也达到了 10%。[17]

当时的医疗机构对糙皮病的起源和治疗方法茫然不知所措。这一可怕疾病的病征表现为面部、手部、足部的大面积红疹，并随之变得干燥和呈现鳞状皮肤。病人的身体状况会变得越发虚弱，很容易丧失判断力，最终出现急性腹泻和明显的精神失常。大多数医生都认为糙皮病是一种传染性疾病；很多优生学家表示，这一疾病说明了一种长期存在的遗传缺陷，而不良的个人卫生习惯和卫生条件不足则使这一问题加剧了。由于在攻克糙皮病的道路上寸步难行这一令人沮丧的事实，南卡罗来纳州的某位执着于坊间古老传言且秉持优生学观念的知名公共卫生官员将这一疾病描述为"医学界的最大谜题"，"近两百年来一直苦苦追问，却始终困扰着我们"。[18]

到了约瑟夫·戈德伯格这里，这一棘手的难题终于遇到了真正的对手。戈德伯格是美国公共卫生署的一位杰出官员，他关注科学，不轻信传言，对优生学更是嗤之以鼻。1914 年，他对美国南部地区进行了一次长期探索，就是为了对这一疾病有更为深入的了解。他走访了一些病情最为严重的地区，并专门检查了那些糙皮病滋生的公共机构。戈德伯格的观察非常彻底且具有颠覆性。最重要的是，他坚决强调说，糙皮病并非一种传染性疾病。收容所里的病人从来就没有把这种病传染到工作人员身上。另外，这种病也并非像优生学家说的那样，是由于贫穷或有缺陷的遗传特征导致的。

那么，长期以来困扰着人们的糙皮病，究竟是什么造成的呢？戈德伯格将目标锁定在饮食规律上。通过他的走访，特别是对糙皮病肆虐的公立机构的探访，他情不自禁地对有些食物总是过剩，而有些食物几乎没有这种情况产生了关注。根据戈德伯格的理论，要想杜绝这种疾病的出现，首当其冲的补救措施就是确保每个人都能获得全面而且均衡的饮食。他强调应该"减少谷物与蔬菜，以及占据了南部地区规定口粮极大比重（原文如此——作者注）的罐头食品的摄入，同时增加肉、蛋、奶等新鲜动物制品的摄入量"。[19]

但是，他也对自己的治疗方法在未经社区领导"实地测试或演示"的情况下能否被认真对待表示了"高度怀疑"。由于糙皮病并没有在动物身上出现，人体实验就势在必行了。戈德伯格很清楚哪里可以进行这项研究。位于密西西比州杰克逊市的监理会[ii]密西西比孤儿之家有超过两百名儿童。无论何时，这里都有四分之一甚至三分之一以上的儿童带有糙皮病的红疹症状。当孤儿院负责人授权许可了在此进行这一实验后——前提是美国公共卫生署保证承担额外所需食物的费用，戈德伯格开始了自己的工作。他确保做到所有孩子的日常饮食都得到额外的增强，特别是一定要有鲜肉、鸡蛋和牛奶。

孤儿院的孩子们不仅对实物配给的变化欢呼雀跃，他们的健康状况也显著改善了。戈德伯格确确实实地解决了这一由来已久的疑难病症，但是密西西比州这一优生学观念根深蒂固的地区对他的结论表示抗拒，并拒绝实施必要的改变。由此可见，要想让糙皮病从这里一下子被铲除是不可能的了。戈德伯格一而再再而三地对"是膳食中的动物蛋白治愈了糙皮病"这一事实进行解说和演示。他最为著名的实验是在密西西比州兰金监狱农场进行的。实验进行了数月，囚犯"志愿者"们的食谱中被减掉了部分食物，直到令人厌恶的糙皮病红疹在他们全身蔓延起来。在这一过程中，有些囚犯几乎丧命，但戈德伯格却最终得以证明，疾病的起因在于食谱内容。尽

---

ii 监理会（Methodist Episcopal Church, South, 1844—1939）是于 1844 年从美国卫理公会分裂出来的。北方的教会称为美以美会，南方的教会便是监理会。1939 年，南北教会再度联合，称为卫理公会（The United Methodist Church）。——译注

管戈德伯格为了公共卫生事业贡献了如此之多的聪明才智与辛勤付出，在使用被收容儿童和囚犯作为实验素材以证明自己理论这一点上，他依然认为这是很自然的事情。他对难解的医学谜题表现出了开明与直观，但为了解决公共卫生问题，他又回到了利用底层人群的老套路上。

诚然，对于前面那所密西西比孤儿院的孩子们来说，这位医生的创新医学实验让他们感受到了生活的美好与积极的一面，但美国其他收容机构的儿童可就没这么幸运了。

从上面的讨论中我们可以看出，医生并不反对在哪怕还很年幼的儿童身上进行临床实验。比如1932年的底特律，佝偻病研究者们就将手伸向了这个城市中最年轻也是最贫穷的群体。他们从底特律儿童福利所选了三个月和四个月大的婴儿——共计一百九十九名——"全部都没有佝偻病的临床表现"。[20]这些婴儿被分成三组，分别给予不同组合的炼乳、巴氏杀菌奶和鱼肝油，从而检验克服佝偻病最有效和最无效的分别是什么。小婴儿们每个月都要接受腿部 X 光照射，就算是1930年代的医生也都应该知道，这种放射疗法不适合对幼儿使用。

又过了十年，到了第二次世界大战期间，医生们又开始对青少年进行大量对他们毫无益处的膳食实验。有一项对年轻男性进行的研究就是在一家公立机构展开的，还得到了美赞臣公司的支持，专门用来诱导硫胺素缺乏症[iii]。实验对象们的食物中都刻意减少了营养物质和维生素，一日三餐仅仅配给面粉团，并持续了十八个月。

---

iii thiamine deficiency，一种 B 类维生素缺乏症，能导致食量减少、肺脓肿，严重情况下出现代谢性昏迷甚至死亡，通常都是由营养不良或营养不均衡引起的。硫胺即维生素 B_1。——译注

除了这种面食之外，没有其他任何营养来源。尽管研究者们承认，这种配给"过于单调"了，但他们仍然表示："实验对象很快适应了这种食物，吃得有滋有味。"[21] 除了这种极端化的饮食，受试者们还一再被化验血液、小便和粪便，还要定期接受心电检测。这种情况下的孩子们出现硫胺素缺乏简直是一定的了。硫胺素缺乏会使身体里的所有脏器都受到影响，而且对神经系统的破坏尤其强烈，经常会导致其他身体上的疾病，脚气病就是其中之一。不仅如此，这一实验还造成了儿童呕吐，并出现厌食症状。约翰·霍普金斯医学院的研究者维克多·纳贾尔和L·埃米特·霍特对他们这一实验的结果非常满意，进而在某未披露的机构里对十二名十到十六岁的儿童进行了为期三个月的核黄素[iv]实验。[22]

又过了不到十年，时值朝鲜战争期间，得克萨斯州公立学院和宾夕法尼亚州立大学的研究者们在三所孤儿院的大量儿童身上进行了一系列面包强化研究。他们选择的研究对象都在六到十四岁，这些儿童每天都会吃下五片富含浓缩的硫胺、核黄素、烟酸[v]和铁的面包。在这项长达三十六个月的研究中，儿童们持续接受检查，以测量含有浓缩物的强化面包对身体产生的影响，以及中断摄入这些物质会有何结果。对于研究者们来说，这些东西对儿童的身体健康会有什么样的影响固然很重要，但也仅仅是从验血、验尿和其他化验结果所显示的数据来看而已。[23] 让人在意的是，研究者们的数据确实证明了强化面包对身体所产生的积极影响，但他们并没有为了使有营养的面包成为孤儿院孩子们的日常

---

iv　核黄素即维生素 B_2，缺乏症状表现为口角溃烂、脂溢性皮炎和眼睛方面的症状，摄入过量则有可能影响排尿功能。——译注

v　烟酸即维生素 B_3，摄入不足可能导致疲劳恶心、食欲不振，严重者可导致癞皮病、痴呆甚至死亡。——译注

饮食而付出半点努力。到头来，这些孩子也不过是临床实验的小白鼠而已。

1960 年代早期还有另一项实验，长岛犹太医院的医生们决心发现乳酸奶制品是否能够使新生儿产生酸中毒。酸中毒即包括血液、尿液和组织液的体液中，酸含量严重溢出，会带来非常危险的状况，使身体系统变得非常脆弱，这对婴儿，尤其是早产儿来说是一种非常危险的疾病。为了对这一问题进行评估，同时也满足自己的好奇心，医生们决定有意给健康的早产婴儿服用乳酸，来观察他们是否会出现比其他婴儿更糟糕的症状。这些婴儿不仅服用了各种可能造成酸中毒的配方，还被通过股静脉取血进行分析。短短七天里，有十八名婴儿因此而服用了富含乳酸的炼乳。

接下来，医生们又检测了酸中毒对婴儿的二氧化碳、血浆、血液和乳酸水平的影响。他们还给其中的四个婴儿注射了乳酸钙，以检测他们的血乳酸水平是否升高。事实是这一水平的确升高了。婴儿们在酸中毒面前实在是太脆弱了。论文作者的原话是这样说的："很多婴儿连这一相对较小量的酸也无法承受，出现了酸中毒。"[24]这类研究时不时就会重复出现，每一次都会让新生儿——有些甚至才刚出生两天——性命堪忧。而这些研究众口一词的结论就是："应建议勿在保育早产儿时使用乳酸奶。"[25]不单如此，文章中没有任何与家长许可有关的只言片语，如果家长了解他们的小宝贝将会遭受怎样的痛苦，这一实验能否成行就不好说了。

通过对小婴儿进行侵害性的临床手段以获得新的知识，并非鲜见之举。为医学知识添砖加瓦是学界秉持的重要信条。如果自己的名字能够出现在有分量的学术论文中，研究者们会在诸多方面因此而受益。他们所能获得的嘉赏——无论是对专业还是对个人——远比可能带给研究对象的伤害要来得重要得多。举例来说，1960 年代早期的某项胃排空功能[vi]研究的作者们，为了排清实验对象的胃腔，给一百四十八名早产婴儿服用了包括硫酸钡在内的多种溶液，以便进行腹腔 X 光检测。[26]这项实验最终形成了一篇学术论文发表，也丰富了胃肠道方面的知识，但是那一百四十多名婴儿，体腔饱经化学物质冲刷，被迫接受毫无必要的 X 射线，他们遭受这一切的意义又究竟何在呢？

冷战时期的齿科实验也同样进行得有声有色。牙科医生发起了不计其数的研究项目，从含氟牙膏对牙齿珐琅质的影响，到"精制糖"对形成牙洞的作用，无所不包。跟医学界的同行们一样，他们又一次在孤儿院和"智障儿童"学校进行了远远超出必要的各种研究。[27]

1951 年的一项研究"认为应该在能够对尽可能多的变量加以控制的情况下，对儿童龋齿进展进行严格控制的长期个性化研究"。[28]作者们说，一旦机会允许，他们就急切地扑向了那些"已经生活在缺乏严密管理条件下的人以进行实验。我们这一实验目的的最佳人选就在我们国家那些专为有精神障碍的人而设立的公立学校里"。[29]

这项研究得到了糖类研究理事会的赞助，研究者选出了二百名他们认为"有能力进行充分合作"且不会带来太多困难的十三岁到二十岁的青少年作为实验对象。为了尽可能不影响机构本身的运作，医生们说："研究对象仅在我们的实验项目开始前，接受了最小程度的牙齿修复。之前就已经存在的蛀牙保留原样，在整个实验过程中都没有进行任何治疗或填补。"[30]可笑的是，研究者发现，这

---

vi 胃排空（gastric emptying）指的是食物入胃后，胃压逐渐升高，酸性食糜被推入十二指肠后，通过神经、体液途径抑制胃运动，排放中止。水从人胃排空只要十分钟，糖、蛋白质、脂肪等更慢，要两到四个小时。——译注

些孩子们的饮食"非常不足",以至于他们不得不对其进行大幅改变。其中有一组不给予任何精制糖,另一组则"每天供给至少八十五克的蔗糖,通常都是作为食物的一部分出现的,有时则是和饭食一起供给的糖果"。这项糖业发起的为期两年的研究发现,在有意禁止青少年摄入精制糖和每天大量摄入精制糖之间并"不存在显著差异"。

冷战早期到 1980 年代之间的其他齿科研究也是在"管制"机构所提供的被收容人员身上进行的,因为这是一种最为廉价便捷的方式。他们对从含糖和不含糖的即食谷物到当时最常见的口香糖等各种各样的事物都进行了实验观测。有些文章总结了注明有家长许可和非制度性限制的实验,几乎都表现出这些研究减少了蛀牙的现象,而且对孩子们吃什么食物并无限制。而那些在教养机构所进行的实验则是在家长不知情的情况下进行的,这类报告所探讨的实验甘冒制造蛀牙的风险,让受试者接受糟糕得多的饮食规定。^㉛这类文章偶尔还会披露其合作赞助方的身份,比如通用磨坊食品公司^{vii}就赞助了上面提到过的谷物研究。

1972 年在伊利诺伊州林肯公立学校进行的一项研究就是这类实验对儿童造成伤害的实例。那里的五百六十七名八岁及以上、智商仅高于 20 的儿童被纳入一项研究当中,用以检测碳酸饮料对蛀牙患病率的影响。^㉜林肯公立学校和其中的智障儿童与伊利诺伊公立癫痫病人聚居所一起成为了一个潜在实验对象集合体,几乎让人无

---

vii 通用磨坊(General Mills)是一家世界财富五百强企业,主要从事食品制作业务,为世界第六大食品公司。公司 1866 年开业,总部设于美国明尼苏达州明尼阿波利斯黄金谷。其产品广销全球,主要品牌包括哈根达斯(Häagen-Dazs)、贝蒂妙厨(Betty Crocker)、果然多、绿巨人、湾仔码头(Wanchai Ferry)及维邦等多款早餐谷物品牌。——译注

从拒绝。伊利诺伊大学牙科学院的牙周病学教授 A·斯坦伯格医生在随后一篇论文的致谢中，对林肯公立学校、伊利诺伊士兵与水手儿童学校、格林伍德男校负责人的配合表达了敬意，感谢他们允许自己在这些机构进行研究。

无论是皮肤病学家、齿科专家，抑或其他医学专业的研究者，都会到自认合适的地方去进行其临床实验。我们无从统计这些研究所涉及的确切人数，但我们相信，至少有数百甚至数千名儿童在那些年里被迫成为了科学研究的实验体。

注　释

① 作者于 1996 年 2 月 2 日对玛格丽特·伍德的采访。

② 作者于 1996 年 1 月 22 日对保罗·格罗斯的采访。

③ 由于克里格曼发表了大量关于皮癣的论文，赫尔姆斯堡监狱的一位医疗人员询问，他能否到监狱看看一个人的脚疾。克里格曼去了那儿之后，马上认定这里是进行研究的"宝地"。在接下来的二十四年里，他用这里的囚犯做了许多实验。

④ Albert M. Kligman, "The Pathogenesis of *Tinea capitis* due to *Microsporum audouini and Microsporum canis*," *Journal of Investigative Dermatology* 18，No. 3（March 1952）: 231.

⑤ 同前，p. 246。

⑥ Albert M. Kligman and W. Ward Anderson，"Evaluation of Current Methods for the Local Treatment of *Tinea capitis*," *Journal of Investigative Dermatology* 16（March 1951）: 162.

⑦ 转引自 Allen M. Hornblum，*Acres of Skin*：*Human Experiments at Holmesburg Prison*；*A True Story of Abuse and Exploitation in the Name of Medical Science*（New York：Routledge，1998），p. 37。

⑧ Botho F. Felden，"Epilation with Thallium Acetate in the Treatment of Ringworm of the Scalp of Children," *Archives of Dermatology and Syphilology* 17，No. 2（February 1928）: 185.

⑨ Robert E. Swain and W. G. Bateman，"The Toxicity of Thallium Salts," *Journal of Biological Chemistry*（December 9，1909）: 147.

⑩ G. B. Dowling，"The Treatment of Ringworm of the Scalp by Thallium Depilation," *British Medical Journal* 2，No. 3475（August 13，1927）: 261.

⑪ Felden，p. 192.

⑫ Howard Ticktin, "Hepatic Dysfunction and Jaundice in Patients," *New England Journal of Medicine* 267, No. 19 (1962): 964-968.

⑬ Isaac A. Abt, "Spontaneous Hemorrhages in Newborn Children," *Journal of the American Medical Association* 40, No. 5 (January 1903): 290.

⑭ 同前。

⑮ 同前, p. 291。

⑯ Joann G. Elmore and Alvan R. Feinstein, "Joseph Goldberger: An Unsung Hero of American Clinical Epidemiology," *Annals of Internal Medicine* 121, No. 5 (September 1994): 372.

⑰ Hornblum, *Acres of Skin*, p. 77.

⑱ 转引自 Alan M. Kraut, *Goldberger's War* (New York: Hill and Wang, 2003), p. 105。

⑲ 转引自同前, p. 106。

⑳ Donald J. Barnes, "Effect of Evaporated Milk on the Incidence of Rickets in Infants," *Journal of the Michigan State Medical Society* 31 (1932): 397.

㉑ Victor A. Najjar and L. Emmett Holt, "The Biosynthesis of Thiamine in Man and Its Implications in Human Nutrition," *Journal of the American Medical Association* 123, No. 11 (November 1943): 683.

㉒ Victor A. Najjar, George C. Johns, George C. Mediary, Gertrude Fleischmann, and L. Emmett Holt, "The Biosynthesis of Riboflavins," *Journal of the American Medical Association* 126, No. 6 (October 1944): 357-358.

㉓ Pauline B. Mack, Alice Knapper Milsom, and Paul L. Carney, "A Study of Two Levels of Bread Enrichment in Children's Diet," *Monographs of the Society for Research in Child Development* 18, No. 2 (1953): 1-92.

㉔ Herbert I. Goldman, Samuel Karelitz, Eli Selfter, Hedda Acs, and Norman B. Schell, "Acidosis in Premature Infants Due to Lack of Lactic Acid," *Pediatrics* 27 (1961): 928.

㉕ 同前, p. 929。

㉖ Norman B. Schell, Samuel Karelitz, and Bernard S. Epstein, "Radiographic Study of Gastric Emptying in Premature Infants," *Journal of Pediatrics* 62, No. 3 (March 1963): 343.

㉗ Basil G. Bibby, "A Test of the Effect of Fluoride-containing Dentifrices," *Journal of Dental Research* 24, No. 6 (1945): 297-303.

㉘ Julian D. Boyd and Kenneth E. Wessels, "Epidemiologic Studies in Dental Caries: The Interpretation of Clinical Data Relating to Caries Advance," *American Journal of Public Health* 41 (August 1951): 978.

㉙ 同前, p. 979。

㉚ 同前, p. 983。

㉛ R. L. Glass and S. Fleisch, "Diet and Dental Caries: Dental Caries Incidence and the Consumption of Ready-to-Eat Cereals," *Journal of the American Dental Association* 88, No. 4 (April 1974): 807-813; N. H. Rowe, R. H. Anderson, and L. A. Wanninger, "Effects of Ready-to-Eat Breakfast Cereals on Dental Caries Experience in Adolescent Children," *Journal of Dental Research* 53, No. 1（January 1974）: 33-36；Thomas J. Hill, John Sims, and Millicent Newman, "The Effect of Penicillin Dentifrice on the Control of Dental Caries," *Journal of Dental Research* 32（1953）: 448-452.

㉜ A. D. Steinberg, S. O. Zimmerman, and M. L. Bramer, "The Lincoln Dental Caries Study: The Effect of Acidulated Carbonated Beverages on the Increase of Dental Caries," *Journal of the American Dental Association* 85, No. 1（1972）: 81-89.

第 7 章

儿童辐射实验：
"尽可能微量的辐射。"

"一块散发着铜臭的米奇手表根本无法抵消我遭受的一切。"

——查尔斯·戴尔

1950 年某天大清早，戈登·沙特克和另外二十来个男孩被叫到了男生宿舍，屋子里洋溢着兴奋与期待的气息。在场的还有沃特·E·弗纳德州立学校的医疗顾问克莱门斯·邦达博士和其他几个人。这些人看起来都很陌生，但是他们的穿着都很正式也很精致，而且彼此间都以博士或教授相称。他们的脸上都挂着微笑，似乎很想跟男孩们讲话。这些不速之客都来自麻省理工学院 (MIT)，他们将要给弗纳德的孩子一次难得的款待，一次几乎不会有人拒绝的机遇。

"这绝对是非比寻常的新鲜事儿，"沙特克回忆说，当时的他才十二岁，"我们绝大多数人都从来没有访客，就算父母也不会来看我们，而叫我们过来跟陌生人见面这种事更是前所未有。真是太令人激动了！他们跟我们讲，他们要组织一个小组，这是一个非常特别的科学小组，会有一些很好玩的实验。"①

戈登·沙特克是一个充满好奇心、长得也很帅气的小伙子，带着一股天然的领袖气质，他尽量掩饰自己内心的激动，然而还是流露出了对这一事物的高度热情。

如今，沙特克已经七十多岁了，这次首度会面，专家们关于这些科学实验还说了些什么，他已经记不太清楚了，但他和其他人都还清晰地记得，这些人提到了一些不一样的事情，以及有趣的旅行之类。"我们都非常激动，"沙特克说，"我们从来都没有离开过弗纳德一步；我们从来都没到学校以外的地方去过。待在那里非常难受，可现在他们竟然说要带我们去芬威球场，看波士顿红袜队和波士顿勇士队的比赛，还可以去麻省理工学院参观、玩耍、开聚会。每个人都很乐意，这简直是太棒了。我还记得他们说，这个小组跟四健会[i]差不多。我们都觉得这真是太美妙了。"

然而这种美妙的感觉并未持续多久。很快，沙特克和他在科学小组的小伙伴们就渐渐对他们参与其中的科研项目厌恶起来，当初吸引了他们的那几个许诺也未能减少他们对这件事的恐惧。随着时间的流逝，这种恐惧与日俱增，当他们最终得知弗纳德医学实验的真相时，这种心情更达到了顶峰。

沙特克一家住在马萨诸塞州的马布尔黑德镇，狭小嘈杂，并不舒服。只有在挣扎中生存，才能在这样的环境中活下来并长大。戈登和他的几个兄弟姐妹后来都被送进了弗纳德等不同的公立机构中，尽管这样的家庭环境让他们在这些地方并不难适应，但几乎毋庸置疑，在一个美满友爱的家庭中长大几乎曾是这里每一个孩子的梦想。

戈登出生于 1937 年 9 月 9 日，他的父母是汉丽埃塔和小戈登·C·

---

i 4-H Club，也叫智心手体社，是由美国农业部于 1902 年创办的非营利性的农村青年组织，使命是让年轻人在青年时期尽可能地发展其潜力，"四健"(4-H) 指的是健全头脑(Head)、健全心胸 (Heart)、健全双手 (Hands)、健全身体 (Health)。——译注

沙特克。他的父亲是一个身形巨大、令人害怕的重度酗酒者，严酷无情地管理着日渐庞大的家庭，简直让家中的每个人都苦不堪言。他足有一米九五那么高，体重一百一十多公斤，清醒的时候在马萨诸塞州的好几个馆子当快餐厨师，然而他总是嗜酒如命，脾气暴躁，对自己的妻儿更是极为粗暴。他把微薄的工资都用来买醉，喝完了酒就对自己的妻子拳打脚踢，从不休止，就算这样他膝下竟然还有二十二个孩子。戈登的母亲是个可怜的家庭主妇，除了时不时就会被殴打得浑身是血，她自己也有严重的酗酒问题，这么多年她一直在不停地生孩子。戈登是这一大群孩子中的老大，在这样一个越发拥挤混乱的家庭中，他无时无刻不感到自己被忽视和伤害，内心无比渴望得到父母的关爱。

"我父亲总是不停地打我。"戈登平淡地说道。他几乎没有什么美好的回忆，就算有，也被那些数不尽的痛苦所湮没了，尤其是当他亲眼目睹自己母亲被殴打的时候。"他醉醺醺地回到家里，他们就开始吵架，然后他就会狠狠地打她。"最终，她彻底放弃了抵抗，绝望得想要自杀。那时候戈登还是个小孩，眼睁睁地看见母亲把菜刀割向自己的喉咙，这真是太恐怖了。

沙特克回忆说："她满身是血，地板上也是，到处都是。太可怕了。她差点就死掉。他们不得不给她输了五次血。"

这件事发生没过多久，戈登就被从这个家里带走了。当局认为，沙特克的家庭环境中问题太多，太过危险，已经不适合孩子成长了。"政府的女士来到我家，"戈登回忆说，"直接带走了六个孩子。我当时差不多五岁，曾经寄养在好几个地方。我恨这些地方。只有一个地方还算不错，其他地方都糟糕透顶，我就从这些地方逃跑。然后他们会把我抓回来，再送回收养所，或者干脆交给别人。那些年我简直待过上百个收养所，一逮到机会我就逃跑。我很想念自己的兄弟姐妹。"

这些孩子们经历了许许多多的收养所和天主教问题儿童收容所、男童避难所等若干收容机构之后，马萨诸塞州儿童监护部门决定把部分沙特克家的孩子送到更加严苛、有组织的环境中去。戈登的弟弟鲍比和妹妹多蒂被送去了伦瑟姆公立学校，而戈登则被送到了弗纳德学校。

　　戈登到弗纳德的时候正值 1947 年春天，当时他刚刚九岁。他感到孤独、害怕，特别想念自己的兄弟姐妹，而在他面前的将是战后一个美国小男孩所能想象的最为痛苦与可怕的世界。在接下来的六年中，戈登·沙特克持续遭到了精神和身体上的虐待、一次又一次的性侵犯以及长时间的强制劳动。他每日每夜都想要逃离这个地方。

　　弗纳德是一家庞大的机构，有近两千名被各种各样痛苦与疾病缠身的儿童和成人困在这里。跟数不尽的患有严重障碍的人一起关在这个无边无际的牢笼中，让年幼的戈登无时无刻不生活在警觉与恐惧之中。这个地方对他来说简直就是监狱和人体动物园，他越发思念自己的母亲和兄弟姐妹们。刚开始，他还接受了一连串的身体检查、谈话和测试。大量关于他的家庭和来自于各种公立机构的资料都被收集在了一起。这些文件展现了他人生中所经历的一切。他"出生时大约有四公斤多一点……十八个月的时候学会了走路……一岁的时候开始说话"。他小时候生过的病也和其他孩子没什么两样，百日咳、麻疹、水痘和德国麻疹，而且检查认为他的身体非常健康，但是他的心理状况和教育程度就另当别论了。

　　人们最开始注意到他的"怪癖"，是"因为他在公立学校里面的表现非常糟糕"。戈登读一年级就读了两年，之后就被"转到了特别班里，而他在那里的表现也完全不行"，他在学习上的表现被评价为"差"。不仅如此，他还被评价为"任性、自私"，总是想要"一有机会就从寄养所逃走"，而且居然还乐在其中。评价建议说，他应该接受管教，而且必须被"强硬对待"。②弗纳德的管理人决定以此标准管教戈登，而且还要更严厉。

沃特·E·弗纳德是该学校的第三任负责人，他是一位世界知名的精神疾病与智力迟钝方面的专家，并使这家机构在教育界享有声誉。1924 年弗纳德去世，之后这家机构就改成以他的名字命名，所有对于优生学运动与理论的拥护都在这里得以保留——这些理论在 20 世纪头几十年里曾极大程度地占领了知识领域，并使这里成为了发育障碍人群的典型案例集中地。③后来这里还渐渐集中了越来越多不存在生理与心理障碍的人群：孤儿，穷苦、破碎或问题家庭的孩子，还有流氓和麻风病人。就连那些在 IQ 测试中得分较低的人也被送到了弗纳德学校。这些人当中有不少很快就沦为了免费劳动力，公家的补助根本跟不上机构人口飞速膨胀、负担日益沉重的现实状况，是这些人的劳动让机构得以维持运转。沃特·弗纳德的前任主管人兰索姆·葛林非常爽快地承认了当时资金紧缺的状况："学校里需要有 30% 的痴呆人口以维持学校运转，"④他还解释说，"精神障碍不严重的人得帮忙照顾那些不能自理的人，否则我们需要的员工就会越来越多。"⑤

20 世纪 40 年代、50 年代和 60 年代，由于他们还被算作是相对正常的孩子，戈登和他的朋友查理·戴尔以及奥斯汀·拉罗克等许多男孩成为了弗纳德"内部劳动力"系统的支柱力量，以及"强大资金激励"的代表。由于在弗纳德入学考试上，智商只有 74 而被定性为"傻瓜"，遭此污名的戈登和机构里的其他据说智商低于平均值的孩子们成为了 20 世纪中期版的契约奴ⁱⁱ、使机构得以维持运

---

ii Indentured servants，也叫契约仆役，原意是指美国历史上存在于 17—19 世纪，为前往美洲，而以为他人充当若干年奴仆为条件订立契约的人。——译注

转的无报酬劳动力。弗纳德每新来一个"傻瓜",都意味着可以少雇一个油漆匠,少请一个邮递员,少花一份钱在花园看管上。

弗纳德儿童的病历上精心描绘了医疗检查的结果以及每个孩子行为上发生的变化。他们甚至还专门记录了手淫的频率、体重的增长以及每个孩子都跟谁接触。以戈登为例,他就是一个"讨人喜欢、严肃认真、有魅力的小男孩",而且他"身体健康",非常善于"编织和扎刷子",而这恰是每个弗纳德的孩子都希望掌握的技巧。但是过了些年月之后,他在兴趣与情绪方面的评估分数大大降低了。他变得非常"顽固且狡猾",表现得"性情古怪",而且还"撒谎成癖",认为"自己比其他男孩强"。病例中还经常提到他的"种种恶习",诸如"习惯性逃跑",动不动就"跟人打架",还总是表现出"鲁莽挑衅"的态度。而学校里的其他男孩则十分尊重他——在管理者们看来就是一种"英雄崇拜",这一事实则让他们越发担心起来。

意味深长的是,他们谨慎地注意到了戈登的各种"鬼鬼祟祟的"行为、"棘手的"态度以及种种"逆反的"表现,却没有提到任何弗纳德学校本身对他所造成的伤害。学校的员工以及不可饶恕的种种行为都给他带来了无尽的苦痛。工作人员几乎每天都会对他进行性骚扰——甚至还要更频繁。每个晚上,这种事都会发生在他和其他男孩的身上。"我已经记不清自己究竟被强奸过多少次了,"沙特克承认说,"一到夜里,他们就把你拽下床,拖到活动室去。要是你不肯屈从他们的要求,有些时候他们还会拿糖块贿赂你,有些时候他们干脆就把你揍到不成人形。"

戈登说这些员工——很多人原本就是性犯罪者——会从寝室里的三十六个男孩当中拎出一个来,把他带到一个没人的房间,然后对他进行性侵犯。"有一天晚上我都快被他们揍死了,"戈登回忆说，"我就是没有向他屈服。那时候是冬天，他把所有的窗户都打开，让我把睡袍脱掉，然后往我身上泼了一桶冷水。"戈登说他和其他男孩向弗纳德的管理者报告说有人侵犯他们，"但他们根本不相信我。我们在他们看来就是白痴、傻瓜、弱智。没人肯听我们说一句。他们知道这些侵犯并没停止，但他们连手指头都没有动一动。我之所以要逃跑就是因为这个。我憎恨这个地方。"⑥

戈登和大多数男孩不仅仅会遭到性侵犯，他们这些被定性为"傻瓜"的孩子们还被迫进行各种各样繁重的体力劳动，而这些活儿通常是由成年人承担的。"我才九岁的时候，他们就让我上织布机干活了，"戈登说，"我得连续工作四五个小时，有时候一整天都不能停。夏天的时候我们就去弗纳德农场干活，种植啦收获啦，等等。从早到晚我们都得曝晒在大太阳底下。我顶多也就九岁吧，从早上 8 点钟开始，我一直干活到下午 5 点。干完了活，他们带着我们列队回到宿舍，我们手拉着手回到学校，然后吃晚饭。"

农忙季节，男孩们就成了没有工资的农场工人，其他时候还要从事各种艰苦的工作。查理·戴尔十二岁时就被派到厨房洗碗，还被告知以后他就负责切肉了。在那之前他负责的是铺床，而且也在织布机上干过活。⑦奥斯汀·拉罗克则被分配了邮差的工作，每天就是奔走于各个建筑之间分发信件、包裹和电报。学校里有一个很大的图书馆，但是从来没有人教戈登、查理和奥斯汀这些男孩子阅读。不过，就算他们拥有了熟练的语言能力，他们似乎也不会对弗纳德的巨量藏书有兴趣——那都是些诸如《优生学》、《安全顾问或实践优生学》以及《新优生学》之类的书。

如果说性侵犯、跟 19 世纪罪犯劳动系统差不多的工作分配，以及各方面都很糟糕的居住条件都算不上严重的话，这所学校对待这些年少被压迫的孩子们还有更加狠毒的手段：让他们加入激动人

违童之愿：冷战时期美国的儿童医学实验秘史

心的科学小组。

起初，戈登还为这一小组而兴奋不已。只有为数不多的几个特别的学生被选中，而且这似乎是重回美好世界的绝佳机会。"看上去很棒，"戈登回忆说，"我们都激动极了。这是个能够到弗纳德外面去的好机会。"

奥斯汀·拉罗克也表示完全赞同："整整五年，我都从一扇小窗户往外瞧，巴望着能有人来看看我，等待着有人能带我到别的地方走走。你绝对想不到这在当时对我们来说是多么重要。当你身处在那样一个环境里面，你会甘愿去做任何你觉得有好处的事情。能到学校外面去的诱惑力是非常大的。"⑧

然而，他们的热情并未能持续很久。

"他们把我们关进一个单独的隔间里，不允许我们跟其他人交流，"戈登说，"他们把我们每个人都单独分开，然后还给我们吃特别的食物。他们要确保我们把盘子里所有的东西都吃下去了才行。我们每天的早餐都是燕麦粥，他们要求我们一定要全部吃光。更讨厌的是还要打针。我最讨厌打针了。每天早上吃饭前，他们都会给我们打一针，抽走一管子血，还有一个护士一直盯着我们往一个玻璃罐子里大小便。我真是太讨厌这些事了。"⑨

虽然偶尔能够外出让男孩们感到很开心，但对每天早上打针却越来越兴趣缺缺。不管医生是不是给他们抽血，还是注射一些莫名其妙的东西，这件事情已经完全丧失了它最初的吸引力。终于有一天，戈登对医生和护士们说他受够了，他想要退出科学小组。

然而他们不允许戈登从项目里中途退出，这让戈登大为惊恐。"我拒绝再被抽血，"他说，"他们跟我说，如果我不让他们抽血的话，他们就要关我的禁闭。我说我不在乎，我就是再也不想打针了。"

于是这些人说到做到，医生和弗纳德的管理者们把戈登关进了
22号病房，这幢楼的地下室里面有六个专门用来惩罚的牢房，孩子
们都知道那儿就相当于弗纳德的监狱。"他们把我关进四壁光秃的
小屋，里面只有一张破床垫和一个尿罐，"戈登说，"屋子里没有窗
户，只在门上有一小块玻璃，有人来了可以透过玻璃往里瞧，看你
都在干些什么。头几天的时候他们只是给了我点水和面包。后来他
们又来问我，是否打算回归科学小组，我说我不干。我才不会回去
呢，我再也不想挨针头了。"

戈登又被继续关了几天禁闭。但是到了第八天，他终于熬不住
了。等到那些人又来问他愿不愿意回归到项目之中，他妥协了。医
生许给他好处说，一定会带他和其他孩子去看一场橄榄球赛。

"我本不想答应的，"戈登仍然对自己当时的决定感到后悔，"但
是我还是同意了。我那时还只是个孩子，我还能怎么办？"项目组
织者们显然弱化了加诸于参与者们身上的沉重负担，但孩子们很快
就感觉到，参与其中让他们觉得这一切是如此漫长、孤独和难过。
所有文件最终都得以暴露出来，其中显示每个实验对象从每天清早
到下午2点半的这段时间，都要接受六次抽血，留四次尿样。[10]

对参加科学小组表现出反抗的弗纳德男孩并不止戈登·沙特克
一个人。其他孩子也丧失了对于所谓弗纳德版四健会的热情。其中
之一就是戈登的好朋友查理·戴尔。查理同样也被评为智商低于平
均水平，也来自一个支离破碎的家庭，那时的他才刚刚十岁，而这
个小组看起来与单调乏味的学校生活截然相反。"我高高兴兴地加
入了科学小组，"戴尔平静地说，"只要能离开弗纳德，哪怕就一
天，让我干什么都行。"

但是没过多久，他对项目的兴趣就迅速消退，这反而成了让他
害怕和厌弃的事情。和戈登一样，戴尔也想离开小组。他对医生和

管理者们说，他想回到自己原来的病房去，不再跟科学小组有任何干系。当被告知他不能退出，因为他已经签了字，所以必须坚持到项目结束才行，他气得目瞪口呆。等到医生和护士又想从他身上抽血的时候，他坚决拒绝了。结果他们不让他走出大楼一步，一直在后面追着他要把血样抽完。一场史无前例的意志之争在弗纳德学校上演了：戴尔爬上了一根天花板支柱，又颤颤悠悠地爬到了一根高高的大梁上。医生、护士、学校的员工和孩子们都在下面恳求他下来，但是戴尔就不肯听。他铁下心来就是不要回到科学小组去。

戴尔说，尽管当时他在高处怕得要命，他还是"尽量往上爬，好离那些针头远远的"。[11]

双方僵持了足足有好几个小时，时间拖得越久，学校的工作人员就越发暴怒。每个人的脑中都想象着要是这个十二岁的小男孩从九米多高的地方掉下来摔死怎么办，但无论他们怎么威胁、许诺、说好话，查理都拒绝爬下来。[12]最后，经历了四个小时的痛苦煎熬后，弗纳德学校负责人马尔科姆·法雷尔博士被请来了，他让查理·戴尔下来。跟戈登·沙特克如出一辙，他最终也被迫留在了科学小组，继续早上喝燕麦粥，继续被人抽血，继续每天被人看着往玻璃罐子里大小便的日子。

最后，许多男孩终于得以离开了科学小组和弗纳德训练学校。当他们终于可以从学校出来——都在他们二十岁左右的时候，他们找一份工作维生，结婚生子，尽己所能地让自己在经历了父母和公家给他们带来的一系列伤害后能过上正常的生活。尽管他们发现自己失去了一个普通孩子应有的童年生活，还艰难背负了被宣称为白痴的污名，而且还要承受不会读写所带来的困难，但他们仍然都顽强坚持了下来，并获得了回报。他们成为了这个社会中的一员，见到他们时你几乎无法想象他们曾经有过何种恐怖的经历。但是，这个适应的过程充满了艰辛。弗纳德这所有上百年历史的公立机构从来都没有考虑过这里的孩子如何步入社会。"当我二十岁的时候，我终于能离开那里了，"查理·戴尔说，"我既不会读写，也不知道怎么跟人相处。他们什么都没教过我们。我甚至连钱是什么东西都不知道。我辛辛苦苦干了那么多年的活，从来都没有拿到过一分钱。"不只是他一个人这样说。说到自己离开弗纳德的时候，奥斯汀·拉罗克也说："我完全不知道该干什么去。我之前从来都没有乘过公交车。我也不知道钱能怎么用。我都不知道钱是什么。我对自己眼前的世界一无所知。"⑬

但是，尽管查理、奥斯汀和戈登最后都融入了这个世界，却仍遭到了致命的打击，这一打击把他们拖回了在沃尔瑟姆的弗纳德学校的那段日子。1993年圣诞节第二天，《波士顿环球报》头版发表了一篇报道，让当地市民深受震动，并很快在全国各地都引起了强烈反响。报纸的通栏大标题是："对智障人群进行辐射实验"；副标题则是："弗纳德学校的战后实验"。这一报道引起了媒体界持续数月的极度兴奋，马萨诸塞州和联邦调查局都开始介入到该实验的源头及其背后原因的探查中，并在美国境内掀起了对于医学研究的大辩论。⑭

有一篇长长的文章一开头就说到，"麻省理工学院和哈佛大学的研究者们打着科学的名号"，让弗纳德学校"十几岁的智障男孩""吃下含有放射性物质的牛奶冲调的谷物当早餐，或给他们一系列相当于五十次 X 光胸透的辐射当量的铁离子补剂"。这项研究是由贵格燕麦公司和美国原子能委员会出资的，这一新闻占领了报纸的头条，引起了广泛的争论，并带来了严重的道德恐慌。有些人坚持认为这些实验暴露了真正的"邪恶面目"，当局的人都被"机会主义与傲慢"所侵袭，对毫无反抗之力的孩子进行随心所欲的利用。其他人则表示这些实验"带来了营养学方面的重要知识"，而且没有任何人受到伤害，"因为辐射剂量非常低"。⑮

这些从前弗纳德学校的男孩们立即就被媒体所淹没。他们当初都是些无人放在眼里的新英格兰地区ⁱⁱⁱ的流浪儿，此刻却成了媒体关注的重要人物。"我开始接到《波士顿先驱报》和《环球》的电话和拜访，"戈登·沙特克说，"北海岸所有的报纸媒体都想采访我，还有各种广播和电视台。就连《人物》杂志也想要采访我。他们都来到我家，问我对如今揭露出弗纳德实际上是在进行秘密医疗实验的一切都有什么看法。我对他们说，我感到非常震惊，而且开始担心自己还能活上几天。那些东西进到了你的身体里，你不知道它们能对你造成什么影响。"⑯

公众对此的关注度持续增长，媒体也越发对"智障男孩"被当成"人体小白鼠"用于危险的"放射物实验"津津乐道。随之而来的几个星期里，调查报道、述评、冗长的专栏文章专注于报道弗纳德发生的一切，几乎成了全美国各新闻机构的一致风尚。⑰《波士顿环球报》强调说，麻省理工学院和哈佛大学——这两所全美国最优秀的教育机构——使用"智障儿童"进行一系列有问题的医疗实验，其"错误与傲慢"是不可饶恕的。⑱

此前两个月的时候，《阿尔伯克基论坛报》曾发表文章，揭露了1940年代晚期，有十八名医院病人在不知情的情况下被注射了元素钚。这篇报道发表后，受害者家属以及一般市民得以了解了报道中提到的冷战时期的可怕而奇怪的科学实验，而官方也开始为发掘这些事件背后的真相展开调查。⑲有一项调查就是由马萨诸塞州精

---

iii　新英格兰地区（New England）指的是美国大陆东北角、濒临大西洋、毗邻加拿大的区域，包括缅因州、新罕布什尔州、佛蒙特州、马萨诸塞州、罗德岛和康涅狄格六个州；哈佛大学、耶鲁大学、麻省理工学院、波士顿大学等都坐落在这片区域。——译注

神卫生厅长官菲利普·坎贝尔下令进行的，他表示自己在《波士顿环球报》上读到弗纳德实验时，感到"震惊而恐惧"。他立即决定成立一个特别小组，"充分披露和调查曾经使用放射性物质的［DMR］机构所进行的一切活动"。[20]

　　人体实验研究特别小组的十五名成员包括了律师、学者和一名国会议员，还有两名曾经是弗纳德科学小组的成员，他们设立了八百部电话，专门供人们来要求获取信息、梳理弗纳德藏书丰富的图书馆中的文档和档案材料，并要求哈佛大学与麻省理工学院全力配合他们对相关信息进行调研。为了发现"这一事件究竟如何得以发生"的答案，特别小组查阅了20世纪中期马萨诸塞州内监护人与病房的历史，以及这些年里知情同意观念的演变。他们试图从曾经被关在弗纳德里的实际个体的角度对这里发生过的事情进行叙述。[21]这些从前的弗纳德人的讲述表达出了幻灭与道德恐慌等各种情绪，使得这一叙述既引人深思，又令人难过。例如，查理·戴尔向调查人员讲述了他第一次踏进弗纳德学校时，他认为他会"学到东西，说不定还会有所进步"。但是日子一天天过去了，一年又一年，他"几乎搞不懂"自己为什么会在这种地方，他意识到"这里根本就不是个教人知识的学校，实际上根本就是个智力障碍者收容所"。他说自己亲眼目睹了学校里的人长期遭受虐待，而且给出了大量的实例，比如"一个员工用点燃的烟头烫一个智力障碍的孩子"等。这些经历给他留下了难以磨灭的印象。"我内心中的怨恨也渐渐变成了反抗。"戴尔承认说。[22]

　　事实上，对于弗纳德学校的绝大多数孩子们——尤其是那些有严重残疾和智力障碍的孩子——来说，他们的日子比参加了科学小组的孩子还要糟糕得多。忽视与虐待就是他们生活的家常便饭，而受害者们对学校里的种种恶行的生动描述也深深打动了特别小组的

　　　　　违童之愿：冷战时期美国的儿童医学实验秘史

每一个人。一位母亲曾在 1947 年把自己严重智障的五岁小女儿送进了弗纳德学校，她悲痛欲绝地表达了自己的强烈悔意："……甚至纳闷自己当初怎么能把唯一的孩子送走。"

她在说到自己的女儿被用了何等巨量的药物时几乎无法抬起头来，"屋子里面空空如也，地面都是水泥的"，会有人定期"用水管把里面的尿液和粪便冲走"，孩子们得到大楼外面的淋浴隔间去冲澡，而且那里的人实在太多了，"巨大的病房一样的房间里面摆着无数的床位，彼此之间只有十几厘米的间隔"。然而最让她担忧的还是女儿的身上总是有不同的伤，"她脸颊两侧、脖子和后背的皮肤都撕破了"，"每天早上都满身是血"，"头部也受了伤"，造成了一块颅骨凹陷，缝了好几针，至于究竟发生了什么，没有人给孩子的母亲任何解释。

还有一位监护人讲述了他照顾下的一个患有唐氏症的小女孩，她在 1960 年代中期被送进了弗纳德学校。小女孩在这里遭受了无尽的侮辱、伤害和冷漠，其中的表现之一就是学校的医疗人员决定 —— 在没有任何知情同意的情况下 —— "拔除她的全部牙齿"，这样她就"不会有任何龋齿和蛀牙了"。在这个女孩的有生之年，她将不得不只能"进食膏状或碾碎的食物"。[23]

小组成员们还听到了各种各样的讲述，例如"有个女孩被发现沉在了水池底下，因为有人干脆把她给忘掉了；有个女孩从自己的楼里溜了出来，在下水道里面冻死了；还有个女孩被一个男性护工反复击打头部"，因为她拉了自己一身，还把粪便涂在学校的地板和墙上。[24]这些人的故事突出反映了弗纳德悲惨的生活条件、孩子们遭受的彻底忽视以及学校糟糕的管理状况，而且也许也能说明为何哈佛大学和麻省理工学院会选择在这样一个地方进行实验。

弗纳德学校与波士顿两所顶尖精英学府的合作早在第二次世界大战刚结束时就已开始了，当时美国在麻省理工学院的国家生物化学实验室给沃尔瑟姆这所公立训练学校的主管人马尔科姆·法雷尔发了一封详细的信。信中，一位营养生物化学副教授罗伯特·S·哈里斯说，他们有意在弗纳德进行一项临床项目，用以研究"植酸在矿物代谢中"所担当的角色。㉒植酸是粮食、种子、坚果和许多谷类中所含有的磷的储存形式，而且在它们对营养究竟有何影响这一问题上存在着"大量不同意见"。哈里斯解释说，有些营养专家强烈反对谷物制品在食物中占有大量比例，因为谷物中含有的植酸会对钙代谢造成干扰。哈里斯想要就草酸对铁代谢的影响进行研究。

　　他解释说，以前的测量设备都太粗糙了，胜任不了如此精细而准确的科学检测需要，但是"最新的通过粒子回旋加速器轰击制造出来的放射性物质成为了这项研究的最佳工具"。这一设备使得"标记铁原子，使之合成化合物，给人服下后对其在人体内的代谢进行追踪"成为了可能。

　　由于当时的人们在几个月前刚见识了日本广岛和长崎爆炸的两颗原子弹的威力，对放射性物质的潜在危害都更加警觉，哈里斯安抚法雷尔说："实验仅需要极小剂量的放射性物质，而这点物质的辐射量更是微乎其微。"其实这跟"科罗拉多州丹佛高地的居民们每时每刻都在经受的宇宙射线"相差无几，他如此解释道。为了进一步强调根本就没有必要担心科学家究竟打算使用多少放射性物质，哈里斯举例说明，曾有"一百多名医学院学生"参与到持续两年的实验中，结果证明完全无害；"在罗切斯特医学院进行的临床研究"所使用的放射性物质的量要大得多，但得到的也是这样的结果。

哈里斯说，他们原本打算用老鼠来做实验，但是啮齿类动物在代谢铁和植酸方面跟人类有极大的不同。因此研究者们认为用人来做实验十分必要，如果实验对象正处于活跃生长期效果会更好。至于其他制约因素，诸如实验对象必须自始至终都不离开，所有人必须统一饮食等，都使得弗纳德学校比其他地方更适合作为实验场。这里毗邻麻省理工学院的实验室，也便于血液样本送过来进行分析。

　　接下来，哈里斯还对为期八周的五个实验中的每一项都做了详细的描述，并说明实验需要十到十五名实验体。他还顺便提到，他们非常愿意以任何可能的形式对这些实验对象予以酬谢。

　　在接下来的几个星期，一直到 1946 年初，麻省理工学院、弗纳德学校和马萨诸塞州卫生厅及其精神教育与研究委员会之间一直保持通信，后者负责的正是对这一项目进行监督。卫生厅长官克里夫顿·T·珀金斯已经签署批准了这一科研项目，并表示，为准备该项研究，"我对您选择十五名左右的病人并无异议"。该项目于1946 年初正式开始。㉖

　　那年仲夏，麻省理工学院的科学家推断出，植酸会削弱人体对铁的吸收，而当植酸存在于溶剂而不是食物中时，植酸造成的影响会更大。这些数据都来自于十八名十到十四岁的儿童，他们每天的早餐中都添加了等量的铁。报告还显示，他们进食的牛奶、燕麦粥和水中也都"掺有放射性物质"。㉗

　　哈里斯在 1949 年又去了弗纳德学校，与当时新上任的医疗顾问克莱门斯·E·邦达博士进行讨论，希望能获得许可复制上一次的项目，不同的是这一次将对放射性钙代谢进行实验。正和上一次项目时一样，哈里斯也解释了这类代谢研究"在人类身上实验曾是比较难以实现的"，但是如今，这种放射性钙使实验"能够迅速获

得钙保留的信息，仅会给实验对象带来些微的不便"。㉘

哈里斯解释，"给这些青春期儿童服入的放射性钙（Ca45）"将添加在他们早餐的燕麦粥和牛奶里。他认为"至少需要有二十名正常实验对象"，但是若有"非正常实验对象可供研究则不必限定人数"。所谓"非正常"，他特别指出，就是在弗纳德随处可见的一些儿童与成人："呆小病患者、先天愚型样者"以及其他患有罕见发育疾病的人。他们认为这些人的钙代谢本身就是不正常的。㉙

实验期间的每一餐都会包含检验这一推论所需的最小剂量的放射性钙。每个实验对象都必须参与两个实验周期，也可能需要更久。

与从原子能委员会（Atomic Energy Commission，AEC）获取授权以获得放射性物质一样，沃特·E·弗纳德学校也成立了一个同位素委员会（Isotopes Committee）来对放射物操作和实验性质进行监督审查。委员会的五名成员都是执业医师，其中四个受雇于弗纳德学校。另外一名唯一的外人是哈佛医学院的讲师。㉚很显然，这五个人里没有一个会在乎这个实验的本质，也不会在乎实验对象是什么人，更不用说这些实验对象将会接受何种程度的放射性物质了。

毫无疑问，这个委员会中最有理由应对这项 MIT 实验可能带来的健康风险以及实验本质予以关注的就是弗纳德学校的医疗顾问——克莱门斯·恩斯特·邦达。邦达出生于柏林，父亲是一位德国病理学家，他自己则在柏林大学、耶拿大学和海德堡大学修习哲学与医学，并在 1922 年获得医学学位。毕业头几年，他一直在柏林与海德堡的诊所行医。1935 年，邦达和他的妻子——也是一位执业医师——带着两个年幼的儿子移民到了美国，因为希特勒在德国的势力越来越大，政治局势也变得越发不稳定了。㉛

邦达在波士顿定居了下来，不到一年时间，就成为了伦瑟姆公立学校华莱士智力缺陷研究实验室的主管。1947年，他成为了弗纳德学校的研究与临床精神病学主管，并一直担任这一职位到1963年退休。在邦达的职业生涯中，他曾在许多重要的学术机构担任职位，比如哈佛医学院、克拉克大学、马萨诸塞综合医院、塔夫茨医学院、波士顿大学神学院等。同时他还担任了美国神经病理学家协会和美国智力迟滞学会的会长。邦达的研究兴趣主要集中于唐氏症（当时一般都叫做蒙古症）、呆小症、智力发育迟滞、精神病理学、存在主义心理学以及精神病学。

在弗纳德实验期间及其后来许多年，当时的小男孩们始终都对邦达五花八门的研究项目耿耿于怀，历数那些奇怪实验、秘密尸体解剖的种种，以及墓地里埋葬弗纳德儿童的无名坟冢。而在1993年科学小组事件曝光后，诸如几十个装在玻璃罐子里的大脑标本、邦达与穿制服的纳粹军官合影等这类耸人听闻的传言也越来越多起来。②

尽管邦达和他的同事没花多少时间就通过了麻省理工学院的实验方案，而且认为没什么可担心的，但AEC则想对其进行一些修改。AEC人体应用分会特别规定："研究中的每个正常孩子仅能配给1剂量的Ca45"，"任何实验对象的摄入量都不得超过1微居里"；③该研究打算使用的是2微居里，这相当于2克镭同位素[iv]。同位素部门放射性同位素分部主管S·艾伦·洛夫将以上限制要求转达给了麻省理工学院的罗布利·埃文斯和弗纳德的克莱门斯·邦

---

iv 居里（Curie）是单位时间内发生衰变的原子核数。1克镭226每秒产生 $3.7×10^{10}$ 次原子核衰变，该放射源的放射性强度即为1居里；1微居里 = $3.7×10^4$ 次／秒。作者说2微居里相当于2克镭同位素，似不妥当。另外现在，居里这一计量单位已被贝可替代，1居里 = $3.7×10^{10}$ 贝可。——译注

达。放射性物质具有危险性，而且暴露于过于巨量的辐射之中可能会对"正常儿童"造成伤害。而对那些被判定为非正常的儿童则不需要那么在意，研究中这些约束在他们身上也可放宽一些。

1949 年秋天，AEC 与邦达之间的通信强调了这一观点，同时还表示，弗纳德的医疗人员在操控放射性物质方面缺乏经验。洛夫不得不强调说，正常的病人"仅可接受一次"放射性钙。[34]

洛夫坚持，弗纳德实验只使用"最小剂量的 Ca45，就足以为每一次测试提供有效科学数据"了，而没有任何实验对象应被配给超出"1 微居里"的放射性物质。

洛夫唯一一处持保留意见的就是受试个体可以参与的实验次数。"正常对照对象"可以"只参加一次测试，且 Ca45 的剂量必须控制到最少"。其他个体，即洛夫称之为"精神缺陷对象"的个体，则可以在不违背其他指导原则的前提下"参与一次以上测试"。[35]

至于每个孩子会接受何种程度的辐射，罗布利·埃文斯对 AEC 的保罗·阿贝霍尔德博士保证，绝对"不会超出微小剂量水平"。然后他还介绍了实验中用到的四种确保辐射剂量不会对实验个体造成伤害的简单方法。[36]埃文斯对实验予以支持的信促使 AEC 批准了这一项目，顺利迈入下一阶段。最终，有十七名儿童参与到了这项研究当中。

马尔科姆·J·法雷尔在发给孩子父母们的信里，向他们说明了麻省理工学院即将在这里进行研究的事情，并强调说，弗纳德学校对营养研究非常感兴趣，只有部分开明的家长才会受邀参与这一项目。法雷尔还强调了参与者将在实验中获得营养强化的饮食，并指出，每个孩子都会因此而"体重增长，获得多方面进步，血液方面的好转将尤为明显"。他如此总结自己想要获得家长许可的目标："敬请放心，我个人感到这一项目将会非常有意义，［且］终将

为人类带来丰厚的福祉。"㉗

随着时间的推移，人体研究项目已经越发成为了弗纳德运营与文化的重要部分，各种研究申请纷至沓来，也都获得了弗纳德的授权。比如在1953年的春天，哈里斯告知邦达说，食品技术部"计划展开一项关于五种不同的钙化合物在人体对象体内情况的研究"，要求提供"十五名实验体"。十名实验对象已经确定，但是仍有棘手的问题需要解决。实验体中有三名"拒绝接受研究"，另外的五个实验对象则已经参与了别的实验，且服用了放射性钙，所以不能重复使用了。哈里斯和他的医疗同行们正在寻找"新的实验对象"来进行测试，"每个对象［将会］在五次实验中每次各接受1微居里"。㉘

这一要求与其方案都很有问题。三年前，AEC就曾规定任何实验对象都不得接受超过1微居里，且只有智力障碍者可以参与一次以上的实验。要么就是规则发生了变化——并无关于此种变化的任何书面记录，要么就是医生们在任意制定实验方案。

哈里斯继续向邦达强调了这一研究的重要性，并反复表达了他想要获得实验对象的愿望。他恳请邦达说："可以诱使这三名不愿意参与研究的实验对象改变主意。"㉙所谓对这些脆弱的孩子施以诱导，即意味着对他们进行口头威胁或通过校方施压。如果这样还不能奏效，就要进行惩罚——关进弗纳德"监狱"、跟伙伴们隔离、每天仅以面包和水为生，直到他们同意加入项目为止。

实验体们想要退出，必须加以诱导才能回归的事实提醒了哈里斯，他们"忘记了还有弗纳德科学小组"这码事。哈里斯建议，组织大家去看一次橄榄球赛，接着举行一次说明会对医生的工作加以解释，从而让男孩们"对他们承受的小痛所实现的大义而感到骄傲"。㉚不幸的是，很多男孩都认为去棒球场这种稀罕事相较于参加科学小组所背负的沉重负担而言，实在是太不足道了。

究竟有多少男孩的家长确实知道这些实验，我们并不清楚；共有五十七名实验对象参与到了钙元素研究中，大多数人每天都要口服放射性同位素，还有几个则是通过注射。比如戈登·沙特克就告诉我们，从来都没有人通知过他的家长，也不知道他参加了个什么科学小组，被当成了实验对象。他的名字也完全没有出现在家长签字同意自己的孩子参与这一项目的文件上。但是，这些文件显示，有些家长收到了邦达的信，但告诉他们的是"马萨诸塞州技术研究所的营养学部门"要进行"某些检查"，以"改善我校儿童的营养状况"。[41]

尽管这一页信纸塑造了这一事业积极正面的美好形象，事实上，这项实验是非治疗性的，而且不会给参加实验的男孩带来任何益处。邦达完全避开了研究中某些至关重要的方面，比如用到了放射性同位素这一点，而且还对其他方面也做一些更改，使这一方案看起来对孩子们没什么害处，甚至还能使他们直接受益。例如信中就说，"志愿者们"会"在三个月中每月接受一次血样检查"。真实情况则是，实验对象被抽血的频率要远远高于这种说法。

在邦达的信中，这一实验完全是无害的，甚至是值得珍惜而且欢乐的。实验参与者们会享受到各种特别待遇，比如"每天一夸脱牛奶"、去看橄榄球赛、去海边、外出就餐等。简而言之，按照写信者的说法，这对参与者们会是"极大的享受"。事实上，邦达还让家长们重新考虑他们的休假计划，以确保实验对象们不会在研究的关键阶段离开学校。[42]弗纳德的医疗人员保存了每个研究对象的资料，包括是否收到同意自己的孩子参与项目的家长同意书。有些文件标明了是谁授予了许可，有些则透露了实验对象的个人信息。[43]有不少文件中，仅能在实验对象的名字后面找到手写的"无家属"

字样，表明他是政府的被监护人，这一身份使得他的命运完全掌握在了机构负责人手中。

邦达对自己的权威越发自我膨胀起来，作为弗纳德的医疗顾问也越发游刃有余，他扩大了自己的研究领域，甚至开始从事一些在今天绝对会被叫停的项目。[44]其中有这样一项令人毛骨悚然的实例，邦达在 1953 年 9 月的时候想要用一个病重的孩子进行钙代谢实验，需要给"一个生命垂危的滴水嘴兽病人服用一剂 50uc 的 Ca45"。（"滴水嘴兽"和"滴水嘴兽型"这类词汇，在 20 世纪上半叶时经常被医疗行业人士用以形容贺勒氏症及其患者，这是一种神经系统的退行性疾病，会造成侏儒症、外形极端损毁、寿命短于十年等。）ᵛ 在写给 AEC 的申请信中，邦达指出，这名十岁男孩"自出生之日起就被这种严重的代谢障碍折磨，但是如今越发地每况愈下"。该病人恐怕只剩下"几个月"好活了，而且邦达强烈要求"尽快考虑"他的要求，否则就赶不上进行这项研究了。[45]

他提醒 AEC 说，自己有三年半与麻省理工学院研究者共同进行钙代谢研究的经验，并借此来强化自己的理由，还指出，之前还曾有其他医疗研究者要"给垂死病人使用更大的剂量"也获得了许可。[46]这项研究最终未能完成，因为病人在第十六天就身亡了。意味深长的是，尽管这个男孩被注射了剂量惊人的放射性物质，作者还在论文中详尽记述了该实验，并"向沃特·E·弗纳德公立学校的

ᵛ 黏多糖贮积症是一类先天性基因缺陷疾病，由于体内遗传细胞缺乏能将黏多糖分解的酶，导致细胞中的酸性黏多糖过量堆积而影响细胞功能，进而损害器官；不同型病症即缺乏不同的酶，引起不同的黏多糖堆积。贺勒氏症（Hurler Syndrome）即黏多糖贮积症 I 型，这类患者通常鼻子扁平，胸腔发育不正常，体内脏器肿大，容易呼吸困难甚至暂停，带来大量并发症，一般寿命只有 10—20 年。西方中世纪常出现滴水嘴兽（gargoyle）这个说法，是建筑顶上连接排水管的端口，多为鬼怪和丑陋的动物，很多带有罪恶的象征意义，也许它是作为贺勒氏症患者面容古怪的蔑称的原因。——译注

员工致以谢意，感谢他们对病人的尽心照顾、自我牺牲精神以及极大的耐心"。[47]尽管我们无法确定事实到底如何，但邦达或弗纳德的任何人都不大可能告诉了小男孩的家长他们都曾想要对他们病入膏肓的儿子做些什么。

我们并不知道，政府官员对于弗纳德以及其他公立精神卫生系统内的机构所进行的医学研究项目究竟了解到什么程度，但是有迹象表明，他们会定期去了解这些信息。例如在 1956 年，马萨诸塞州精神卫生部门负责人杰克·R·伊瓦尔特博士曾通告州内所有公立收容机构负责人说："州长和几名立法机关成员对我们各机构中所进行的研究表现出了兴趣。"距离上一次发布同样的通告已经过去了十八个月，伊瓦尔特要求他们再次就此进行陈述。[48]

除了少数几名曾经的被收容儿童给我们讲述了他们的故事，经历了弗纳德早年那些实验的当事人或研究者们依然在世的寥寥无几——而那些临床实验最终延续了三十多年。有为数不多的几个人从这些实验初期就在场，而且始终坚定不移地相信这些实验从健康角度来讲，不仅在科学上不容置疑，更是安全无患的，其中之一就是康斯坦丁·马里茨克斯博士。1993 年弗纳德实验被揭发出来，媒体广泛挖掘一切与其有关的信息，马里茨克斯就曾安慰所有人说："我那时就认为这些实验很有意义，直到今天依然这么认为。那时候科学家们的态度就是，我们一定要尽可能地把这件事情做到最好。"而那些被选中作为实验对象的人则会接受"他们能接受的最微量的辐射，从而使实验顺利进行"。[49]

麻省理工学院在弗纳德所做的研究不仅在伦理上站得住脚，具有科学价值，而且极力慎重行事——在他表达了这些观点后，那些被试者的声明改变了他的想法，他几乎没有再说什么。

我们在 2011 年时对马里茨克斯做了一系列的采访，他强调说，他在当时最关心的是——实验对象接受"尽可能最小剂量的辐射"，以确保没人会因此而受到伤害，但是对于实现研究目标却是充分足够的。这件事——即"对小孩与其吸收能力有更好的了解"——是这项研究的关键难点所在。㊿

马里茨克斯曾是麻省理工学院生物学系的研究生，罗布利·埃文斯选中了他协助自己在弗纳德的研究项目。能够参与这样一个具有重大意义的项目，让马里茨克斯感到非常荣幸。在那段日子里，麻省理工学院极为活跃，有大量各种各样的科学研究都在进行之中，人体实验就是其中的一部分。依照核物理这一新兴领域的另一位巨擘，也是麻省理工学院的校长卡尔·康普顿ⁱ的建议，埃文斯在战后受聘于该校，领导学院的核物理系，并监督美国第一架回旋加速器的建设。马里茨克斯说，对于核科学的"兴趣爆发了"，这个学科对科学的影响，以及它将如何在战后对人类产生影响，都引起了人们的极大关注。

而他们并未对实验对象加以滥用。"我们对这些孩子都很好。"马里茨克斯回忆起他与孩子们的交流时说。从那时起，他又连续多年继续从事科学研究，培养医生对放射性物质加以利用，并最终在老年人身上进行了类似的同位素研究。马里茨克斯印象中的克莱门斯·邦达不仅仅是一个管理者，"他还是个非常聪明的家伙"，对自己所做的工作非常在行。"我们想要知道，人是如何代谢铁或钙等特定矿物质的。我们需要一个受控人群进行研究。"马里茨克斯说。他描述说，这群人需要被限制在特定范围内，有人对其进行监视，而且能够轻易接受喂食，还需要定期采集每个对象的尿液、粪

---

vi Karl Compton（1887—1954），美国杰出物理学家，曾在1930—1948年期间担任麻省理工学院的校长。——译注

便和血液。

"每个人都想把这项工作做好，"马里茨克斯回忆说，整个项目组都怀着这样的想法，"那个年代里没有那么多规矩。我们也是一边摸索一边定下各种规矩的。我从来没有听说过《纽伦堡守则》。这些守则几乎没有产生过任何影响。我不记得学校上课的时候教过或有人提过这些东西。我必须坚持自己的原则，并相信你必须要用最小剂量[的放射性同位素]来获取你想要的信息，越小越好。实际上我也是这么做的；我只测量到了非常低量的辐射。但是这就足以奏效了，我们得到了漂亮的数据。"

但是，过了几十年之后，马里茨克斯还是承认，几年前的标准根本不符合现在的规定，也达不到临床研究的期望值。"回首往事，我就发现这些事是不对的。"如今他这样说道。

马里茨克斯早期在弗纳德的营养学研究，后来于1950年代初期和中期分为四篇论文在学术期刊上发表。[51]没有任何记录显示，当时是否有读过这些论文的人认为，使用收容机构的智力障碍儿童作为放射性物质的实验对象有些不妥。就像马里茨克斯所说，那个时代的人对规矩、守则、伦理约束等都不那么在意，或根本就没有这些概念；研究者们有极大的自由度去尽情编造与安排他们的研究方案。

又过了十几年，亨利·毕彻才在《新英格兰医学期刊》上发表了他那篇充满了开创意义的文章，警醒他的同行们在进行研究过程中所犯下的伦理错误。[52]就在那段时间里，弗纳德训练学校和它附近的兄弟机构伦瑟姆学校，仍在继续随心所欲地用其被监护人作为免费、顺从的研究素材，进行各种医学实验。

20世纪50年代和60年代中期，甲状腺研究成为了这两所学校研究者们关注的焦点。为了能够更好地理解甲状腺如何运作，他们发起了一系列实验，使用放射性碘作为示踪物，监视碘在人体内的移动路径。我们会注意到，这些研究不仅利用了弗纳德的学生，甚至连他们的家长以及伦瑟姆的学生也都牵涉其中。在当时，关注某一种特定遗传缺陷的研究并不罕见。比如在 20 世纪 50 年代中期，哈佛大学医学院以及贝斯以色列医院的研究者来到了弗纳德学校，给"二十一名先天愚型对象"服用了"70 微居里的……放射性碘"，这些实验对象都在五岁到二十六岁不等。[53]

但是，马萨诸塞州弗纳德实验调查委员会发现，"所使用示踪物材料的量和种类，都超出了之前营养学研究项目中所用的微量示踪物的水平"，他们要求立即对当时的实验对象进行跟踪检查。[54]

马萨诸塞州特别调查小组发现，有一项研究尤其问题严重。表面看上去，1961 年在伦瑟姆的儿童身上进行的研究是专门用来测定，如果发生核攻击或核事故，为了阻止儿童因暴露在核微粒污染中吸收放射性碘，需要在他们的膳食中添加多少适宜碘。这项研究带有明确的军事色彩，并在后来被称为"冷战实验"。特别小组还发现，"其实该研究结果还在切尔诺贝利核事故发生后，1989 年某欧洲会议上被提出来作为参考"。[55]

伦瑟姆有七十名年幼的儿童参与到了这项研究中，几乎全部都在一岁到十二岁之间。根据特别小组的发现，其中六十名以上的儿童每天都要服用碘化钠作为日常膳食补充剂，其他人则在连续三个月中，每两周服用若干次。总共算下来，这几个实验对象每人都摄入了 8 微居里的放射性碘。特别小组成员假定研究中的其他对象全都摄入了与之相近的剂量。他们发现，研究设计者"选择这一儿童群体的原因，是因为他们想要让拥有固定生活环境、饮食条件以及碘摄入的儿童得到保护"。[56]伦瑟姆项目是由哈佛医学院、马萨诸塞州综合医院以及波士顿大学医学院的研究者们共同执行的，而且还得到了美国公共卫生署放射卫生部的支持。

1960年代中期继续在伦瑟姆进行的研究中使用了几十名一岁到十五岁、患有唐氏症和其他形式智力缺陷的儿童。其中一项研究是专门测试唐氏症儿童与一般正常儿童相比较，甲状腺功能有何差别。[57]还有一些在弗纳德与伦瑟姆进行的研究则是测量营养不良性肌强直症——一种严重的慢性神经障碍——与唐氏症这两者的甲状腺功能的。邦达曾耗费数年探索"蒙古症"及其与甲状腺功能不全之间的关系，他就是与康斯坦丁·马里茨克斯一同进行该项营养不良性肌强直症研究的论文首席作者。[58]

特别小组收集了若干位专家对接触放射性示踪物对身体健康的短期与长期影响的观点。专家们称其为"微量（少于十亿分之一盎司）的放射性铁和钙"，通常将其与居住在不同地理位置、乘坐飞机以及接受诊断医疗与牙科X射线所受到的辐射相比较，他们也认为受试者因此罹患癌症的可能性非常小，但是那些参与了甲状腺研究的小孩子则有极大的风险患上白血病。[59]而且专家们对该研究的"知情同意"方面持高度保留意见，并认为这些实验"在今天就算只使用很小剂量的放射物质，又有家长或监护人的知情同意的话，也不会通过批准"。[60]

无论医疗专家们如何一再保证不必担心其中长期的健康风险，这些少年时代曾经在收容机构生活并参加过科学小组的人们仍然对医疗行业抱持不信任的态度，并坚信在弗纳德发生的远不止曝光出来的那些事情。"他们的报告说我们没有因为这个项目而受到伤害，"约瑟夫·阿尔梅达说，他在弗纳德度过了自己的青年时代，直言不讳地对弗纳德在孩子们身上施加的一切进行了谴责，"他们都是给政府干事的，你还指望他们能怎么说？"[61]

"有些人就埋在农场外面的乱坟岗里，"戈登·沙特克说，他一直坚持指责弗纳德多年来用儿童进行乱七八糟的医疗实验这些荒诞的行为，"他们把那些孩子装进松木盒子里。就是那帮人杀了这些孩子。邦达一直在他们身上做实验。他们就是因为这些医疗实验才送了命的。"

奥斯汀·拉罗克对我们说："弗纳德夺去了许多儿童的生命。那些年是我生命中最糟糕的一段时间。是他们偷走了我的童年。"

"我们一直都被人叫做蠢货和傻瓜，"查理·戴尔说，"没有人需要我们，也没有人在乎我们。他们对我们百般利用，为所欲为。"

马萨诸塞州特别调查小组在 1994 年提交了最终调查报告，但是无论是媒体报道还是公众的兴趣，跟最初对弗纳德虐待儿童的指控相比，关注度都明显降低了。

令人惊讶的是，这项报告还完全忽略了调查范围的问题——他们只对涉及放射性同位素的医学研究项目进行了检查。难道就没有人好奇，弗纳德在这些年里可能还进行了其他类型的医学实验吗？在研究没有约束的年代里，那些塞满了脆弱人群的收治机构对于医学研究者和制药公司们来说充满了机遇，简直就是无主的宝藏。

一个实验接着一个，做完一个又有一个，用不了多久，一个医学研究小作坊就会蓬勃生发成充满了因各种应被取缔的实验而受益的投机分子。而此种环境下，弗纳德根本不可能逃过这种普遍的模式。

弗纳德学校霍伊图书馆的管理员"阳光"桑德拉·马洛，多亏了她发现了该校与医学研究者的长期合作以及在这里进行了放射性示踪物研究，她说她都不记得委员会是否仔细收集过数据。简而言之，"他们收集这些信息并不是特别投入"。㉒

然而，弗纳德前专职牧师，同时也是马萨诸塞州特别小组调查报告的协调人多伊·韦斯特博士则说得更加直截了当。她在当时就持保留意见，并对强加在这项调查上的限定表示遗憾。韦斯特认为，她已经抓住了"弗纳德早期实验"的证据，绝对不只是用放射性同位素进行基本膳食研究那么简单。"很显然，当时在进行的绝对不只是把麦乳ⁿ和贵格麦片拿来比较一番。"®韦斯特说。然而，调查小组明明白白地告诉她，这项调查就是针对那些营养实验以及用放射性物质做示踪剂这件事的。任何与此事无关的事情都不在考虑之列。这太奇怪了，无论是立法者、普通市民还是特别小组的成员——甚至病人的家属——竟没有一个人对这项调查的狭小范围提出异议。

距离韦斯特协调政府授权的调查委员会进行大量日常工作已经过去了近二十年，但是她依然为没能有一个更加全面的调查而深感遗憾。"有大量证据都表明，弗纳德是大量各种疾病的重灾区，"韦斯特说，"研究者/医生的角色变得模糊不清，医生将学校当成是培训场地"供学生使用和进行研究项目。"医生们想要到那儿做自己的项目，就为图个方便"，而且弗纳德"跟那些顶尖名校、或绝望或冷漠的孩子家长都建立了紧密的关系。他们是不会对权威提出质疑的"。

为了方便行事以及他们所谓的大局，科学家们巧妙地规避了道德准则，用不完整的误导性声明欺骗家长，把诱惑性的条件抛向弱势的渴望有人爱的儿童，还对不肯参与其中的孩子施以惩罚。优生学与冷战极大地推动了弹性道德景观的生长，他们将功利主义行为放在了伦理约束之上。尽管发生在弗纳德学校的故事只是冷战时期更加令人心酸、证据确凿的诸多案例之一，但在更多大量将收容机

---

vii Cream of Wheat，一种谷粉类产品，类似于粗麦粉制作的早餐粥混合物，最早是 1893 年在美国制造的。——译注

构儿童用于高风险实验的事实面前，那些实验只比弗纳德更有过之而无不及。

　　不管冷战时期的临床实验是否专门用来研究辐射抑或是疾病原理，收容受损和孤苦儿童的公立机构始终都是开展研究项目最集中和严重的地方。曼哈顿计划以及第二次世界大战期间制造出世界上第一颗原子弹的超凡行动，触动了人们的开关，大家都疯狂地想要探索这门新科学的奥秘，了解一种前所未有的武器背后隐藏的一切秘密。就在那之前几十年，科学家们刚刚知道辐射是有危害的，早期研究者们与 X 射线过于密切的接触已经证明了辐射的害处，而且很多人都知道，女性在为表盘上色时摄入液体镭的话会使她们早早地在痛苦中死亡。等到了第二次世界大战的最后几年，曼哈顿计划的医生们对这些潜在的问题都提高了警惕。浓缩铀和钚都是项目成功所必需的材料，但是二者从健康角度来讲都存在很严重的问题。一位科学家曾对自己的同事发出忠告说，即便是极低剂量的钚也是"极端剧毒的"，必须要进行另外的研究。这就涉及了人体实验。

　　举例来说，在评估甲状腺活性的医学期刊论文中，研究对象通常都被描述为"有精神缺陷的被收容者"、"心理缺陷者"、"少年犯"以及"非正常儿童"。例如 1949 年冷战前夕，有一项利用放射性碘（I-131）测量儿童甲状腺活性的研究，就同时用到了"正常"的和"非正常"的儿童。不出意外，非正常组占据了实验对象的绝大多数，并包括一个"白痴病患者"、一个"脑垂体侏儒"以及其他带有"蒙古症"和"滴水嘴兽症"特征儿童的典型集合。早几十年间，正是优生学家们大大推广了这些说法[viii]。[64]再比如，文中还称

---

viii 作者在这里列举的病症加上引号，强调了论文原文中的用词都是非常带有侮辱性的，这些疾病在今天都有了不带感情色彩的专用医学名称。——译注

一个刚满月的婴儿为"蒙古症白痴",可被认定是第一例被注射了放射性碘的此种病患。该研究是在密歇根大学医学院进行的,并受到了美国癌症学会的部分资助。

还有些放射性研究是在更加年幼的对象身上进行的。1954 年在田纳西大学医学院,范·米德尔斯沃思博士用七名新生男婴做了实验——"六名黑种人"和"一名白种人",都是才出生两三天,体重七到九磅。[65] 米德尔斯沃思认为,还没有谁曾对新生儿进行这方面的研究。他意识到,"对极为年幼的生命体使用放射物会带来一定的争论",因此他决定向校内的导师们咨询一下。这些导师——一位放射线专家、一位放射物理学家、两位内科医生、两位儿科医生、一位生理学家以及一位病理学家——最终决定,给新生儿注射 I-131 是可以接受的,而且"预计不会造成伤害"。米德尔斯沃思表示,他给这些婴儿的母亲描述了实验流程,并得到了她们的同意。这些 1950 年代南部美国的母亲——无论非裔美国人还是白人——是否对这些放射物吸收研究以及某种原子粒子的半衰期有一星半点的了解,则另当别论了。尽管如此,医生们还是希望这项实践能够在未来的日子里"证明对诊断婴儿甲状腺异常方面有所帮助"。[66]

才过了一年,密歇根某医院的医生们就把注射放射性碘的婴儿受试人数扩大到了六十五名。绝大多数婴儿都还不到两个星期大。研究项目主管、放射科主任、放射性同位素实验室主管、病理科主任与儿科部负责人之间就"对早产儿使用 I-131 可能产生的危险"展开了争论。最后得出的一致结论就是口服给药不会带来有害后果。[67]

获取更多的知识永远都是一种强有力的激励,用于实现该目标的放射性同位素可用性更刺激了这一事物的兴奋度。尽管甲状腺体研究中的放射物接触会带来潜在的健康危险,但这更使其显得尤为具有吸引力而被一再复制。医生们曾在一篇学术论文中严肃地表示说："进行任何辐射监测都要承担一定的预期风险，但是其潜在利益必将远远超越任何每逢此类检测必定会出现的臆测危险。"⑱问题自然就出现了：潜在利益的对象究竟是谁呢？研究中的实验对象都是普通的新生儿，降世不过七十二到一百八十个小时。在这个时候就接触辐射，对他们只会有百害而无一利。

即使到了 20 世纪 60 年代，仍然有研究者到管教机构去寻求实验对象。那些地方散发出的吸引力在医生中并非秘密，他们在学术论文中都坦率承认了这一点。一位医生曾坦言道："我们选中了生活环境、膳食以及碘吸收都十分可控的这个儿童群体。"⑲有些人对核爆炸带来的大气放射性的影响十分感兴趣，并渴望进行研究，通过抑制甲状腺功能来阻止放射性碘滞留在体内，他们如此轻而易举地做上了这些实验，就跟在自家后院一样随意。这些研究者们想要的那种有受控环境的学校俯拾皆是。但是，伦瑟姆和弗纳德等同类学校却拥有其他地方不具备的条件：这些学校里都是些被抛弃的孩子，他们被自己的家庭所放弃，更被彻底地从这个社会上割离出去了。如果这样一个研究还能遇到什么麻烦事，也几乎绝不会有家长发来愤怒的书信、媒体报道了令人难堪的事实或陷入难缠的法律纠纷中这类情况。

戈登·沙特克、查理·戴尔和奥斯汀·拉罗克最终了解到，他们在冷战和医学大发展的黄金时代成为了人体小白鼠。然而绝大多数跟他们一样的昔日的实验对象永远都无法了解，他们究竟如何以所谓"志愿者"身份，成了医疗科学为谋求私利而横加利用的对象。

注　释

① 作者对戈登·沙特克进行的采访。作者在 2010 年 7 月—2011 年 8 月期间到马萨诸塞州的沃瑟姆和比弗利，并通过电话对沙特克进行了大量的采访。

② Case Record Folder for Gordon C. Shattuck，Walter E. Fernald State School，April 23，1947，p. 1.

③ 沃特·E·弗纳德于 1924 年 11 月 27 日晚去世。马萨诸塞州议会在 1925 年 7 月 1 日宣布，马萨诸塞低能学校改名为沃特·E·弗纳德公立学校。Guy Pratt Davis，*What Shall the Public Schools Do for the Feeble-Minded?*（Cambridge，MA：Harvard University Press，1927）.

④ Marie E. Daly，"History of the Walter E. Fernald Development Center，" p. 2.

⑤ 转引自 Quoted in Michael D'Antonio，*The State Boys Rebellion*（New York：Simon & Shuster，2004），p. 19。

⑥ 对沙特克的采访。

⑦ 作者对查理·戴尔进行的采访。作者在 2010 年 7 月—2011 年 8 月期间到马萨诸塞州的沃瑟姆和比弗利，并通过电话对戴尔进行了大量的采访。

⑧ 作者对奥斯汀·拉罗克进行的采访。作者在 2009 年 9 月—2011 年 8 月期间到马萨诸塞州的沃瑟姆和比弗利，并通过电话对拉罗克进行了大量的采访。

⑨ 对沙特克的采访。

⑩ Clinical Data and Further Experimental Details-Experiment No. 1，March 28，1950. 收录在人体对象研究特别小组的报告中，"A Report on the Use of Radioactive Materials in Human Subject Research that Involved Residents of State-Operated Facilities within the Commonwealth of Massachusetts from 1943 to 1973，" April 1994。（以下称为 Massachusetts Task Force Report。）

⑪ 对戴尔的采访。

⑫ 回想当时，如果戴尔一不小心掉了下来，也许就会促成对麻省理工学院项目的调查，甚至终止这个项目。现实却是，这些医学实验又继续在弗纳德和伦瑟姆进行了足足十五个年头。

⑬ 对拉罗克的采访。

⑭ Scott Allen，"Radiation Used on Retarded，" *Boston Globe*，December 26，1993.

⑮ 同前。

⑯ 对沙特克的采访。

⑰ 这些放射物虐待的故事将会铺天盖地地出现在全美国的各种媒体上。

⑱ "Fernald's Atomic Cafe，" *Boston Globe*，December 29，1993.

⑲ Eileen Welsome，"Plutonium Experiment，" *Albuquerque Tribune*，November 15-17，1993.

⑳ Philip Campbell，Department of Mental Retardation memo，April 15，1994，pp. 29-37. From Massachusetts Task Force Report.

㉑ Massachusetts Task Force Report.

㉒ 转引自同前，p. 33。

㉓ 同前，pp. 36-38。

㉔ 同前，p. 35。

㉕ Quotations from Letter from Robert S. Harris to Dr. Malcolm Farrell, December 19, 1945. From Massachusetts Task Force Report, pp. 1，2，4-5.

㉖ Letter from Clifton T. Perkins to Malcolm J. Farrell, December 27, 1945. From Massachusetts Task Force Report.

㉗ "Report of Progress in Research," Report II, July 1, 1945, to June 30, 1946, Nutritional Biochemistry Laboratories, Department of Food Technology, Massachusetts Institute of Technology, pp. 11-12.

㉘ Letter from Robert S. Harris to Dr. Clemens E. Benda, April 13, 1949, "Outline of Proposed Experiment to Determine the Absorption of Calcium by Children and the Effect of Phytates upon Absorption," Massachusetts Task Force Report, p. 1.

㉙ 同前，p. 2。

㉚ Letter from Clemens E. Benda to Paul Aberhold, May 18, 1949. Massachusetts Task Force Report, p. 1.

㉛ From the Papers of Clemens Ernst Benda, M. D., 1898-1975, Countway Medical Library, Harvard Medical School.

㉜ 令人遗憾的是，邦达的许多私人信件和研究笔记都藏在哈佛医学院图书馆里密封起来了，不对公众和医学历史学家开放。本书作者还会继续争取浏览到这些资料。

㉝ Letter from S. Allan Lough to Dr. Robley D. Evans, September 28, 1949. Massachusetts Task Force Report, p. 1.

㉞ Letter from S. Allan Lough to Dr. Clemens E. Benda, November 3, 1949. Massachusetts Task Force Report, p. 1.

㉟ 同前。

㊱ 同前，p. 2。

㊲ Letter from Malcolm J. Farrell to Parents, November 2, 1949. Massachusetts Task Force Report, p. 1.

㊳ Letter from Robert S. Harris to Clemens E. Benda, May 1, 1953. Massachusetts Task Force Report, p. 1.

㊴ 同前。

㊵ 同前，p. 2。

㊶ Quotations from Letter from Clemens E. Benda to Dear Parent, May 28, 1953. Massachusetts Task Force Report, p. 1.

㊷ 在邦达写给一位家长的信中，他说自己已经获悉"您要在 7 月 1 日带您的儿子[此处隐去真名]出去度假的计划"。邦达告诉孩子的母亲说，她的儿子正在"参与一项科学测验"，这项实验被认为是"极为重要的"，而且他需要留在学校里接受进一步的测试。接下来他

要求将这家人的假日"从7月1日星期三改为7月3日星期五"。Letter from Clemens Benda to Mrs. [name redacted], June 29, 1953. Massachusetts Task Force Report.

㊸ 例如，其中记录了一个22号病房的孩子，出生于1940年，心理年龄有八十二岁，智商只有55，体重一百四十磅。 Science Club Boys, 6/5/53. Massachusetts Task Force Report.

㊹ 在20世纪50年代初到中期，弗纳德学校主持了大量各种各样的研究项目。在1953年的一个年度报告中，邦达承认说，学校的研究部门参与到了"比上一年更大的研究领域中"，现在的研究工作包括"蒙古症的神经病理学与生物化学方面的研究"、与哈佛大学食品研究系在代谢方面的研究、老鼠与田鼠的进食与交配实验，以及麻省理工学院食品代谢研究等。Annual report of the Research Laboratory, Walter E. Fernald State School, July 1952 June 1953. Massachusetts Task Force Report.

㊺ Letter from Clemens E. Benda to Atomic Energy Commission, September 29, 1953. Massachusetts Task Force Report, p. 1.

㊻ 同前。

㊼ Felix Bronner, Clemens E. Benda, Robert S. Harris, and Joseph Kreplick, "Calcium Metabolismin a Case of Gargoylism Studied with the Aid of Radiocalcium," *Journal of Clinical Investigation* 37（1958）: 139-147.

㊽ Letter from Jack R. Ewalt to Superintendent, June 1, 1956. Massachusetts Task Force Report, p. 1.

㊾ 转引自 Allen, "Radiation Used on Retarded"。

㊿ 作者在2011年2月22日通过电话，以及2011年4月28日在波士顿波尔丁康复医院对康斯坦丁·马里茨克斯的采访。

51 这些钙研究论文分别为：F. Bronner, R. S. Harris, C. J. Maletskos, and C. E. Benda, "Studies in Calcium Metabolism. Effect of Food Phytates on Calcium Uptake in Children on Low Calcium Breakfasts," *Journal of Nutrition* 54（1954）: 523-542; F. Bronner, R. S. Harris, C. J. Maletskos, and C. E. Benda, "Studies in Calcium Metabolism. Effects of Food Phytates on Calcium 45 Uptake in Children on Moderate Calcium Breakfasts," *Journal of Nutrition* 59（1956）: 393-406; and F. Bronner, R. S. Harris, C. J. Maletskos, and C. E. Benda, "Studies in Calcium Metabolism. The Fate of Intravenously Injected Radiocalcium in Human Beings," *Journal of Clinical Investigation* 35（1956）: 78-88。

52 Henry K. Beecher, "Ethics and Clinical Research," *New England Journal of Medicine* 274 （June 16, 1966）: 24.

53 G. S. Kurland, J. Fishman, M. W. Hamolsky, and A. S. Freedberg, "Radioisotope Study of Thyroid Function in 21 Mongoloid Subjects, Including Observations in 7 Parents," *Journal of Clinical Endocrinology & Metabolism* 17, No. 4（April 1957）: 552.

54 Massachusetts Task Force Report, p. 14.

55 同前。

56 同前，p. 18。这一研究发表于1962年。K. M. Saxena, E. M. Chapman, and C. V. Pryles, "Minimal Dosage of Iodide Required to Suppress Uptake of Iodine-131 by Normal Thyroid,"

违童之愿：冷战时期美国的儿童医学实验秘史

Science 138 (1962): 430-431.

(57) K. M. Saxena and C. V. Pryles, "Thyroid Function in Mongolism," *Journal of Pediatrics* 67 (1965): 363-370.

(58) C. E. Benda, C. J. Maletskos, J. C. Hutchinson, and E. B. Thomas, "Studies of Thyroid Function in Myotonia Dystrophica," *American Journal of Medical Sciences* 228 (1954): 668-672.

(59) Memo from Dr. Roy Shore to the Task Force, March 5, 1994, p. 1; and Memo from Joseph L. Lyon to Task Force. Massachusetts Task Force Report, p. 1.

(60) Letter from Dr. Brian Macmahon to Doe West, February 24, 1994. Massachusetts Task Force Report, p. 1.

(61) 作者在2009年9月7日对约瑟夫·阿尔梅达的电话采访。

(62) 作者在2010年4月10日对桑德拉·马洛的电话采访。

(63) 作者在2010年4月28日和2011年4月29日在波士顿对多伊·韦斯特的采访。

(64) George H. Lowery, William H. Beierwalters, Isadore Lampe, and Henry J. Gomberg, "Radioactive Uptake Curve in Human: Studies in Children," *Pediatrics* 4 (1949): 628.

(65) Van Middlesworth, "Radioactive Iodide Uptake of Normal Newborn Infants," *American Journal of Diseases in Children* 38 (1954): 439.

(66) 同前, p. 441。

(67) Edgar E. Martmer, Kenneth E. Corrigang, Harold P. Chareneau, and Allen Sosin, "AStudy of the Uptake of Iodine by the Thyroid of Premature Infants," *Pediatrics* 17 (1955): 507.

(68) Richard E. Ogborn, Ronald E. Waggener, and Eugene VanHove, "Radioactive-Iodine Concentration in Thyroid Glands of Newborn Infants," *Pediatrics* 28 (1960): 771.

(69) Krishna M. Saxena, Earle M. Chapman, and Charles V. Pryles, "Minimal Dosage of Iodide Required to Suppress Uptake of Iodide-131 by Normal Thyroid," *Science* 138 (1962): 430.

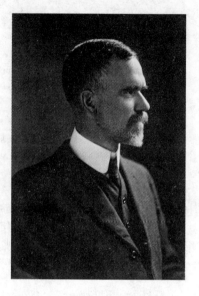

查尔斯·达文波特是优生学记录办公室的创始人，也是不遗余力的优育运动推动者，一直致力于消除社会上的"缺陷人群"。达文波特定期到莱奇沃思村收容所对异常遗传特征进行研究。他还发起了对"先天愚型侏儒"执行阉割手术，进一步强化了这一方面的研究。（照片由美国国家医学图书馆提供。）

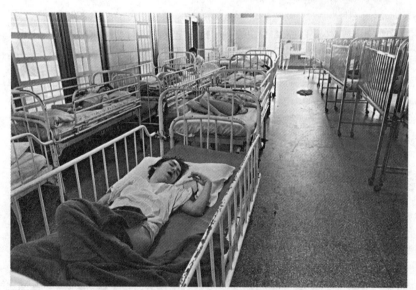

专为有认知障碍和发育障碍的人群设立的公立收容机构总是人满为患、人手不足，图中位于纽约州新里斯本的这家机构就是如此。这些机构经常成为渴望进行大量各种临床试验的医生们的实验场地。（照片由《费城调查者报》授权许可，2013。版权所有。）

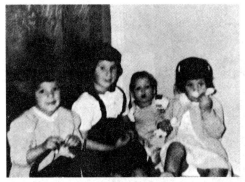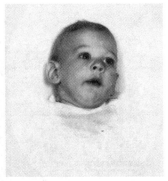

一岁的马克·达尔·莫林和他的姐姐们：克丽丝（三岁）、凯伦（四岁）、盖尔（两岁）。由于患有先天性大脑麻痹，马克在 1958 年被送到了索诺玛公立医院。他在 1961年离世，后来他的姐姐调查发现，马克作为实验对象被用于放射物研究中。（照片由凯伦·达尔·莫林提供。）

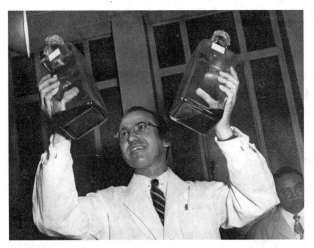

乔纳斯·索尔克博士是匹兹堡大学知名的病毒学家，他首次研发出了有效的脊髓灰质炎疫苗，并在 D·T·沃森残障儿童学校和波尔克公立学校对该疫苗做了早期试验。（照片由《费城调查者报》授权许可，2013。版权所有。）

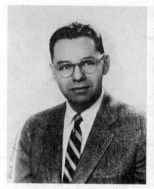
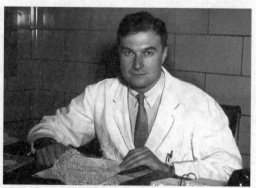

左：索尔·克鲁格曼是纽约大学一位杰出的病毒学家，他在 20 世纪 50—70 年代进行的肝炎研究使人类在理解和战胜这种疾病上取得了巨大突破。他对柳溪智障儿童进行的实验也是 20 世纪后半叶最具争议的实验之一。（照片由美国国家医学图书馆提供。）

右：1950 年，希拉里·科普洛夫斯基博士在莱奇沃思村用儿童测试他的活病毒疫苗。科普洛夫斯基的许多同行都被他的行为所震惊，他还把这些年幼的实验对象称为"志愿者"，遭到了《柳叶刀》杂志的严厉批评。（照片由《费城调查者报》授权许可，2013。版权所有。）

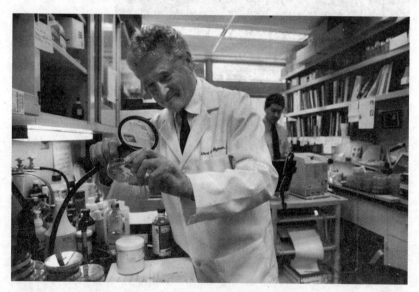

艾伯特·克里格曼获得医学博士后，其研究方向从植物真菌转向了人体真菌。他在 20 世纪 40 年代末和 50 年代初的许多临床研究都是在新泽西南部的瓦恩兰和伍德拜恩低能儿收容机构儿童身上进行的。（照片由艾伦·M·霍恩布鲁姆提供。）

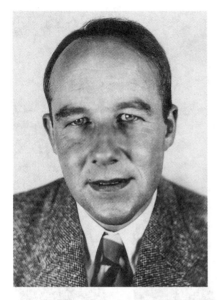

20世纪30年代，由于希特勒在德国的势力越来越大，克莱门斯·邦达博士移民到了美国。从40年代后期一直到60年代中期，他一直担任弗纳德公立学校的医疗主管。这段时间里，他协助麻省理工学院在弗纳德创办了"科学小组"，并继续自己钻研"蒙古症"的事业。（照片来自牧师多伊·韦斯特博士从事残疾人权利的工作与研究整理的私人档案。）

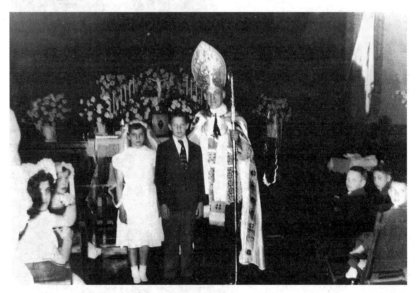

20世纪50年代初，奥斯汀·拉罗克和他的姐妹罗茜接受罗马天主教圣礼。波士顿大主教库辛主持了这一仪式，对于没受过什么教育但却做了大量卑贱劳动的孩子来说非常罕见。照片最右侧是戈登·沙特克。（照片由奥斯汀·拉罗克提供。）

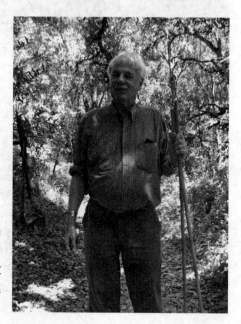

劳蕾塔·本德是 20 世纪中期美国一位重要的神经精神病学家。在探索攻克儿童期精神分裂的道路上，她成为了一名对被收治儿童施行电击休克与迷幻剂疗法的狂热倡导者。（照片由美国国家医学图书馆提供。）

特德·查巴辛斯基是一个腼腆、内向的人，母亲来自被收容人群，而他自己九岁就被送进了贝尔维尤医院，被诊断为患有精神分裂，并接受了一连串的电击休克治疗。

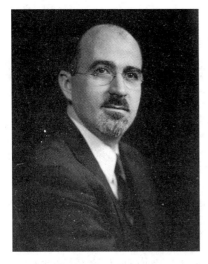

来自华盛顿州的神经专科医师沃特·弗里曼在后来成为了美国首屈一指的前额叶切除专家。作为葡萄牙医生埃加斯·莫尼兹的忠诚信徒，弗里曼从不放过任何一个机会宣扬前额叶切除术能对抗各种心理疾病的神奇功效。他还曾在一天之内给二十五名女性做了前额叶切除术。（照片由美国国家医学图书馆提供。）

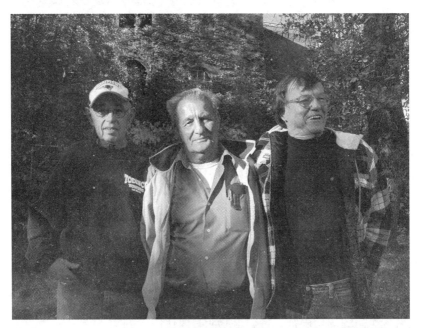

曾经由"国家抚养"的查理·戴尔、奥斯汀·拉罗克和戈登·沙特克在弗纳德学校空地重聚。六十年前还是小孩的时候，他们就住在这所机构里，为了生存而被迫劳作，还在不知情的情况下成为了医学实验的对象。（照片由艾伦·M·霍恩布鲁姆提供。）

第8章

心理治疗：

"额叶切除术……经常是开启有效
治疗的出发点。"

六岁的特德·查巴辛斯基坐在冰冷恐怖的医院长廊里，试图保持冷静，可是纽约贝尔维尤医院的一切都令他恐惧。与其他被安排在医院病房里的同龄男孩不同，他被一个人安置在一个阴冷荒僻的走廊床位上。沉闷的天花板看起来像天一样高，巨大的窗子上则布满了城市的尘沙。肮脏发臭的床垫让他觉得恶心，而盖在他身上的那条陈旧的有橄榄色污物的毯子则让他整晚都紧张战栗。

那是1944年的冬天，小特德的生活发生了可怕的转折。他是一个聪明的小男孩，喜欢阅读并从收音机里收听新闻，特德知道日本偷袭了珍珠港，知道胜利花园，也知道与轴心国的战争。但现在他孤零零地坐在医院走廊里瑟瑟发抖，并被卷入了一场对他性命攸关的斗争，这场斗争是如此激烈和残酷，以至于有时他会希望自己已经死去。

特德被一个爱管闲事的名叫卡拉翰小姐的社工从他的养父母那里抢走，然后送进了贝尔维尤医院，就因为她认为特德显示出严重精神疾病的一切表征。特德很聪明，他比同龄的孩子更早地学会了阅读，但是另一方面，特德似乎很容易畏缩，他很爱哭，而且总是躲着比他大的孩子。他还经常和他的妹妹打架。特德的母亲患有精神分裂，未婚并且被机构收治，这导致了特德只有十天大的时候就被送进了弃儿医院。五个月后，特德被一对父母收养了。"他们人很好，但是不够坚定。"特德这样回忆他的养父母，"他们不知道如何坚决地与社工对抗。"按照特德所说，卡拉翰小姐认定如果特德的生母有精神分裂的话，那么特德一定也有精神分裂。①

特德被寄送到坐落于曼哈顿的贝尔维尤医院精神病科儿童病房里。他焦躁地等待着他的命运，像他这么大的孩子都会被反复盘问、刺探，并做各种检查以期发现他们精神问题的源头。特德从头到尾也不明白为什么自己会被送到这种地方，也不明白为什么当他在夜里遭到医院护工性侵犯的时候，即便叫破喉咙也没有一个人来救他。好像根本没人在乎他，就连那个看起来人人敬畏的女医生也是如此。劳蕾塔·本德医生偶尔会在助手与追随者们的簇拥之下到特德所在的走廊来。"他们看上去都很崇拜她。"特德在多年后写道，但是他相信这群人里有些和他一样，只是怕她。"有时候她就从我身边走过，"他写道，"但她从来没有注意过我。就好像我并不存在一样，她的目光直接从我身上穿了过去。"②

特德记得他被医院的工作人员硬按在担架上，带到大堂那边的某个房间。他的嘴里被塞上了一块破布，让他差点窒息。在那里，他看到了本德医生，之前就是她确诊了特德患有儿童精神分裂。这是他的第一次电休克治疗（ECT）ⁱ，除此之外，他已经想不起来还发生了什么。

当特德在一个黑漆漆的房间醒来，他感到头晕目眩，困惑不已，只能意识到剧烈的头痛，但有关之前发生的事他已经几乎没有

---

i electroconvulsive therapy，电休克疗法或电痉挛疗法，是通过电击脑部诱发痉挛来治疗精神疾病的方法。源于1930年代，起初并无麻醉，现在仍有不少国家在使用，但必须先麻醉和肌肉松弛使病患不致痛苦，然而这仍是一种有争议的疗法。——译注

印象了。有时他甚至记不起自己的名字。有些时候，另一个叫斯坦利的男孩也会在这个房间里。斯坦利比特德大些，十三岁，他从来不说话也不动。特德害怕斯坦利，但是连他自己也不知道为什么会害怕。他说自己那些缺失的记忆就像一个"电击在我脑袋里造出的黑洞"。为了克服记忆缺失，每次当他被带进 ECT 房间的时候，他就努力记住自己的名字。"我叫特德，我叫特德，我在这个房间，在这所医院里。"当他被束带捆住的时候，他就会一遍又一遍地告诉自己。疼痛，方向迷失，好似永不休止的电击治疗，然后再努力记住自己是谁、为什么自己会遭到这般惩罚，这样的日子一直持续着，直到那一年五月的到来。

在那个漫长而严酷的冬天，特德对这一流程有了充分的了解。如果早上没有早餐的话，特德就会开始哭泣；因为他知道等待着他的将是又一次电击治疗。他会尖叫着被拖进房间，在那里，本德医生或者其他大夫会对他施以电击。虽然他拼尽全力抵抗，可他无论如何也敌不过拿着皮带准备将他束个结实的三四个工作人员。然后，一波一波的电流会直冲他的大脑，直到他失去意识。接受电击治疗的病人——通常是成年人——会被皮带捆住，在上下牙间塞上一个橡胶物体以免咬掉自己的舌头，然后电线圈会连接在病人的太阳穴上。一旦开关打开，一股股电流就会通过病人的大脑，并引发剧烈的痉挛和抽搐。治疗结束的时候，病人发生骨折或者主要关节脱臼，并伴有剧烈的头痛以及记忆丧失等情形并不罕见。

特德经常会想要是自己死掉就好了。与他的期望正相反，特德和其他男孩子要经常"列队前往女孩们的病房，在她们面前歌唱，并展现出他们是多么地快乐和正常"。特德极少配合，医院的护士和工作人员告诉他，这就是他病症的一种表现。如果他想好起来，就必须唱歌。当他开始唱歌，泪珠总会不由自主地顺着他的脸

违童之愿：冷战时期美国的儿童医学实验秘史

颊滑落。

虽然才六岁，而且既聪明又从未表现出暴力或破坏性，特德还是被迫进行了二十次常规电击疗法。他不明白自己到底犯了什么罪，或做错了什么事，究竟为何要一再频繁地接受这种可怕的惩罚。多年后他这样写道："就这样，在1944年5月，在无数次被强暴和死刑后，我终于从贝尔维尤医院出来了。当初那个被带到那里饱受摧残的小男孩已经不复存在了，剩下的只有支离破碎的记忆和破烂不堪的心，其他已经在那巨大的黑色深渊中化作了灰烬，与那些受尽本德医生——这个行业的带头人——折磨的数百个儿童的灰烬混在了一起。"

特德回到了布朗克斯的养父母家，但他已经不再是数月前被人从这里带走的那个小男孩了。这个被吓坏了的孩子寸步不离他的母亲。很长时间里，他甚至拒绝出门。重新看到他心爱的三轮车——以前特德经常骑着这辆小车自信地从邻居家门前穿过——的时候，他感到有些害怕。这片从前他再熟悉不过的街道，现在则令他茫然不知所措。"突然之间，"后来的他写道，"我发现我不知道自己身在何处，我感到恐慌失措。我曾经自由自在，以为自己已经长大，可以骑着小车去到天涯海角，可是如今这种感觉已经消失无踪。"

电击疗法不仅从特德的大脑中夺走了对地理位置和物理地标的感知；许多人也从他的记忆中消失不见了。卡尔曾是特德最好的朋友，他家就与特德家隔着两幢房子，但特德已经完全认不出他了。"我想不起他是谁。卡拉翰小姐说这是一个非常糟糕的征兆，它意味着我没有痊愈。她还和我的养父母说，我的失忆是由于我的病情而不是电击疗法造成的。"

特德又一次被带走了。这一回，他被送进了位于纽约奥兰治堡的洛克兰州立医院。那里还有些别的孩子——其中一些被强迫戴着橄榄球头盔，因为他们会用头去撞墙——和他认为已经"疯了"的成年人。许多人看上去一脸茫然，要么就是在妄想什么，另一些则狂躁到需要拘束起来。特德不再遭受电击治疗了，但他仍然被囚禁于此，在这诡异的环境和人群中惴惴不安。

自七岁的时候被诊断为精神分裂，特德在洛克兰州立医院度过了十个年头，直到十七岁时终被认为痊愈。在这段时间，他不得不经受各种各样的人格凌辱和机构滥权。令人难以置信的是，他从这场苦难中幸存了下来。虽然在疯人院生活多年，要适应自由的生活并不容易，不过特德还是努力过上了属于他自己的生活。

虽然没有取得高中文凭，但特德热爱阅读与学习，后来还被纽约大学录取。他在那里累计修习了三十八个学分后，不得不因学费不足而退学。纽约城市学院提供的更为经济的入学方案吸引了他，于是他又去那儿就读，并最终于 1961 年获得了高中同等学历，还获得了心理学学士学位。凭借优异的成绩，他还获得了美国大学优等生荣誉学会[ii]会员资格。在那之后，他分别在哥伦比亚大学和纽约大学进修硕士学位。多年后，特德移居美国西海岸，取得了法律学位并在伯克利领导了一场旨在通过一项禁止使用电击疗法的法案的活动。最终，市政投票以62%对38%的比例通过了这项法案。

即使离他童年被诊断为精神分裂，并被迫接受二十几次电击治疗的那段经历已经过了半个多世纪，特德·查巴辛斯基仍然对那些追求新奇疗法的雄心勃勃的医生给他造成的破坏性影响而耿耿于怀。毫无疑问，他的意见尤其集中在劳蕾塔·本德医生身上。本德医生在最新但未经证实的医疗技术和药物上的成就使她获得了巨大

---

ii The Phi Beta Kappa Society，是美国最早的荣誉学会，在全国有二百八十三个分部，征集人文学科与科学等领域最优秀的学生，于 1776 年在威廉与玛丽学院创立。 ——译注

的声誉与尊敬，但这无疑也让她的病人与实验对象付出了极为巨大的代价。"医生是一个精英群体，"特德如是说，"作为一个行业内冉冉升起的新星，劳蕾塔·本德是一个低劣的人、一个精神病人，她根本不能被当成一个正常人来看待。"

虽然知道本德在医疗和心理医学界仍然广受尊敬，特德还是严厉地批评她不人道、精英主义，并常常被一些未经测试但往往弊大于利的新奇疗法所吸引。他批评本德肆意地将被蔑视、被收容的成人与儿童大加利用于自己的科学实验，而她那些本该对此有所了解的同事却要么对她溜须拍马，要么对她离经叛道的研究保持沉默。

"本德和那些纳粹医生一样，"特德说，"我很无助，而且社会上根本没有人在乎我。我曾是一个害羞还有点孤僻的孩子，但是我不是疯子，也不是神经分裂，更不应该被关起来。但是本德需要有实验对象来接受电击治疗。他们那群人可以为所欲为，根本不用在乎什么后果。"特德指责，正是美国医疗领域过度自由放任的学术空气以及20世纪早期的优生学运动导致了像本德这样的人可以"予取予夺"。"持部分人是亚种人的观点的大有人在，"特德说，"随后自然有各种行为出现，来处理这些所谓亚种人。如果谁被宣称为亚种人，那么对他们进行各种各样的实验也就变成了理所当然。而这离人体实验就不远了。"

劳蕾塔·本德1897年出生于美国蒙大拿州的巴特，小时候也有她自己的困境。她一年级就念了三年，让许多人认为"她是一个弱智"。由于阅读障碍，她读写时经常颠倒字母，不过最终她成功克服了这些困难，并作为学生代表在高中毕业典礼上致辞。③接着她在芝加哥大学和爱荷华州立大学获得了学位，并专攻精神病学。很快地，本德就认为自己发现了"学习障碍是由神经生物性原因造成的，且与大脑负责语言的扇区发育迟缓相关"。④尽管她最著名的成就是创立用于测试人格和情感障碍的"本德—格式塔测验"ⁱⁱⁱ，但同时她也因在语言发展和阅读障碍方面的研究与理论为人所知。本德的儿童精神分裂诊断法被广泛使用，这使她更加名声大噪，与此同时，她在治疗上述疾病时对那些争议性的治疗手段和药物的狂热喜好也给很多人带来了痛苦。⑤

1930 年，本德加入了纽约的贝尔维尤医院。在调任其他有影响力的职位之前，她在贝尔维尤医院作为高级神经科医生负责儿科长达二十年之久。在大萧条至 40 年代这一段时间，本德在贝尔维尤参与了许多创新的医院医疗项目，比如木偶剧和音乐疗法等。她对电击治疗的热心支持以及过度随意地对儿童使用此疗法应该引起更多的重视与批评。

本德在其发表的论文中一再宣称，"儿童精神分裂症是青少年和成人精神分裂的一种早期表现"，她强调了这种疾病的"遗传倾向"、"有毒害的或创伤性的事件"及其对"发育迟滞或胚胎发育不良"造成的影响。⑥令人悲哀的是，由于她在医学和精神病学领域持续上升的地位和影响力，她诊断发现，数量越加庞大的儿童身上存在着精神分裂症的特征。特德·查巴辛斯基就是其中的一例。特德可能比较胆小，缺乏安全感，还很需要别人照顾，但是今天的精神病学家几无可能将其诊断为精神分裂，送到精神病院去，也绝对不会使用花样繁多的电击疗法来"治疗"他。

本德很早就是各类惊厥疗法的狂热支持者。20 世纪 30 年代，也就是她在贝尔维尤医院儿科工作的这段时间，这里的工作条件为

---

iii Bender-Gestalt Test，实际上是一个被广泛使用的用来测试受试者是否有大脑功能损伤的测试，并不是严格意义上的人格和情感障碍测试，此处应为原作者笔误，也可参见本章尾注 5。——译注

她建立和实践这些疗法提供了肥沃的土壤。因为只能利用有限的医疗设备诊断和治疗数量庞大、种类繁多的精神类疾病，她和这里的其他医生对一切可能的新治疗方法都表现了热切的欢迎。仅仅依靠对精神、其生物性及其内在运行机理的极为有限的理解，来应对源源不断的各种深度心理失常人群，绝对是件苦差事。根据医学历史学家乔尔·布莱斯洛所言："休克疗法曾是自20世纪20年代的疟疾发热疗法以来，第一种全新的治疗方法。"这种神奇的治疗手段直接作用于人的身体，被媒体誉为"现代医学的神奇疗法"。⑦医生们为此着迷，尤其对于劳蕾塔·本德来说更是如此。

一名叫做曼弗雷德·莎柯的维也纳医生在1933年因发现大剂量的胰岛素注射可导致低血糖休克，从而发明了胰岛素休克疗法。莎柯发现，当他为精神病人注射大量胰岛素的时候，有一些人的精神状况明显改善。虽然莎柯永远也无法完全理解为什么低血糖休克会让一些精神病人回复正常，这一崭新的治疗技术还是很快得到了大量应用，尽管有时病人会在注射中因心力衰竭和脑出血而死亡。

强心剂休克疗法在此一年后问世，这是一种更有效，然而也更危险的休克疗法。病人对这种疗法怕得要死，并乞求医生不要给自己用强心剂。这种强心剂的通用叫法是戊四氮，由布达佩斯的拉迪斯拉斯·J·麦杜纳首先发现。他发现使用莰酮类药物进行肌肉注射会导致严重的肌肉抽搐。由于见效更快、更便宜，而且比胰岛素休克疗法需要更少的人工，强心剂休克疗法迅速在很多医院成了与胰岛素休克疗法相媲美的治疗法。不过，这种疗法也招致了潮水般的大量投诉。

1936年，两名意大利医生发明了另一种方法来诱发癫痫，这一次他们用的是电。乌戈·塞勒蒂和卢西奥·比尼尝试电击了各种动物——大量动物被电死——并最终完善了他们的机器，找出了电极应安放的位置。到了 20 世纪 30 年代末，精神病学家已经有三种不同的休克疗法来治疗忧郁症、抑郁症和精神病患者。但是，在许多不论征状和病情都完全不需要接受休克疗法的病人身上，他们也会使用这些方法。

那些被泛滥成灾的精神病人压得喘不过气的医院和医生很快开始引入以上一种或全部三种休克疗法用于治疗。根据布莱斯洛的说法，在 1941 年，"距离第一次人类电击实验才过了三年，接受调查的机构中就有 42% 已经购买了电击疗法的设备。"⑧ 到 1940 年代末，电击休克疗法已经成为美国各地疯人院和精神病医院的主力治疗手段。以 1949 年美国加利福尼亚州的斯托克顿州立医院为例，"接受电击疗法的病人比上年增长了五倍，达到七九九七人。医生为医院超过 60% 的病人进行了电击"。⑨

劳蕾塔·本德是这种新型休克疗法最早也是最狂热的支持者之一，在她开始把这些疗法用于治疗儿童和发表她的学术文章后更是如此。然而，在一些客观的观察家看来，对儿童进行这种"休克疗法"与其说是一种治疗手段，不如说是一种折磨。

诚然，胰岛素疗法和电击疗法跟强心剂疗法相比，生理上的痛苦还要稍微少一点，不需要那么多整形骨科上的护理，但是以上每一种疗法都有其明显的缺点，而任何一个都不能保证会有确定的疗效。即便如此，本德仍坚定地认为这些疗法对于病人来说都是安全并且绝对行之有效的。她曾在一篇论文中写道，这种"治疗确定对脑部发育迟缓有着促进效果，它使得病人的自主神经系统以及脑电波功能趋于稳定"。此外，休克疗法能够终结"病人的身体意象所表现出的怪异精神分裂模式……改善智力水平和格式塔测试成绩"以及"实现人格上的完善"。简而言之，本德相信休克治疗使得

"青春期前时期的孩子变得更加正常了"。⑩

事实上，本德是如此地迷恋休克疗法，以至于她甚至宣称电击休克疗法也可以用来治疗年轻的自闭症患者，这在当今的治疗师和精神医生看来简直是天方夜谭。相较于特德·查巴辛斯基这样亲身接触了本德疗法的年轻患者的经历，更加不知所云的是她还曾声称："在病人使用胰岛素疗法康复的阶段，这名儿童已经开始吃糖了，我和医生所建立起来的亲密的个人关系会鼓励他们更愿意表达，而且也对治疗效果有所裨益。"⑪特德对于本德的回忆则充满了她"冰冷的、盛气凌人的直视"；在她巡视时她快速穿过走廊，对他冷漠得视而不见；以及她是如何"猛地拉动开关"让他陷入剧烈的抽搐，直到昏死过去。特德不记得有人给过他糖果，也不记得看过木偶戏，甚至都没有听过半句亲切安抚的话语，哪怕在他额头跳痛、流汗不止的时候，一块凉敷布都不曾有过。

特德知道，本德对各种休克疗法的全心热爱——"它可以刺激食欲并促进各方面的良好发展"——并没有被贝尔维尤医院和洛克兰州立医院的孩子们所体会。然而，这位本德医生还是在论文中大肆吹捧其使用这些休克疗法的成功事迹。1947 年发表的一篇名为"儿童精神分裂接受电击休克治疗的百名案例"的文章中，本德讨论了诱发智商从 46 到 146 不等的孩子发生"严重癫痫"的结果。这群孩子都被确诊患有精神分裂，而且在接受了电击休克疗法后进行的心理测试中，无一表现出受到持久负面影响。她不科学地宣称，关于电击休克疗法，"这些孩子多多少少会在治疗之后获得改善，比如他们的焦虑减少……更成熟……更快乐了"。⑫特德绝对不会同意这种说法，那些好的儿科团体也绝不会赞同。

从诞生的那天起，休克疗法就充满了争议，正反双方围绕这种新型疗法的优劣争论不休。而针对休克疗法所进行的不偏不倚、可靠且自律的研究则寥寥无几。总是有戏剧性康复的传闻，在这些传闻的刺激下，人们越发愿意尝试这种新疗法。仅在第二次世界大战之前，一份美国公共卫生署的调查报告就显示，全国三百零五家公立和私立治疗机构中有四分之三使用胰岛素休克疗法。[13]劳蕾塔·本德则根本不需要什么康复案例的鼓舞；她本人从一开始就是休克疗法的狂热追捧者，而且在使用这些疗法治疗被她诊断为精神分裂的孩子们方面，她比绝大多数同行都要走得更远。

当时，本德用电流刺激儿童大脑这一偏好并没有受到多少直接的批评，不过很快地，反对的人越来越多，而本德也开始遭受越来越多针对她的指责。卡尔·曼宁格在一篇对精神分析学家的报告中称，贝尔维尤医院针对患精神分裂的青春期前时期儿童的电击休克疗法项目是"混乱不堪和任意滥用的"。[14]报告认为电击休克疗法对于抗抑郁治疗有一定效果，但是对于其他精神疾病，如躁郁症和精神分裂则不然。更进一步，报告指出电击休克疗法会对大脑造成不可避免的损伤："对于电击休克疗法的滥用已经十分广泛，并且到了一个危险的境地，应考虑是否应从医学院职业教育中逐步淘汰此种技术，或进而在机构中建立某些监控机制。"[15]虽然美国精神分析学界已经如此表态，不过在接下来的几年中又渐渐松口了，因为支持这种医学/生物学观念的仍大有人在。

本德没能逃脱尖锐的批评。她让四岁大的孩子接受二十余次电击休克治疗的决定遭到了质疑，她那毫无根据的关于孩子们"在每日电击疗法之后变得更加合群、镇定、能融入团体治疗"[16]的理论也是如此。

现在，我们已经很难说清，如果能逃离医生和医院的魔爪，能够自由自在生活的话，像特德·查巴辛斯基这样仅仅因为一些小小的行为问题就被确诊为精神分裂，并导致被收治、遭受电击休克治疗的孩子们会变成怎样。一些人可能在进入青春期以后便不再有那些儿时的障碍，而另一些可能会需要心理辅导和药物治疗。不过不论怎样，休克疗法都应该是最末的办法，只要有其他替代就不应选择。

20 世纪 30 年代，欧洲涌现出了许多治疗大脑损伤的新型疗法，胰岛素、强心剂和电击休克疗法并不是全部。

埃加斯·莫尼兹是一名葡萄牙医生，和他的许多同行一样，他一再痛斥没有一种有效的武器以对抗精神疾病。多年来他们一直在对那些患有各种恐惧症、妄想症、爱哭、自律缺乏以及其他各种各样抑郁症状的病人进行治疗。疗效无法得到保证，而且总是无法持久。莫尼兹认为他们需要一种更为激进的工具，一种可以显著撼动导致怪异行为模式的脑细胞的东西才能解决问题。1935 年，从伦敦国际神经学大会归来，他决定亲手解决这个问题。他创造了一种外形像苹果去核器的类似外科手术刀的金属工具，并让他的同事、外科医生阿尔梅达·利马，用这个器具切进了二十多名焦虑症和精神病患者的大脑。

在莫尼兹看来，其结果不啻于奇迹。多疑症患者不再纠结于癌症和小儿麻痹之间的关系；忧郁症患者放弃了自杀的念头；而那些被害妄想者也终于不再受到不存在的追求者的骚扰。尽管这种手术对于那些病历复杂的早发性痴呆——一种精神分裂早期症状——患者没什么效果，不过其对其他精神疾病患者的显著疗效已经足够获得医学界的关注了。一些人很乐于承认，也许莫尼兹已经抓住了要点，也许他的"神经外科手术"的概念正是人们一直等待的医学突破。

尽管在脑袋上钻孔并切入细腻的脑组织在一开始就引起了怀疑

和激烈的争论，还是有一位美国执业医师被这位葡萄牙医生的理论与手术结果深深吸引了。这位医生就是乔治·华盛顿大学的神经学家沃尔特·弗里曼，他对这个理论倾心不已——只要切除丘脑和前额叶的连接丝，就能根除诸如个人怪癖、胡思乱想以及其他各种难堪行为。1936 年——莫尼兹发明这种手术还不到一年的时间——弗里曼就把这种激进的技术引入了美国。弗里曼认为莫尼兹"就好像文艺复兴时期的科学家，毫不为批评所动；尽管他并没有处在最负盛名的神经医学研究中心，他那充满创见的思想光环必将使他享誉全球"。[17]

弗里曼作为理论推动者，而他的搭档，乔治华盛顿大学外科医生詹姆斯·W·瓦茨作为手术执行者，他们两人把额叶切除术变成了二百年来人类外科手术史上最具争议的手术。

这一手术使得一位传记作家对弗里曼在医学界和公共视角中的形象如此评论道："除去纳粹医生约瑟夫·门格勒，沃尔特·弗里曼就是 20 世纪最令人蔑视的医生了。"[18]尽管莫尼兹是额叶切除手术的创造者，并最终因其成就获得诺贝尔奖，弗里曼才是那个奔走四方，手执碎冰锥[iv]，辗转于一个又一个机构，不遗余力地鼓吹这种手术的独特功效与辉煌成果的人。在 20 世纪 40 年代、50 年代和60 年代，从欧洲到美洲，从非洲再到亚洲，额叶切除术变成了一个精神病医生经常使用的治疗手段，也是他们手中的制胜法宝。在这一切之后我们看到，这种手术在莫尼兹与弗里曼的门徒整整一代人中快速传播和使用，为我们树立了一个非常令人难过的实例：在最需要慎重和有效判断的时候，当时的精神病学行业是多么地不负责

---

iv 手执碎冰锥 (ice pick in hand)，多见于机构或个人在某些庆典活动上用碎冰锥敲碎写着数字或其他有纪念意义的冰块，用来表示庆祝和宣传之意，而这种碎冰锥也一般是餐桌上使用的。——译注

任和放任自流!

弗里曼是一个既专注又不知疲倦的人——当这两种品质同时出现在一个拿着刀具动不动就切进别人脑子的时候,而他所知道的仅仅是一些虚无缥缈的成功传说,可想而知这是何等的可怕!弗里曼曾写过一首叫"科学之信仰"的赞美诗,赤裸裸地表达道:"当人坚定地对他的追随者说'我明了',而这种坚定信念来自于观察时,方可根据事实与实情捍卫其知识,他所信仰的主张必将不可动摇。"[19]

弗里曼很快就确信"额叶切除术不应作为治疗的最后手段,而恰恰是有效治疗的起始点"。[20]这种宗教般的热情,加上他热切的态度,给弗里曼带来了巨大的推动力。比如1952年盛夏,在三周时间里,弗里曼就为遍布整个西弗吉尼亚州各个医院和机构里的二百二十八位病人实施了额叶切除术。仅在一天之内,他就为二十五位女性病人进行了手术。弗里曼的女儿对父亲的高效作业印象极为深刻,甚至开始将弗里曼比作"精神病学界的亨利·福特"。[21]甚至他的搭档瓦茨也对弗里曼不知疲倦的巡诊精神表达了深深的敬畏之情。"沃尔特·弗里曼这个人身上最糟糕的一点就是,"瓦茨曾说,"他一刻都不喘息……正是这种特质造就了他极为执拗的特性。"[22]

弗里曼决定摒弃在医院进行手术的惯例,从而使他实现了流水线式的工作日程。他认为他自己完全能够胜任外科医生能做的一切,麻醉也可以用电击休克替代,而其他诸如什么护士、无菌外套以及其他任何一种现代手术所需要的设备和流程,根本就是添乱,而且还无意义地拉长了手术进程。为了更大程度地压缩时间与金钱成本,弗里曼决定采用一种全新的、革命性的手术:经眼眶额叶切断术。弗里曼认为,通过使用一种类似破冰锥一样的设备,他可以穿过眼眶更容易地切断额叶和丘脑之间的神经通路。这种新技术能够仅用七分钟就完成之前弗里曼—瓦茨组合数小时才能完成的事情。他所需要的就是一个破冰锥、一个便携式电击休克治疗仪以及一辆能载着他各处巡诊的座驾。

到20世纪40年代末，弗里曼已经开始像个推销员一样在美国的大江南北不知疲倦不遗余力地推广和展示这种经眼眶额叶切断术。一位批评家曾这样评价："横跨整块大陆的单人医疗秀。"[23]他的四方巡游和这一手术的日渐流行引起了更多头脑清醒的精神病学界人士的注意。他们认为额叶切除术已经出现了滥用，既没有经过审慎的术前精神检查，术后分析的结果也不能支持病人需要这一手术的主张。

哥伦比亚长老会医学中心下属纽约州立精神病研究所主任诺兰·刘易斯博士，就是一位直言不讳公开反对额叶切除术的人。"（经过额叶切除术的）病人变得异常儿童化，"刘易斯在1949年曾说，"他们表现得就好像头上结结实实挨了一棍，痴呆到不能再痴呆。在没有任何精神病学理论支持之下进行如此多的额叶切除术，让我感到不安……更让我感到不安的是看到手术制造了如此之多僵尸一般的病人。我猜测，额叶切除术丝毫没有让精神病患者痊愈，而是让这世界上的精神病人变得更多了……我想我们应该趁更多的人变疯之前阻止这种情形发生。"[24]

甚至，连弗里曼的朋友都为他们听闻的事情而感到震惊。"我听到一些恐怖的事情，难道你真的在用一把破冰锥在你的办公室里进行额叶切除术吗？"约翰·富尔顿——一位受人敬重的耶鲁大学研究员——这样写道，"我刚从加利福尼亚和明尼苏达回来，在这两个地方我都听到了这些传言。你怎么不干脆用猎枪呢？这样病人还死得痛快点！"[25]

然而，富尔顿在此时才是那个显得不合时宜的人。作为一种有效的并且时髦、还能治疗许多精神疾病的方法，当时整个科学界都已经接受了额叶切除术。1949年埃加斯·莫尼兹获得当年的诺贝尔奖就说明了这一切。在那之后的四年中，两万名美国人接受了额叶切除术，至少三分之一使用的是弗里曼的经眼眶额叶切断术。而至少一半以上的美国公共精神病机构开始使用这种精神病外科手术。虽然对大脑和意识的运作原理还不甚明了，那些想要在对抗恐惧症、躁狂抑郁症以及精神分裂症中与时俱进的医生和机构，都不假思索地把手术刀切进了患者的大脑。甚至连孩子都成为了这场大脑手术狂热游戏的一部分。

弗里曼1939年首次为儿童实施额叶切除术。这名九岁的患者身患重度神经分裂，脾气暴躁，但是切断神经通路后的效果并不理想，最终这个孩子被强制送回了精神病院。弗里曼之后的手术对象更加年幼——一个四岁的男孩和一个六岁的女孩。这名女孩"不讲话，撕扯自己的衣服，把自己的娃娃扯得粉碎，并且使用玩具作为武器来对抗其他人"，之前已经被她的家庭医生诊断为脑炎，但是弗里曼和瓦茨认为她的古怪行为是由于儿童精神分裂引起的。1944年8月，他们对这个女孩实施了额叶切除术，不过随后他们发现她有"嚼手指和衣服，有失禁现象，并且静坐发呆，对任何人都没有反应"等表现，这些症状意味着她又旧病复发，他们不得不又对她进行了第二次手术。这类失败，更不用提弗里曼对于儿童精神分裂的胡乱诊断"贯穿了他的整个职业生涯"。㉖

沃尔特·弗里曼对于这些有严重问题的儿童的病因以及经眼眶额叶切断术如何治疗他们，有一套自己明确的想法。他确信儿童精神分裂是一种会随时间发展而恶化，并最终毁掉患者整个人格的精神病症。在弗里曼看来，"性格孤僻"就是即将发展为精神分裂的一种表征，而这种关键的情绪性症状"在两岁前"就会表现出来。

实际上，弗里曼宣称自己可以在孩子九个月大的时候就确诊其是否患有神经分裂。其后不久，他就警告周围一切愿意听的人，"不再玩玩具"并且使用它们"作为武器又或撕扯毁坏物件"的孩子很有可能已经患上了精神分裂。如果出现了这种情况，事情就会径直朝着益发糟糕的方向发展；这些孩子会对"不论是赞美还是责备"都表现出抗拒，缺少"热情或情感"，并且显示出"阴冷的敌意和夸张的坏脾气"。[27]

根据弗里曼所言，这些患有精神分裂的孩子们在一切关于"玩耍、穿衣、洗漱"的事情上都显得"极端地……仪式化"；他们的"个人习惯一塌糊涂"；而他们的世界中绝不会有像"快乐"这样的感情存在。他们的面部表情通常会暴露这一点。这些心理失常的孩子会有一种"梦幻、空洞的眼神，一副阴沉的……表情，表现出自恋的样子"。不仅如此，他们还倾向于"懒懒地待着不动"，通常都是"失眠患者"，常常被"长时间的失眠和白日梦"所支配。[28]

弗里曼深信他有这些饱受困扰的父母们所乞求的答案。若额叶切除术能够让有重度神经问题的成年人获得好转，那么把它用在孩子们身上也一定如此。到 1947 年，弗里曼和瓦茨已经在一个庞大的病患群中实施了数百例前额叶切除术，其中还包括"十一名十岁以前就出现了精神分裂的患者"。他们中的一些已经被精神病院收治；另一些仍在家中由其家人照顾，这些家庭"没有为了一了百了而把他们的所爱送走"。弗里曼相信，额叶切除术对终结这些孩子们生活在臆想中，并减少那些情绪化能量的释放是大有帮助的。弗里曼宣称，更重要的是："我们的目标本来就是要将那个让孩子们深陷其中不能自拔的幻想世界彻底摧毁。"[29]

弗里曼毫不迟疑地将此种激进理论付诸实施，这种理论对孩子来说尤为可怕。而且，弗里曼还宣称，病患越年轻，就需要用手术刀——或者开始被人叫脑白质切断器——造成越多的破坏以便治愈。他声称："为了获得永久性的改善，必须切除儿童大量的前额叶组织。儿童发病的年纪越轻，切口就必须越靠后，同时这也会导致更多的残疾。"同时他还表示，"儿童对于前额叶缺失的耐受力比成年人更强。"[30]

如此这般的评论本应让弗里曼的精神病学界同行清楚地认识到，不论从医学角度还是现实角度他都是在玩火，而事实上任何一方都没有做出任何表态。连弗里曼和瓦茨都一度承认："我们在治疗儿童精神分裂方面获得的结果令人失望。"有两个孩子"手术后不久即告死亡"，还有一个经历了"三次手术"，现在还在精神病院里，并且已经基本没有希望"回复正常"。医生们不得不承认，所有这些病人都已经不可能成为正常的成年人了。他们现在已经非常"幼儿化，并且得依靠医疗机构维持生存"。

即便如此，弗里曼和瓦茨仍然忠贞不移地认为额叶切除术是狂躁症、抑郁症以及精神分裂等一切精神疾病的可行解决方法。"未经手术的案例，其预后诊断的结果都相当悲观，"他们继续宣称，"而术后病例报告中所暗示出的好的结果，都鼓励我们继续在那些自童年就罹患精神分裂的病人身上进行经眼眶额叶切断术。"[31]

严峻的结果迫使弗里曼和瓦茨有时不得不加倍投入。一些极为不幸的孩子被实施了多次额叶切除。一个孩子在六岁的时候就接受了两次手术；而一个十七岁的孩子则被切除了三次。医生们对这些孩子所造成的结果恰恰证明了侵入性脑外科手术所能造成的灾难性影响。一些极为简略的术后报告上是这么写的：一个九岁孩子的病例上只写着"无任何变化——建议入院"；一个十四岁孩子的病例写着"二次手术后重度痴呆"；还有一个十二岁孩子是"手术死亡"。[32]弗里曼、瓦茨和其他像他们这样的医生施行的额叶切除术导致了数千成年人变得幼儿化痴呆，本来已经够糟糕的了；而比这更糟糕的是，他们还要把更多卷入他们所谓的科学研究中的青少年永久停留在幼儿状态。

哪怕到了十四年后，当这种争议性的手术已经人气不再的时候，弗里曼和瓦茨仍然稳坐精神外科手术的王座。在 1961 年写给加利福尼亚州某位持怀疑态度的医院管理者的信中，詹姆斯·瓦茨写道："额叶切除术是一项符合伦理和广受承认的用来治疗身患心理疾病儿童的有效方法。"瓦茨，这位弗吉尼亚大学医学院的毕业生——该医学院在他入学时就是孕育优生学理论的温床——继续写道："这项手术是目前已知最有效的降低敌意、攻击性和破坏性倾向的方法。"[33]他这么说倒也不算是耸人听闻。如果一个人被切除了足够的大脑灰质，他当然只剩下了无生气、沉默恍惚的一副躯壳——对于医院员工、看护者，甚至有些父母来说，他们恐怕都会觉得有显而易见的改善。

在 20 世纪 50 年代末和 60 年代初，氯丙嗪[v]以及其他抗精神病药物已经出现。这些药物就好像化学版的额叶切除术一样，要让患者放松，使他们安静下来，甚至还能消除妄想和幻觉。医生给病人使用这些药物，就用不着非得用到拘束衣、上锁的小隔间以及精神外科手术，才能让那些曾经充斥在精神病房各处的尖叫、哭喊和疯狂的胡言乱语停歇下来。一些精神病患甚至把这些药物称为"刹车油"。[34]

然而，沃尔特·弗里曼拒绝封存令他痴迷的手术工具。他继续在各地巡诊，传播莫尼兹的福音并展示额叶切除术。例如 1961

---

v Thorazine，也叫冬眠灵，是第一种抗精神病药物，开创了药物治疗精神病的历史，一开始就被用于治疗精神分裂和狂躁症，但也有一定副作用，长期服用后戒断会出现肌肉抽搐。——译注

年，"他在旧金山的兰利·波特诊所为七名青少年实施了经眼眶额叶切断术"。⑤

这一年，在一次郎利·波特诊所宣讲会上，弗里曼还骄傲地带来了几名接受了他的经眼眶额叶切断术的患者进行公开展示。三位经他手术过的孩子分别是十六岁的理查德、十四岁的安和刚十二岁的霍华德。霍华德·杜利后来在《我的额叶切除术》一书中描述了这次毫无意义可言的精神外科手术，他写道："当弗里曼介绍说我才刚刚十二岁的时候，在座的医生都震惊了。才十二岁？简直是太离谱了。这些医生开始冲着弗里曼高声怒吼，而弗里曼毫不示弱地吼回去。很快整个场面就变得完全失控。"⑥

弗里曼医生临危不惧，高声对那些指控他的人予以反击，但最终还是被"轰下了台"。类似额叶切除术这类高风险外科手术的潮流已经发生了转变，但是对于像霍华德·杜利以及与他同样命运的孩子们来说，已经太晚了。他一出生时曾经是个"正常、快乐的小宝贝"，但是却成了继母的眼中钉。他们两个不太合得来；他们经常吵架，继母还认为霍华德从家里偷东西。他做什么都让继母感到不舒服。在继母看来，霍华德"根本无法控制"。她带他去看了各种各样的精神病医生，但结果都不能让她满意；这些医生都认为霍华德的行为"很正常"。就在那时，她了解到了"沃尔特·弗里曼医生的事迹"。

弗里曼仔细聆听了杜利夫人喋喋不休的抱怨之后，感到"非常震惊"。他听得越多，就越相信这个男孩患有"儿童精神分裂症"。弗里曼与霍华德父亲的几次会面以及与他本人的四次会面看起来都还不错。仔细阅读弗里曼的笔记会发现，他也不过就是给出了一些接受心理辅导的常规建议，但是杜利夫人铁了心地要干出些大事来。最终，弗里曼满足了她的愿望，并在笔记中写道："父母应考虑使用经眼眶额叶切断术来改变霍华德的人格。"㊲决定动手术的这一天，正好是霍华德的十二岁生日。

小男孩被带到圣何塞的一家小型综合医院进行手术。当他从这次相对简短的手术——先是被电流击晕，然后被施行了经眼眶额叶切断术——苏醒后，等待他的是眼眶淤青、剧烈头痛、颈部僵硬、重度呆滞以及 38.5℃的高烧。弗里曼开具了一个"脊椎穿刺"辅以大量青霉素的术后治疗处方。霍华德带着如此的惨状回到家中，正好被他的哥哥布莱恩碰见，后来他这样写道："你端坐在床上，眼眶青紫。你看起来完全没有神采，而且那么悲伤。看起来就像一只僵尸。这么说很不好，但我想不出更好的表达。你无知无觉，眼神呆滞。我吓傻了，而且很难过。非常非常地难过。"㊳

现在，霍华德·杜利会想，如果当初没有遇到沃尔特·弗里曼医生的话，他现在的生活会有什么不同。他也会想："当我面对这些的时候，当局的人都在哪儿？弗里曼并没有精神病医师执照。就凭几次见面，他怎么就能确定我从四岁起就有精神分裂了？而且为什么人们还会认可他的诊断，而没有坚持已经有正规医生说过我没病了？难道当时就没有任何医疗标准来规范对人进行这种可怕的额叶切除术，尤其是对儿童做这种事吗？"㊴

很显然，没有。

爱德华·肖特对 20 世纪神经病学历史的研究中说："回首过去，前额叶切除术在道德角度完全是站不住脚的……虽然结果可能很突出，但许多病人或早或晚都自然而然地痊愈了。而且，这种疗法对于病人的大脑和精神所造成的不可逆的创伤与他们在医疗机构中徒然度过的年月相权衡，仍然可能得不偿失。"㊵

肖特没能总结到的是，在那个痴迷于这种极端治疗手段的时代，医学界对于大脑复杂程度的了解极为有限，而且额叶切除术的结果是不可逆的。尽管如此，更糟糕的是有数以万计的美国人被施行了这种手术，而医学行业竟任由把儿童也拖进这一严酷的深渊，就更加加重了整个医学界在当时的集体判断错误。

精神外科学将因此而永远戴上让人不寒而栗的光环。随着医生对大脑和精神错综复杂的运作方式越来越了解，他们也越来越倾向于不去触碰脆弱的大脑组织，从而尽量不进行任何侵入性的大脑外科手术。诸如肯·克西的《飞越疯人院》的大众文学更加剧了人们对于这种医疗手段的怀疑。然而，还是有少数医生没有被报纸的负面报道、各种小报文章以及愈演愈烈的反对此类邪恶事业的病患人权运动所吓倒。

O·J·安迪医生就是其中之一。安迪是密西西比大学的神经外科主任，直到1970年代，他仍然进行了大量的各种脑外科手术，同沃尔特·弗里曼一样，他发现这些手术也适用于孩子。安迪对于治疗儿童异常行为有浓厚的兴趣，主要包括那些无论心理疗法还是药物治疗都没有效果的行为——剧烈情绪波动、攻击性行为、多动症和神经紧张。按照安迪所言，所有这些异常行为症状"在儿童中越来越普遍"。[41]

与更早的沃尔特·弗里曼一样，安迪认为不用等到这些孩子成年后再处理这些症状。举例来说，W·B，一名"患有大脑缺陷并伴有癫痫、重复动作以及行为失常"的十二岁儿童，安迪认为有必要进行丘脑切开术（一种破坏部分丘脑的手术），并在1964年2月13日在其左半边进行了丘脑切开术，同年冬天的12月17日又进行了右侧切开手术。安迪认为手术很成功："摇摆、自我击打、反胃呕吐以及破坏性行为都停止了……"而且这个男孩"基本痊愈并可以与其他弱智病人在一起了"。

另一个接受了该手术的案例是J·M，这是一个九岁儿童，表现出"好斗"和"破坏性"行为在内的"癫痫和行为失常"。安迪在1962年1月对其进行了左半边的"双侧丘脑切开术"，9月又在右半边做了一个类似的手术，但仅仅过了一年，又眼睁睁地看着许多负面行为复发了。1965年1月，他又进行了一次下丘脑纤维破坏术（一种把从海马体传导信号到下丘脑的大脑纤维束破坏掉的外科手术）[vi]，其结果是这名儿童"记忆受损"，并且表现出了更强烈的"好斗和焦躁"。于是，安迪不屈不挠地又一次切开了这个可怜孩子的大脑，这一回进行的是"同时双侧丘脑切开术"。安迪认为，第五次手术是成功的，因为这个孩子"开始能够适应自己周遭的环境，并在行为和记忆方面有显著改善"。不过安迪也承认，病人出现了"智力退化"，情况不是很乐观。[42]

在如此短的时间内进行如此多的侵入性操作对脑组织进行破坏，这个孩子还活着简直就是个奇迹。这篇学术论文的一位评论者就若干技术性问题发表了意见，但却丝毫没有提到安迪对儿童施以这些不可逆手术是否合理。这篇论文也根本没有提到这些手术是否获得了家长的许可。

有一位医生在面对利用儿童进行这种极端可怕的手术，以及安迪医生随随便便反复这些手术的经历时，敢于站出来表达自己的意见。彼得·R·布利金医生是一个锐意改革的精神病学家，也是全美国反精神外科手术运动中的活跃人物。他相信，安迪的研究背后可能有一股政治势力在支持，这也解释了为何这些精神外科手术对象中有太多的非洲裔美国人和罪犯。

布利金在20世纪70年代早期就开始研究精神外科手术风潮的

---

vi 下丘脑纤维破坏术——fornicotomy，系译者根据说明翻译的名词，该手术目前国内尚无涉猎，亦无相关的中文介绍。——译注

违童之愿：冷战时期美国的儿童医学实验秘史

回涌，过程中发现了Ｏ·Ｊ·安迪的所作所为。安迪发表了对三十多个儿童的手术报告，患者年龄从五到十二岁不等，都被诊断有侵略性和过度活跃。布利金联系了一位密西西比当地的人权律师，这位律师最终发现，大多数接受了手术的孩子都被安置在一个为发育性残疾人士而设的黑人种族隔离机构里。这里的护士告诉律师，安迪可以随心所欲地挑选儿童进行精神外科手术。㊸

此时正值特斯基吉梅毒研究事件被曝光不久，布利金到国会在华盛顿针对"人体实验"举行的听证会上作证，并打算对安迪的所作所为发起批评。事实上，安迪也在此次听证会上作了证，一起作证的还有许多位美国顶尖的外科医生与医疗管理者。爱德华·肯尼迪参议员主持了这场听证会，并问询了安迪一系列问题，包括他究竟进行了多少例精神外科手术，病患都是什么年龄，以及他从何时开始进行这类手术。

安迪承认他自20世纪50年代起为"三十到四十名患者"进行了脑部外科手术，其中"十三或十四名"是儿童。他声称其中年纪最小的有"六到七周岁"。㊹

与安迪在接受问询时极为简短的回答不同，布利金的表述则要详细得多。出于对放任主义盛行的医学研究领域的明显不满，布利金说道："人们在这些事务上对职业道德以及专业判断的信任使医生掌握了病人的生杀大权。此种情况使得医生给自己赋予了随意处置人类精神和大脑的精英特权。"在肯尼迪的问询下，布利金进而宣称他反对精神外科手术，因为此种手术"破坏了正常的脑组织"。这种行为"打开了潘多拉的魔盒，带来了无数种可能；像安迪医生这样的人会发明出莫须有的疾病，以使自己的手术得以继续下去"。

不仅如此，布利金还说，这些手术也没有接受监督和同行评审。他声称，当他询问安迪在密西西比大学的导师——精神病学系主任——是否知晓安迪在儿童身上进行手术时，此人答道："哦，我的上帝，当然不知道。"[45]布利金对这些手术和施行手术的医生都进行了严厉的谴责。

几十年过去了，精神病学家和医学伦理学家承认医学界仍然不清楚这些手术具体能改变哪些回路，或会导致什么结果："有些患者的状况改善了，有些几乎还在原地踏步，还有些不幸的人甚至状况恶化了。"[46]今天的医疗机构会谨慎地挑选受试者，坚持受试者必须患有严重残障性疾病，并在知情同意说明中被明确告知这种手术尚属实验性质。到今天，外科手术的精度已经十分精细，但是"医生对于他们要手术的大脑回路仍然有许多需要摸索和实践的地方"。那些——对沃尔特·弗里曼来说都算不上手术——挥舞着手术刀与碎冰锥，在数以千计的额叶切除术中"削进病人的大脑"，"对他们碰到的任何一个连接与回路乱砍一气"的手术，就是怀揣良好意图，却最终导致极大伤害的最佳例证。他们选择在儿童身上进行这些危险的手术，更加证明了他们在判断上的缺陷，以及他们在医学研究上所表现出来的自私自利。

"面对各种严重的临床问题，"医学历史学家乔尔·布拉斯洛写道，"医生将额叶切除术视为一种人道的解决方案。"[47]从超时工作疲惫不堪的医生角度而言，这种观点是比较容易接受的。疯人院的数量一直在增加，精神病房挤满了病患，有效且持久的治疗方法则是少之又少。医生面对着一箩筐的精神疾病，而无穷无尽的待处理病例在无望地等待着治愈。任何一种新理论、新技术或新药物，只要能有一点效果，都会迅速吸引大量关注。一部分人成为了某种特定疗法的狂热推动者，并与这种疗法永远地联系在了一起——就算

　　　　违童之愿：冷战时期美国的儿童医学实验秘史

比不上沃尔特·弗里曼与经眼眶额叶切断术那么紧密，但至少也是某种灵药或治疗法的虔诚信徒。劳蕾塔·本德就属于这一类人。

如前文所述，在劳蕾塔·本德的职业生涯早期，她坚信休克疗法对于所有的精神疾病来说都是一种有效的治疗方法，非常年幼的儿童也不例外。从最初供职的贝尔维尤医院到后来的皇后区科里蒂莫州立医院，她将数量庞大的儿童病患都诊断为儿童期精神分裂。接下来的通常都是一个包含二十次电击休克的疗程。对像特德·查巴辛斯基这样有点问题但根本不是精神分裂的孩子来说，电击休克疗法与其说是一种治疗手段，倒更近似于惩罚。

过了二十年，本德又发现了一种新的灵丹妙药——LSD[vii]，并且极为激进地对其进行了应用。作为这种争议巨大的致幻剂的狂热支持者，她认为这种药物的前途不可限量。[48]

1943 年，效力于山德士制药公司的瑞士化学家艾伯特·霍夫曼博士在他的实验室里偶然摄入了一点他正在研究的化学物质。[viii]他马上注意到自己产生了巨大的心理和生理变化——这也是他的第一次迷幻之旅。本来他正在研究的对象是一种麦角菌，这种物质所具有的奇特致幻作用引起了他的好奇心。他把这种化学衍生物称为麦角酸二乙基酰胺 25（LSD），而它很快就成为了世界上最炙手可热也是最具争议的致幻药物。仅在短短的几年时间里，很多人开始相信 LSD 就是他们梦寐以求的可以开启宇宙奥秘的万能神药。

---

vii 下文也多次提到了这种半人工强力致幻剂，它能对使用者造成极强的逼真幻觉与感官错位效果，对生理造成的伤害不啻于毒品，且会产生成瘾性，在很多国家都是明确的违禁药品。——译注

viii 霍夫曼首次合成这种物质是在 1938 年的一项麦角碱类化合物的研究项目中，五年后才又在化学实验中发现了它的精神效果。山德士公司（Sandoz）最早成立于 1886 年，研发了多种药物，后并入诺华公司（Novartis），现为一家制药与生物技术大型跨国公司，人们熟悉的扶他林（抗风湿止痛药）、视康隐形眼镜及护理液都是其产品。——译注

第二次世界大战期间，纳粹医生在达豪和其他集中营用其中关押的犯人进行了一系列实验，这其中就包括迷幻药实验。他们寻求的是精神控制技术，或者失能毒剂，可以让敌人丧失行动能力并束手就擒。美国当局当时也进行了相应的化学调和物研究，意图在战时取得优势。然而，他们取得的成果也仅仅就是使用各种大麻混合而成的所谓吐真注射剂而已。霍夫曼合成的这种迷幻剂显然更加有效。对 LSD 的研究在冷战头几年里得到了加强，致使欧洲和亚洲出现了大量士兵、公民以及政治领袖令人费解地承认了一些他们根本不曾犯下的罪行。匈牙利红衣主教约瑟夫·明森蒂、在朝鲜被俘的美国士兵，以及其他一些个体被他人控制的令人不安的事件引起了美国首脑的警惕。洗脑和精神控制，这种新的威胁加剧了所有人对苏联和共产主义崛起的畏惧与恐慌。

　　美国的国防部门，尤其是刚成立的美国中央情报局（CIA）立即意识到，精神控制不仅可以用来防守，同时也是一种进攻的利器。"局里的几乎每份文件，"作家及前国务院官员约翰·马科斯说，"都强调说我们迫切需要找出一种对个体进行控制的方法，可以让人违背其个人意志，甚至违反诸如自我保护之类的自然法则。"[49] 1950年，CIA 发起了一项名为"蓝鸟"的绝密计划，意在监控苏联在行为控制方面的进展，同时也开发美国在精神控制领域的潜能。一年以后，这一计划更名为"洋蓟"，并在次年再次更名为 MKULTRA 计划。这些计划及其后来又改的许多代号，就是美国当局对从 LSD 这样的新奇化学物质到感知剥夺、脑电极植入和催眠等进行研究，用以开发各种可能性的一系列政府机密项目。而检验这些秘密实验最有效的方法就是人体实验。"我们就好像生活在虚幻世界中，"一个CIA 医生说，"永无休止地进行着实验。"[50]

　　实验的各种不同技术简直五花八门，超声波、高低压、毒气、放射物、极冷与极热，以及光线改变等，包罗万象。马科斯甚至发现有证据表明，1952年科学情报办公室曾经考虑向一位医生提供十万美元，供其研究"神经外科技术"，这里所指很可能就是额叶切除术和电击休克法。[50]在西方人的心目中，希特勒的阴影尚未淡去，斯大林就取代了他令人恐惧的位置，而共产主义的全球威胁似乎正愈演愈烈。科学的守卫者们眼看就要放弃抵抗了，也立即开始强调这种牢牢支配了当时美国政坛乃至全社会的"恐惧——甚至是妄想"。正如第二次世界大战为医学界的各种伦理越界行为提供了完美的借口一样，20世纪50—60年代令人窒息的冷战气氛为类似的滥用行为提供了理想的掩护。为了掩盖美国自己犯下的那些令人怀疑甚至是犯罪的行为，一些令人难堪的事实在发生后的几十年中始终讳莫如深。比如1952年，前职业网球运动员哈罗德·布劳尔和生化武器专家弗兰克·奥尔森的死亡，就是由于渴望获得更多致幻剂及精神控制的相关知识而不计后果的政府特工导致的。[ix]CIA还赞助受人尊敬的科学家进行五花八门有时甚至是想入非非的精神控制实验，虽然没有人员死亡的报道，但同样令人深恶痛绝。蒙特利尔麦吉尔大学的埃文·卡梅隆博士是一位受人尊敬的精神病学家，出生在苏格兰，他就是这些陌生人案例的其中之一，曾使用电击、药物、心理诱导和其他各种古怪的方法对他的病人进行去模式化，并将其重新塑造成"理想的"状态。

一小撮杰出的心理学家和精神病学家受雇作为CIA的秘密科学

---

ix　Harold Blauer (1910—1953)，美国网球运动员，被注射了450毫克编号为EA-1298的致幻剂后死亡，该药物是MK-ULTRA计划的一部分；布劳尔本人对自己被实验毫不知情，而这一事实更被纽约州、美国政府和CIA隐瞒了长达二十二年之久。Frank Olson (1910—1953)，美国细菌生物学家、生化武器专家，被他的CIA上级秘密使用了LSD的九天后从纽约某宾馆十层窗户坠下身亡。包括美国政府在内的部分人称这是自杀行为，但仍有人主张这是一起谋杀。——译注

合作伙伴，研究如何使 LSD 发挥最大功用。[52]另外还有一些医生与学者，虽然没有和 CIA 签订正式合作关系，但是他们的研究领域都是 CIA 极为感兴趣的方向。如今有一些观察家认为，"要说一个 LSD 研究者和间谍机构一点接触都没有是不可能的，因为正是 CIA 在后面监视着一切"。[53]1950—1960 年代，有部分研究者宣称 LSD 在对付从酗酒到同性恋的各个方面都有积极作用。还有一个人相信，这种新型致幻剂将会在对抗儿童期精神分裂和自闭症方面显示出革命性的功效。

作为开创性心理疗法、电子设备和特效药的狂热支持者，劳蕾塔·本德医生很清楚如何解除人们的戒备心理，并绕过各种行为规范以满足她的科学好奇心。最好的例证就是她要求给数十名年幼的自闭症患者每日服用大量 LSD 的可疑决定。20 世纪 50 年代，本德开始在儿童身上实验各种各样的镇静剂和精神药理学药剂。在一篇有关这个问题的学术论文中，她在一个注释中即兴表达了一下她的哲学理念："我是那种老派的临床医师，我始终认为研究工作不应因循守旧，而应该接受灵感的引导。"[54]

这种所谓灵感，即打破常规、未经审慎的考虑就决定给儿童服用这种有待研究的最富争议性的精神药物的行为，必定曾经让精神病学界里比她更保守的同行们踌躇不前。这种认为"LSD 可以用来治疗精神疾病的观点，根据 LSD 模拟精神疾病的长效特征，在一些科学家看来简直就是荒谬"。[55]然而，本德自有她的想法。

1960 年，本德开始给科里蒂莫州立医院的孩子服用 LSD 和 UML-49（一种 LSD 的衍生物）。开始还只有十四个六岁到十岁的孩子，但受试人数开始快速增加。这十四个孩子中十一个是男孩，三个是女孩，全部都被诊断为患有精神分裂或自闭症。由于本德的诊断与今天的诊断标准相去甚远，要想确定这些孩子的真实病症极端困难。最初，这些孩子被给予的剂量较小，渐渐地，剂量变得越来越大，并从一天一次变成了一天两次。令人难以置信的是，其中一些孩子持续服用药剂——这样用药对成年人来说也太过猛烈了——长达一年以上。

我们能从随后本德所写的论文中透彻地了解她对这些实验的看法。在服用了 LSD 后，一些原来很安静的孩子变得十分"具有攻击性——推搡、撕咬或者击打其他孩子"。本德认为这种行为相较于他们之前的状况是一种进步，因为之前这些孩子对周围的环境没有任何反应。⑯而如果 LSD 也不足以让这些孩子缴械投降的话，本德还打算加入电击休克治疗或胰岛素休克治疗，以"最大程度地利用这种强化"刺激因子——无论以何种标准来看，这都是对生理与心理的双重摧残。下面的评论更加发人深省："由于成人服用大剂量的 LSD 时会出现极为猛烈的精神病反应，所以我们在第一次使用药物时都慎之又慎，甚至还去向孩子的父母征得同意。"⑰很显然，这种表述的言外之意就是本德经常把收治的儿童当作实验对象，而根本没有事先征求他们父母的同意。

在一篇学术报告和随后发表的回顾她多年以来对儿童使用强心剂和电击治疗的论文中，本德说了这样一段非常令人费解的话：

> 我们现在还不能确定究竟谁才是罪人。有很多人会觉得这些孩子的母亲才是罪人，她难道不是精神分裂么？还有很多人会认为患者本人才是罪人，因为，毕竟不是他自己表现出了精神分裂的行为和幻想么？然而，有许多来参加第五十二届美国心理学会年会的诸君认定，发言者才是那个罪人，难道因为我没有把这个宝贵的不需图表、曲线和统计评估的临床材料交给你们么？⑱

听众和读者对此奇谈怪论究竟作何反应，我们已经不得而知。

在一篇关于她在科里蒂莫州立医院进行 LSD 实验的论文中，本德承认给一些孩子——患有自闭症或非自闭型精神分裂的六到十二周岁的男孩——连续数周、数月，个别甚至连续一到两年，每天服用两次 LSD。虽然大部分谨慎的医生绝对都会避免进行这种危险的实验，本德却对结果表示乐观："这都是些一声不吭的、自闭的、患有精神分裂的孩子。他们的健康状况和外表从整体得到了提升，情绪也比以前高了。"[59]

非常讽刺的是本德曾一度承认说，在她的实验中有两个青春期的男孩"变得十分不安，甚至还说我们是在拿他们做实验"。过了几个月，其中一个男孩又一次抱怨说"我们在拿他做药物实验，还试图阻止他出院"。本德说没过多久，他们就决定终止这个男孩参与研究，这"不是因为我们所用的药不妥，而是因为这个孩子基于自己的精神病理学知识对这种药物的态度"。[60]这个男孩的警觉与自我保护意识让人觉得，他或许没有本德所说的那么不正常。

同样是在这篇 1970 年的文章中，本德还承认她"自 1961 年 1月到 1965 年 7 月对八十九名儿童使用了 LSD……因为我们发现这是我们治疗儿童期精神分裂的一种最有效的方法"。同时本德在文章中也承认，在药物发生反应期间，他们会将这些孩子单独隔离起来——无论在理论还是在实际操作上，哪怕是当时的医生都会坚决反对这样做。[61]

几乎过了半个世纪，绝大多数的美国人——包括大部分医生——都不知道曾有一位享有盛名的儿童心理学家对孩子进行过这些危险和不道德的精神病药物医学实验。不知是由于劳蕾塔·本德医生坚信 LSD 是解开精神世界之谜的钥匙，或是她成为下一个"科学之神"的渴望，还是仅仅由于她渴望积累知识，这些研究一直进行了下去——既无评论更无反对。这是历史的一个令人悲哀的注脚，有权势的人物只要协调一致，就可以挟持整个受人尊敬的行业中既有智慧又有经验的那些人。显然，劳蕾塔·本德并不是唯一一个在其经年累月的实验中不断给儿童服用或注射 LSD 的人。但是究竟为何当权者中从来没有任何一个人站出来指出这一切呢？为什么从没有一个医生、护士或医疗管理者来制止，说这一切都是不对的？难道从来都没有人发现这些所作所为造成的种种伤害吗？

如同沃尔特·弗里曼严重痴迷于对所有他能触及的"精神病人"施行额叶切除术，本德也是一个虚幻灵丹妙药的狂热鼓吹者。作为一个劲头十足的狂热分子——自 20 世纪 30 年代第一次使用休克疗法到二十五年后执著于强劲的迷幻剂——本德深信她已经掌握了一系列长期困扰人们的精神疾病谜团的答案。于是她一再践踏病人的权利，肆意破坏医生的职业行为准则，并在社会最弱势群体的身上恣意进行她的实验，即便如此，本德仍然为她的同行们所敬重，当时的医学界是何种德行，已经尽在不言中了。

注　释

① 作者在 2010 年 3 月 15 日和 2011 年 10 月 26 日对特德·查巴辛斯基所做的采访。
② 特德·查巴辛斯基提供给作者的未出版手稿。
③ "The Papers of Lauretta Bender," Brooklyn College Library Archive.
④ 同前。
⑤ 1938 年，本德写了 "A Visual Motor Gestalt Test and Its Clinical Use" (American Orthopsychiatric Association Monograph, 1938)，复制了格式塔心理学家 Max Werthheimer 著作中的九项数据。本德—格式塔测验在后来成为了临床心理学家测量感知与运动技能和感知运动发育以及神经是否无损的应用最广泛的实验之一。
⑥ Lauretta Bender, "Theory and Treatment of Childhood Schizophrenia," *Acta Paedopsychiatrica* 34 (1968): 301.

⑦ Joel Braslow, *Mental Ills and Bodily Cures* (Berkeley: University of California Press, 1997), p. 96.

⑧ 同前, p. 100。

⑨ 同前, p. 101。

⑩ Bender, "Theory and Treatment of Childhood Schizophrenia."

⑪ 同前。

⑫ Lauretta Bender, "One Hundred Cases of Childhood Schizophrenia Treated with Electric Shock," *Transactions of the American Neurologic Association* 762 (1947): 168.

⑬ Braslow, *Mental Ills and Bodily Cures*, p. 98.

⑭ 转引自 E. Shorter and D. Healy, *Shock Therapy* (New Brunswick, NJ: Rutgers University Press, 2007), p. 86。

⑮ 转引自同前, p. 87。

⑯ 同前, p. 137。

⑰ Jack El-Hai, *The Lobotomist: A Maverick Medical Genius and His Tragic Quest to Ride the World of Mental Illness* (Hoboken, NJ: John Wiley, 2007), p. 107.

⑱ 同前, p. 1。

⑲ Walter Freeman, "The Religion of Science." Papers of Walter Freeman, George Washington University Archives (cited hereafter as Freeman Papers).

⑳ 转引自 El-Hai, *The Lobotomist*, p. 180。

㉑ 转引自同前, p. 248。

㉒ 转引自同前, p. 91。

㉓ Edward Shorter, *A History of Psychiatry: From the Era of the Asylum to the Age of Prozac* (New York: John Wiley, 1997), p. 227.

㉔ "Lobotomy Disappointment," *Newsweek*, December 12, 1949, p. 51.

㉕ 转引自 El-Hai, *The Lobotomist*, p. 199。

㉖ 转引自同前, pp. 174-175。

㉗ Walter Freeman and James W. Watt, "Schizophrenia in Childhood," February 26, 1947. Freeman Papers.

㉘ 同前。

㉙ 同前, p. 4。

㉚ 同前。

㉛ 同前, pp. 6-7。

㉜ 同前, p. 8。

㉝ Letter from James W. Watts to Mr. Oliver E. Denham, June 7, 1961. Freeman Papers.

㉞ 这是费城监狱系统的囚犯很常用的说法，作者艾伦·霍恩布鲁姆 1970 年代时曾在那里工作。

㉟ El-Hai, *The Lobotomist*, p. 267.

㊱ Howard Dully, *My Lobotomy* (New York: Three Rivers Press, 2007), p. 102.

㊲ 同前，p. 91。

㊳ 转引自同前，p. 98。

㊴ 同前，p. 268。

㊵ Shorter, *History of Psychiatry*, p. 227.

㊶ O. J. Andy, "Thalamotomy in Hyperactive and Aggressive Behavior," *Confinia Neurologica* 32 (1970): 322.

㊷ 同前，p. 324。

㊸ Peter R. Breggin, "Campaigns Against Racist Federal Programs by the Center for the Study of Psychiatry and Psychology," *Journal of African American Men* 1, No. 3 (1995): 6.

㊹ US Congress, Senate Committee on Labor and Public Welfare, Subcommittee on Health, "Quality of Health Care—Human Experimentation, 1973," Hearings, Ninety-third Congress, first session, on S. 974.

㊺ 同前。

㊻ Benedict Carey, "Surgery for Mental Ills Offers Both Hope and Risk," *New York Times*, November 27, 2009.

㊼ Braslow, *Mental Ills and Bodily Cures*, p. 143.

㊽ 我们曾反复使用"狂热者"这个词来形容阿尔伯特·M·克里格曼的科学取向，这位发明了利润丰厚的抗痤疮与皱纹乳霜的宾夕法尼亚大学皮肤病学家，也曾长期使用脆弱人群进行实验（见第6章）。他的同行与好友辩解道，克里格曼所偏好的只是偶尔有一定风险但并无危险的实验，他们解释说："阿尔并不是一个唯利是图或恐吓他人的人。他只是一个对各种各样皮肤病学相关事物都抱有极大兴趣的狂热者。" Interviews collected by Allen Hornblum for *Acres of Skin: Human Experiments at Holmesburg Prison: A True Story of Abuse and Exploitation in the Name of Medical Science* (New York: Routledge, 1998).

㊾ John Marks, *The Search for the Manchurian Candidate* (New York: Norton, 1979), p. 25.

㊿ 转引自 Martin A. Lee and Bruce Shlain, *Acid Dreams* (Weidenfield, NY: Grove, 1985), p. xxiv。

(51) Marks, *Search for the Manchurian Candidate*, p. 28.

(52) 有许多医生都曾进行过有问题的 LSD 研究。比如哈罗德·阿布拉姆森（Harold A. Abramson, 1899—1980，美国医生，因其很早即倡导治疗性 LSD 而闻名，是 CIA 的 MK-ULTRA 计划中研究军队如何使用 LSD 项目的关键人物。——译注），就曾同时为美国陆军和 CIA 工作，也是在弗兰克·奥尔森从斯塔特勒—希尔顿酒店房间的窗户坠下之前见到的最后一个执业医师（他当时还只不过是个过敏症专科医生）。保罗·霍克曾是精神病学研究所的负责人，就是该所的迷幻药研究项目杀死了哈罗德·布劳尔。哈罗德·伊斯贝尔则在莱克星顿联邦监狱进行了有争议的药物研究项目。

(53) Lee and Schlain, *Acid Dreams*, p. 45.

(54) Lauretta Bender, "Discussion," in *Child Research in Psychopharmacology*, ed. Seymour Fisher (Springfield, IL: Charles C. Thomas, 1959), p. 41.

(55) Lee and Schlain, *Acid Dreams*, p. 63.

㊷ Lauretta Bender, Gloria Faretra, and Leonard Cobrinik, "LSD and UML Treatment of Hospi-talized Disturbed Children," *Recent Advances in Biological Psychology* 5（1963）: 37.

㊸ 同前，p. 85。

㊹ Lauretta Bender, "A Twenty-five Year View of Therapeutic Results," *Evaluation of Psychiat-ric Treatment* （New York: Grune and Stratton, 1964）, p. 141.

㊺ Lauretta Bender, "Children's Reactions to Psychotomimetic Drugs," *Psychotomimetic Drugs* （1970）: 268.

㊻ 同前，p. 268。

㊼ 同前。

第9章

精神虐待：

“那就是洗脑。”

他们做这些实验之前就该知道自己在干什么。他们都是受过教育的，他们并不愚蠢。他们打着科学的旗号毁了他人的一生，还想隐瞒当作没发生过。直到被揪出来了，他们才道歉。

——玛丽·克拉斯基·尼克松

1926 年，文德尔·约翰逊来到了爱荷华大学的校园，心中充满了希望。此时，辛克莱·刘易斯的《阿罗史密斯》，还有保罗·德·克鲁伊夫的《微生物猎人》正在全国引起轰动，优秀的文学作品与有价值的科研项目让学术研究者们对未来充满了期待。约翰逊是一个有上进心的好学生，他决心要在这里实现两个目标：成为一位有影响力的作家，并让自己的语言表达能力变得更好。

约翰逊的青少年时期曾饱受严重口吃折磨，总是被人捉弄、辱骂，时不时还会被人殴打，这对他是巨大的痛苦。约翰逊甚至还得了个“杰克”的绰号，与重量级世界拳王杰克·约翰逊同名，因为他总是对取笑他口吃的同学拳头相向。爱荷华大学以其在语言病理学这一全新领域的先锋地位而著称，约翰逊总是“自告奋勇”地愿意充当实验对象。"临床实验中，约翰逊接受了催眠、精神分析、电极刺激，还得坐在冷水里接受颤抖记录"，他甚至还把鹅卵石含在嘴里，用模子固定右臂，以"调整左右半脑的失衡性"，只因为有人觉得这可能是造成口吃的原因。这些偏方没一个能长期生效的。在爱荷华十年后，约翰逊在自己的日记中这样描述曾经作为实验对象的岁月："我就是个专职小白鼠。"①

想要克服个人困境的急切心理，让约翰逊成为了语言病理学方面的专家，他还就这一话题在美国中西部进行了巡回讲座。在讲到口吃者经常会面对的社会烙印、尴尬状况、丧失自尊甚至自我孤立这些话题的时候，他的话就显得十分可信。就像他在日记里面写的："口吃也是一种残疾。"

专注多年于个人问题及其他人在演讲上的缺陷，约翰逊终于在1930年代中期开始思考他自己的理论，以解释口吃究竟因何发生，以及克服口吃的最佳途径。在当时，主流的观点还是从生物学的角度来解释的，认为口吃是一种基因缺陷。但随着约翰逊对自身经历的思考和对其他个体的考察，他日益意识到，每个人"在很小的时候都经历过口吃"。于是他在日记中这样写道："口吃始于听者的耳朵，而非孩童之口。"

回顾自己不愉快的语言经历，约翰逊坚信，自己一年级时的一位老师总是反反复复过于急迫地纠正他本来就很轻微的问题，才让自己的口吃加剧了。对自己和其他人的类似经历想得越多，他就越加确信，"毛病都是硬诊断出来的"。约翰逊认为，如果放着不管，儿童也会自然而然克服自己口吃的毛病。这是种颠覆性的观念，但也没有任何科学依据。如果他想证实自己的"错误诊断理论"，就必须进行原创性的研究项目，对控制环境中的儿童进行反复的实验。如果自己要成为大学里的语言学教授，那么这就是他必须经过的一个步骤。

开车一小时路程内就有一个绝佳的实验地点：爱荷华军人遗孤之家。他之所以选中这个地方也是因为，之前就有学校的教授在这里用孤儿进行实验。约翰逊从前的一名学生、语言病理学教授曾说："那所孤儿院简直就是个小白鼠基地。"②约翰逊获得许可于1938年的秋季学期在孤儿院进行实验。他问一个研究生玛丽·都铎："你考虑好你的硕士论文了吗？"至此，整件事情全部落实。玛丽说还没想好，约翰逊就顺理成章地给她提了个建议。如此一来，都铎既能顺利拿到学位，又能协助约翰逊证实他的理论，但这无疑将会成为他们学术生涯中最为羞耻和令人悔恨的一部分。

起初，约翰逊让都铎把爱荷华孤儿之家的孩子们分成两类：一类是口吃者，一类是表达正常者。半数的儿童将作为实验组，另一半则作为对照组。对照组的孩子被视作表达正常者，能够获得积极治疗；实验组的孩子则被当成口吃者，只能获得消极治疗。③

都铎必须指出实验组中的孩子都有口吃（就算根本没人口吃也是如此），从而让孩子们对表达产生敏感，并对自己的说话习惯生成自觉。都铎必须在孩子们重复一个词，或发音不对，或中途停顿的时候严厉教训他们，从本质上来说，就是要把说话变成一种折磨。如果约翰逊的理论是正确的，他们就会把这些孩子变成口吃。

约翰逊还让都铎对孤儿院的老师和管理者撒谎，告诉他们自己是在进行语言疗法。即使她不在，他们也必须遵照她的指示对这些孩子进行矫正。这一切并没有让都铎心生疑惧。约翰逊是这一领域冉冉升起的新星，只要做好这些，自己就前途无忧了。

都铎发现，爱荷华军人遗孤之家是个让人备感压抑的地方。她觉得在这么一个阴冷艰苦的地方长大一定很可怕，但约翰逊的理论对她才是重要的，能够加入这个重要的实验让她不由得沾沾自喜起来。在看过孤儿院的文件，并"对二百五十六个孤儿的语言表达进行审查后，她和其他语言病理学家精心挑选出了二十二个实验体：十个口吃者和十二个表达正常者。他们根据年龄、性别、智商和表达流利度给孩子们进行了配对，并从每一对中任意选出一个放入对照组，另一个放入实验组。都铎和约翰逊就这么轻描淡写地组织起了这样一项人体研究项目，这一实验给这些幼小孩童一生的心理造成了破坏性的后果。这个实验就是几十年后臭名昭著的"恶魔研究"。

一个当年也在孤儿之家的较幸运的孩子，在六十年后得知了当时发生在自己朋友们身上的一切，说："感谢上帝，我差点就被分在实验组了。要是那样我这辈子就完了。"

起初，孤儿院的孩子们还很为参与到这样一个事业当中而欢欣鼓舞，就跟当年弗纳德学校的男孩们加入科学小组时一样；而跟那些男孩一样的还有，这些孩子对一切都蒙在鼓里。孤儿院的来访者一向很少，而成为受关注的中心更是前所未有的经历。比如玛丽·克拉斯基，当时只有十二岁，智商81，在孤儿院已经五年了。④大萧条对他们家造成了严重的打击，她七岁的时候，母亲就把她和她的两个哥哥都送走了。那天她回到家，母亲什么都没说就把她推进一辆等候的黑色轿车，只说了一句："你会没事的。"然而，在这所孤儿院，她不可能"没事"。

年幼的玛丽·克拉斯基见到苗条高挑、目不转睛地看着自己的玛丽·都铎时简直惊呆了，她还以为这个二十三岁的漂亮女人会收养自己，成为她的新妈妈。

1939年1月19日，玛丽·克拉斯基与都铎第一次面对面地谈话。都铎问她知不知道有谁口吃。玛丽回答了这些问题，但是都铎频频打断她，对她说："你口吃了。"紧接着，她严厉警告玛丽，要是不马上改正的话，她就会一辈子都口吃。那一天，都铎的笔记上是这样写的：玛丽·克拉斯基"马上对建议产生了反应，她讲话中反复的现象频繁起来"。

都铎建议这个对她满心崇拜的小姑娘说，她应该努力战胜口吃，但都铎说的话里充满了心理学的暗示和陷阱：这种"消极疗法"恰恰是为了让玛丽在自己讲话的时候更加在意而设计的。"如果你觉得自己可能要在哪个单词上卡住的话，就在说出来之前深吸一口气，"都铎建议说，"如果你确实卡住了，那就停下来从头开始说。把舌头顶到你的上颚上。如果你觉得不能一口气说出来，那就不要说。要始终都把精力集中在自己说话上面，尽一切可能避免口吃。"这些建议恰恰是与文德尔·约翰逊认为真正能够改善口吃状况的方法完全相反的。

这个五岁的小女孩本来是一个说话正常的孩子，但在实验中，她只是"11 号病例"，而且被约翰逊的团队称为"口吃者"，这一切让小女孩从第一天起就背上了沉重的包袱。有一次，玛丽·都铎让小姑娘给她"讲讲三只熊的故事"。小姑娘"把'她'这个词重复了三次的时候"，都铎"提醒她注意，说她开始口吃了"。都铎在论文中写道：

> 她出现词语重复的时候，我就叫她停下来深吸一口气，然后从头开始再说一遍。等到下一次她又重复了，我叫她停下，她马上就产生了反应。从此以后，每当她词语重复时，她就会停下来，用手捂住嘴使劲喘气。接着她会笑起来，然后试着从头开始。她立即变得十分在意自己出现的问题。她总能发现自己哪儿出错了，然后精确地停下来。

更多的"消极治疗"让这个女孩的表达能力变得越来越糟糕，最终干脆不愿再说话了。都铎记录下了女孩的恶性循环状况："上个月她还能自如地正常说话，现在让她开口已经变得十分困难。我问她为什么不想说话，她也不回答。然后我问她是不是害怕什么，她点了点头。我问她，你到底害怕什么？过了好一会儿她才回答说：'怕我会口吃。'只要出现重复她就会停下来，低下头。她从头到尾一直都不肯抬头，看起来非常拘束，也不笑了。"⑤

事实证明，约翰逊关于口吃的理论是正确的，都铎的毕业论文也进展顺利。然而，孤儿之家的孩子们的状况却不容乐观。

都铎每一两个星期都到孤儿之家去一次，给孩子们进行额外授课。他们接受的口头练习和训练都让他们感到紧张。都铎不在的时候，孩子们还要接受来自于管理员的批评指责和消极建议。实验组呈现出急剧的低落状态，他们不仅交流能力陡然下降，还成为了被讥笑的对象，成绩下降，甚至有些孩子将自己与其他人隔绝开来不再接触。

过了几个月，都铎也对自己的工作感到心力交瘁。她对自己施加在孩子们身上的一切并不激动，但约翰逊却对她取得的结果十分满意，他的满腔热情偶尔也能给都铎萎靡不振的状态带来鼓舞。都铎后来承认："我并不喜欢自己对孩子们做的那些事。这一切实在是太困难、太糟糕了。换到现在，我一定会对此有所怀疑。但那时候我也不过是对别人言听计从罢了。这是一项作业。我不过是完成作业而已。"⑥

在1939年5月，约翰逊和他的学生一起去检验都铎的最终成果。在核心实验组里有六个曾经表达正常的孩子，其中的五个已经变成了口吃，而这五个当中有三个已经出现了严重的表达障碍。和预期完全一致，对照组的孩子们则相对未受实验影响。

整个夏天，都铎都在整理录音，撰写论文。在这份长达二百五十六页之多的文件中，有许多部分都描述了类似"11 号病例"的种种情况：

> 个体的表达流利度呈现降低……表达过程中中断的次数则不断增加。在实验期间，她的表达形式出现了巨大的转变。实验期间，她的表达能力发生了显著变化。实验初期，她讲起话来既连贯又顺畅，可到了实验后期她已不愿再开口……她不再讲故事，也不再和小伙伴们讲话。[7]

都铎写道，简而言之，"在试验过程中，〔实验组的〕所有孩子的行为都出现了明显的转变，越来越像那些成年口吃者一样，变得内向、敏感、局促不安……他们变得越来越少言寡语"。我们注意到，尽管都铎仔细记录和描绘了实验是如何通过灌输"他们的表达绝对存在问题"，从而"显著地"改变了他们的行为方式，都铎仍然建议应该在对大多数孩子来说"更接近家庭的环境下坚持进行此种练习"。都铎坚称，如果把"家庭环境"作为延伸研究地点的话，"也许我们能够得到更为开放性的结果"。[8]值得庆幸的是，尚无任何记录显示约翰逊或都铎曾经在任何地方复制这项实验。

都铎的论文里面还有不少描述了爱荷华军人遗孤之家工作人员的篇幅也值得一提："这家机构的教师和管理员都非常容易受到影响，即是说，他们能不假思索地接受所有诊断结论。"都铎写道，不仅如此，工作人员坚信"有这种'口才'的小孩，或处于这种环境的孩子已经没救了。他们显然觉得对这些孩子予以特别照顾完全是浪费时间"。[9]

那年入秋时，玛丽上交了研究报告并获通过，她也因此在威斯康辛获得了表达治疗师的工作。但是，在孤儿之家所进行的表达"治疗"却并未结束，孤儿院的老师和管理员们依然继续对孩子们进行"治疗"。玛丽·克拉斯基和其他孩子已经出现了严重口吃的状况，他们的行为、课业和他们与其他孩子及员工的关系都受到了不可估量的巨大影响。孤儿院的人员联络约翰逊，表达了他们的担心，问他是否能为此做些什么。约翰逊博士叫他从前的学生玛丽趁圣诞假期过去瞧瞧，看用一些积极疗法能否奏效。

都铎只是短暂地看了看，但是结果令人沮丧：实验组孩子们的表达问题已经越发严重了。她对此束手无策。后来她又去了两次，但木已成舟，她所造成的恶果已经不可逆转了。

第二次世界大战期间，都铎在海军担任采购一职。战争结束后，她又回到了爱荷华，希望自己从前的导师能帮她在语言障碍矫正领域谋得一个职位。再度会面并不顺利。"显然他不想再见到我，"都铎回忆说，"他很担心我会跟别人说什么。"

显而易见，过去的这几年对文德尔·约翰逊来说是个教训。他的学生们开始对爱荷华孤儿院进行的研究提出伦理上的质疑，并将其称为"恶魔研究"。这不是什么值得声张的事，他必须三缄其口。甚至还有人将此实验与盟军进入拉文斯布吕克、特雷布林卡和达豪集中营时所发现的一切相比较。纳粹所进行的那些医学实验让美国人对任何不当对待实验体的行为都变得十分敏感，而在孤儿之家所进行的实验项目在其设计与影响上都让人觉得似曾相识。"这些东西让人觉得和奥斯维辛集中营中的那些勾当没什么两样，而这恰恰是当时人们对这些东西百般隐瞒的原因。"语言病理学教授富兰克林·希尔弗曼这样说，他也曾是约翰逊的学生，"他们总想把这些事都藏在脑子里不让人知道，假装什么都没发生过一样。"⑩

约翰逊因此而陷入了巨大的两难境地。这项研究证明了他的

违童之愿：冷战时期美国的儿童医学实验秘史

理论的正确性，但这个实验又为人们所不齿；它从一开始就违背了伦理道德，而且还给无辜的甚至还是孤儿的孩子们造成了深重的伤害。这样一项证实了一个开创性理论，且能够让其设计者站到专业领域最顶端的实验，却存在着如此棘手的一面，不仅与公共道德完全相悖，设计者更有可能因此而被学术界所唾弃，究竟怎么办才好呢？

约翰逊从前的学生、一位传播学教授说："他不知道该作何反应，也不知道该怎么处理这种情况。"[11]也许正是这种进退两难的窘境让约翰逊无法让他的语言学学生们回到爱荷华的孤儿院去将他一手造成的破坏恢复原状。他并没有去直面事实，并与学生们一起解决问题，而是选择了把这一切都忘掉，并希望其他每个人也能像他一样把这件事放在脑后。结果，他还是想要这件事以集体失忆告终，而放弃了去做一些有意义、有勇气的尝试。

然而，约翰逊也并不打算就这样在自己的错误诊断理论上消极下去。他又百般牵强地尝试从人类学的角度解释说，在某些印第安部族中根本没有与口吃相对应的概念或词汇。"印第安儿童从来都没有因为他们表达怎样而受到批评或评价，人们不会对口吃品头评足，也没有任何因口吃而发生的问题。"这就是约翰逊在其1946年出版的作品《人与困境》中说过的话。[12]他丝毫没有提起自己的学生所进行的研究，而这一研究恰恰是对他至关重要的全新理论的证明，并在后来促使全世界的语言障碍治疗法发生了改变。

约翰逊在1965年去世了，而知道他秘密的人依然不曾开口。经过《圣何塞信使报》调查记者吉姆·戴尔勇敢而艰苦的努力，这项"恶魔研究"终于曝光在公众的视野中。2001年，他就爱荷华州军人遗孤之家的实验进行的一系列报道引起了美国全境的广泛关注。玛丽·克拉斯基·尼克松当时已经七十五岁高龄，当她得知自己所经历的一切不过是个实验，她变得怒不可遏。就是因为这个实验，她被人嘲笑，被人捉弄，最终被送进了女子感化院。她的律师称，克拉斯基这个人"自我意识非常薄弱，从来都不敢说话，也很内向……她的一生都是如此"。⑬

没过多久，生活在加利福尼亚州的八十四岁的玛丽·都铎收到了来自玛丽·克拉斯基·尼克松的一封信，这封信的内容让她无法面对自己曾经做过的一切。"我还记得你的样子，你是那么亲切，就像我的妈妈，"信的开头说，"但是你的出现却毁了我的一生。"信中都铎被称为"恶魔"和"纳粹"，这就是她为自己六十年前在孤儿院所做的实验而得到的一切。

爱荷华大学也被迫就此事道了歉。这一研究的副主席大卫·斯科尔顿博士说："无论在哪个时代，这项研究都是不可原谅的。我绝对不会为此进行辩解，一个字都不会。没有比这些遭遇更为不幸的事情了。但是，无论是他直接为病人所付出的努力，还是在这些年里他所培养出的那么多从业医生与弟子，都表明这个人确实做出了许多贡献。"

那些孤儿们提起了法律诉讼。文德尔·约翰逊的朋友和从前的同事们只能尽量让这件事显得可以说得过去。"我觉得他之所以选择用这些无亲无故的孩子进行研究并不是没有原因的，"爱荷华大学文德尔·约翰逊语言表达与听力中心的助理教授特雷西亚·泽布罗夫斯基说，"这是他能找到孩子来做这件事的唯一途径。"这就是她对约翰逊选择用收容机构儿童的理解。她对戴尔说，自己并不赞同约翰逊的研究方法，也认为这项研究有悖伦理，但她并不觉得约翰逊就是个坏人："我认为这就是那个时代的形势。"杜安·斯普利斯特斯巴克也曾是约翰逊的同事，他也认为"那个时候跟现在不一样，价值观是不同的。现在我们也许不能赞同他曾经的所作所为，但是在那个年代，这些事情完全符合当时的规范"。并非所有人都同意这样的观点，仍然有许多人坚持认为，当时就有很多禁止对实验对象，尤其是儿童造成伤害的法规和准则。

2007 年，提起诉讼的六名原告最终获得了九十二万五千美元的赔偿。当时已经八十四岁的黑泽尔·波特·多恩布什，研究对象中的孤儿之一，仍然对研究者所做的一切难以忘怀："我认为那就是洗脑。我不在乎别人怎么说，我就是这么认为的。我当时就知道是这么回事了，但我还是配合了。要知道，我们当时没有能力跟任何人说不。没法指望任何人帮助我们。"⑭

不过，在向自己学术研究的实验对象施压，以及摆脱自己一直倡导和遵从的道德标准上面，文德尔·约翰逊教授的表现并不算突出。知名的杰出学者为了追求自己感兴趣的特定结论而违背伦理道德，这种现象并不少见，无论是想要对全新的理论突破加以确证，巩固通过长期努力而与制药公司所建立起来的经济关系，抑或只是试图证明自己是一名真正的学者和专家，研究者们都做了许多不该做的事情。当来自外界的压力、责任与诱惑对他们的日常决定日复一日造成越来越大的干扰时，辛苦复杂的科学探索反而会显得越发重要，固守规则的必要性则会在这个过程中越来越显得微不足道。

第二次世界大战就对许多原本很慎重的科学家造成了这样的影响。随之而来的冷战也起到了类似的作用，对那些在美国国防设施研究前线的科学家则更是如此。哈佛心理学家亨利·莫里就是其中之一，晚年时，他曾进行过的心理应激研究给他带来了一些意外的恶名。一位评论家曾这样描写道："莫里是心理研究学者中的一个异类，他的学术生涯充满了争议。"⑮

19 世纪末，莫里出生于纽约一个富裕的家庭，在最好的私立学校接受了教育。他在哈佛大学就读于历史学专业，从他在本科生时平庸的学术表现，根本看不出他后来能取得何种辉煌的成就。莫里又去了哥伦比亚的一所医学院，并在那儿获得了生物学的硕士学位。在哈佛大学执教数年后，他去了英格兰，在1928年获得了剑桥大学授予的博士学位。莫里的博学杂收让他接触到了卡尔·荣格，培养了他对心理学和心理分析的兴趣，而他对人精神的方方面面所抱有的好奇心与日俱增。

回到哈佛后，莫里在潜在需求、动机的外部影响以及"统觉"这一概念上的探索很快为他赢得了声誉。1930年代，他还开创了"主题统觉测验"（Thematic Apperception Test，TAT），这是一项让个体根据他们所看到的图像来讲出故事的心理评估方案，他还完成了著名的心理学著作《人格研究》，这一切都使他作为一名学者和创造性的思想家而益发受人敬重。

尽管已经取得了如此之多的成就，但莫里并不甘心因此而停滞不前。"莫里不仅修习过心理学，同时也深谙医学与生物化学。不仅如此，"一位传记作者曾这样写道，"莫里很排斥对心理学原理及其研究方法进行简化，而是对来源于医学的研究方法，以及深受心理分析及……生物系统理论影响的人格理论推崇有加。"⑯这种跨学科的共享与交叉对于哈佛的教职员工和管理层来说都很难接受。幸运的是，莫里得到了洛克菲勒基金会的经济援助，支持他继续留在学校，并在自己的人格发展领域进行更深的探索。

在第二次世界大战期间，莫里的人格特征理论被应用于军队来挑选执行特殊情报任务的秘密特工。他的许多研究都是代表战略情报局（Office of Strategic Services，OSS）进行的，这一机构正是美国中央情报局（CIA）的前身。除了对军方工作所要求的人格与性格特征进行匹配，莫里还受OSS局长威廉·多诺万的要求，对阿道夫·希特勒进行人格评估。莫里与其他几位科学家的分析结果整合在一起，成为了一份最早对个性进行预测的犯罪侧写与政治心理学的结合体。他们所做出的预测，包括希特勒可能会自杀这一点，为他们以及他们的侧写系统赢得了更多的赞誉。第二次世界大战结束后，莫里回到了哈佛大学，同时继续担任 CIA 的顾问。他暗地里为情报机关所做的工作，后来使那些对他的秘密研究毫不知情的学术团体的良心受到了深深的震撼。

1958 年，莫里开始了他的应激研究，这一研究显然与 CIA 和冷战有着密切的联系。至少有一位作者相信，该研究项目与 MKULTRA 计划[i] 脱不了干系，它是专门用来收集人在压力条件下反应的大量数据，从而对其进行评估的。有二十五名哈佛大学的学生被选中参与到了项目中，其目的在于评估他们遇到压力时的反应。莫里用以测量个体对强烈、持续且极具侮辱性的言辞做出反应的实验方案很特别，但是从设计上来讲也相对比较简单。这些作为实验体的学生被告知他们有一个月的时间来就他们个人的人生观写一篇小文章。作文交上去之后，会有一位资深律师与每个实验体面对面地就其各自的观念与态度进行批判。无论是个人问题还是普遍性的问题都在话题之列。这些实验个体被告知，整个对话过程都会被拍摄下来，但是他们不知道的是，这位律师有意不断增加了批评的内容，加重了批评的语气，而且逐渐变成了对人格的羞辱。

这场对话刻意制造了极大的精神压力，看起来更像是一场心理承受能力的比赛，专门用来检测一个人究竟能够承受何种程度的语言暴力。通过现场的监控装置，就可以记录下当律师一再尖刻地贬

---

i 这是一项 CIA 在 20 世纪 50 年代进行的人脑控制实验，据说花费了数百万美元，为了发现对人脑产生影响和控制的方法，对实验体进行了迷幻药、催眠、电击等多种让人难以想象的实验。1970 年代项目终止。——译注

低他们的论文和个人立场时，这些学生在心理上究竟作何反应。随后，每个学生都被迫观看了展现他们各自在谈话中所表现出的无能和愤怒的录像。他们还被要求为自己对这名律师的感受进行打分。分别隔了两周和八周，学生们被要求再次观看录像，并回答更多的问题。

学生中有一名实验对象是当时年仅十六岁的数学天才西奥多·约翰·卡辛斯基，如今人们可能更熟悉他"大学炸弹客"的身份。卡辛斯基是一名在美国出生的第二代波兰移民，与跟人相处相比，他从小就更喜欢跟数字打交道。长大以后，他学习了大量知识，但是却没几个好朋友。在芝加哥上学的时候，他就跳了好几次级，十五岁就高中毕业了。到了哈佛大学后，他在数学上表现出了超人的天分，还接受了美国数名顶尖数学家的指导，这些人都坚信他在数学方面拥有无与伦比的才华。

根据一位观察家的叙述，这位少年老成的数学系学生在莫里的研究项目中成为一名实验对象时，精神状况尚且十分稳定。卡辛斯基的律师也认为，他在情绪上表现出不稳定的直接原因就是因为他参与了莫里的研究项目。他们都认为，这个年轻的数学家在重压之下崩溃了。

随着时间的流逝，又有人进一步认为，卡辛斯基接受了这样"两种历史趋势的观点：理性危机以及冷战的负面影响"。[17]卡辛斯基相信，只有经验上可以证实的主张才是有意义的。冷战恰恰加速了这一进程。共产主义的威胁和始终存在的与苏联开战的威胁"制造了恐惧的气氛。这种气氛通过将科学进步与民族存亡放在了同等位置……而激发了技术上的进步，引发了反现代主义的对抗。这种气氛滋长了某些心理学家的狂妄自大，鼓动他们探索改变人行为的方法，从而让人们都变成优质公民。这种气氛缔造了毒品文化，以

违童之愿：冷战时期美国的儿童医学实验秘史

及整个美国及其政府的普遍的幻灭感"。⑱

卡辛斯基将其绝望转换成了一种意识形态，他在哈佛大学所经历的一切，则是对这种意识形态以及他对这个世界的理解的重要证明。正是莫里的实验触发了卡辛斯基对心理学及其所属的整个系统的怀疑。很快，心理学家的噩梦就开始了。讽刺的是，恐怕正是莫里博士——"自诩对学生们来说就像他们的父亲一样的这么一位杰出人物，在卡辛斯基将其对个体的愤怒转化为对于工业社会以及在其中扮演了核心角色的心理学的狂怒中，充当了催化剂。莫里是卡辛斯基认识并亲身接触过的唯一一位心理学家，他就代表了体制。而在卡辛斯基看来，这一体制不仅是对自由的威胁，而且还要求人们服从……和报复。"⑲

卡辛斯基将自己与这个社会隔绝开来，在蒙大拿州一个偏远的没有电也没有自来水的小木屋中生活，学习生存技能，并开始了将近二十年与现代工业社会的抗争。他对数学的热爱逐渐被爆破所替代，给十六名航空业和高校界的目标邮寄了炸弹。这场孤身一人的恐怖主义战争最终造成了三人死亡，二十三人受伤，给人们造成了挥之不去的心理阴影与担心自己成为下一个目标的恐慌。

一直有人坚信，卡辛斯基冗长而复杂的政治宣言《论工业社会及其未来》明确显示了他参与亨利·莫里的应激实验的那段时间对他产生了相当的影响。尽管这一心理研究中的其他实验对象并未像卡辛斯基一样对自己的国家发起战争，但是卡辛斯基当时过于年轻以及他支离破碎的心理状况，都让他对莫里的实验中有意制造的心理冲击难以承受。

文德尔·约翰逊和亨利·莫里并非仅有的两名通过实验在脆弱的儿童身上施加大量心理压力的心理学家。粗略地翻看一下那些年的心理学期刊就会发现，在已经不堪重负的儿童身上继续施加重压的研究项目简直不计其数。

以 1969 年的一项研究为例，研究者们决定对一名一直需要服用镇静剂的八岁智障男孩和一名被强行限制行动的八岁智障女孩，以及另一名十一岁的智障男孩使用不同程度的厌恶疗法[ii]，来矫正他们的自我毁灭和精神病行为。由于药物、电休克疗法以及其他治疗方案都未能成功，医生们决定尝试疼痛冲击法，即用一根三十厘米长的刺棒对儿童的腿部进行 1400 伏特的电流冲击。这篇论文的作者们说，这种冲击"确实很疼"，近似于"牙医在牙齿上钻洞"。[20] 接下来，作者们又表达了他们感觉到应该确保其痛觉阈值[iii]足以对这些由于自己的行为表现早已习惯了疼痛的孩子们产生影响。"为了避免仅仅制造了模糊的冲击，或儿童很快就能适应的微弱冲击"，研究者们设计了一种"疼起来像鞭子抽或牙医未经麻醉就在牙齿上钻洞一样"的冲击方式，来保证"实验对象绝对能感到害怕和恐惧"。[21] 令人难以置信的是，研究者们发现，用一根通了电的赶牛棒抽在这些智障儿童身上，比去实验那些伤害性更小的方法来减少他们的自毁倾向，要方便得多。

离现在更近一些的时候还有这样一项研究，研究者们找了二十一名介于八岁和十一岁之间的来自于不同特殊儿童学校的男孩，在一个程序中，他们持续对这些儿童"进行了七十五分钟的应激诱导，包括失望、挑衅和攻击"。[22] 与莫里在哈佛大学所进行的研究显著相似的是，不同实验对象之间的竞争和"录像带上的一名与自己

---

ii Aversive Therapy，是指将欲戒除的目标行为（或症状）与某种不愉快的或惩罚性的刺激结合起来，通过厌恶性条件作用，而达到戒除或至少是减少目标行为的目的。——译注
iii Pain threshold，就是引起疼痛的最低刺激量。各种能引起疼痛的刺激，在其刺激强度非常微弱时，并不令人感到疼痛；当刺激达到一定强度时才感到疼痛。——译注

年龄相近的同性对手"要竞争"在谈话中的最佳表现。失望情绪就是通过要求受试者在极为紧迫的时间内解决非常困难的问题来施加的"。实验者始终都在对实验对象的表现进行轻蔑的批评,尤其是当"挑衅"以这种形式施加在儿童们的身上时,这个问题"变得根本无法解决"。他们对这些施压的生物反应以皮质醇水平和心血管反应接受了测量,并与三十一名"正常"儿童做了比较。

1990 年代的另一项研究则是,一些精神病诊所里的七岁到十三岁的儿童——很多都存在心理失常或行为紊乱——被要求去想象自己被一头怪兽追赶,或因为莫须有的罪名而被责骂,他们的生物反应也被拿来与"正常"儿童进行比较。[23]1989 年还有这样一项研究,有十八名因为尿床或接受扁桃体手术而住院治疗的焦躁的儿童被施以据说是很轻微的压力,并被检测了唾液皮质醇和皮肤点活动。这些所谓轻微压力就是观看一部叫做《云霄飞车》的电影中的既危险又难受的画面,对照组观看的则是一群鸭子在湖中戏水的画面,研究者们对"失常"儿童和正常对照组的应激生物反应进行了评估。[24]

最后,还有一个几年前的例子,二十七名有不同程度的攻击性和焦虑问题的儿童被要求接受了一系列促使生成悲伤、愤怒、失望等情绪的是非任务,并通过脑电图记录了他们的皮层活动,还与十四名正常发育的对照组儿童比较了异同。[25]像这样的实验心理学研究在学术文献中屡见不鲜,但是几乎没有期刊编辑、心理专家或读者对于使用尤为脆弱的儿童进行这些具有伤害性的科学实验是否为明智之举提出质询。专门为了确保杜绝此种虐待出现的伦理审查委员会又到哪儿去了呢?还有期刊编辑委员会,他们本该保证这些存在问题的实验不被发表,为何也没有声音呢?科学文献中充斥着只会对人造成伤害的非治疗性实验,实在令人遗憾。

注 释

① 我们对于"恶魔研究"（Monster Study）所进行的描述有许多来自于吉姆·戴尔在这一命题上的开创性文章。Jim Dyer, "Ethics and Orphans：The Monster Study," *San Jose Mercury News*, July 25, 2001. 根据 *San Jose Mercury News* 的说法，吉姆·戴尔是受雇于该报的一位新闻记者，当他到爱荷华州立档案馆查询这些有问题的资料时，并未将这一事实或他真正的研究目的告诉管理者。戴尔当时还是个研究生，并声称自己正在进行学术研究，但档案馆本身是不对记者开放的。报纸的编辑表示对这一违反道德的行为并不知情，尽管他们认为戴尔的文章是"重要且有调查意义的"，他们还是承认"不幸的是我们对这篇报道所使用的某些方法无法认同"。

② 转引同前。

③ 同前。

④ Mary Tudor, "An Experimental Study of the Effect of Evaluative Labelling on Speech Fluency," Master of Arts thesis, Graduate College of the State University of Iowa, August 1939, p. 98.

⑤ 同前，p. 67。

⑥ 转引自 Dyer, "Ethics and Orphans"。

⑦ Tudor, "Experimental Study," pp. 116, 117.

⑧ 同前，p. 148。

⑨ 同前，p. 147。

⑩ Dyer, "Ethics and Orphans."

⑪ 同前。

⑫ 转引同前。

⑬ Tom Owen, "When Words Hurt：Stuttering Study Story Missed the Mark," *The Gazette*（Iowa City）, July 12, 2003.

⑭ Associated Press, "Iowa Pays Victims of Abusive 1930's Stuttering Experiment Paid Almost $1 Million," Fox News, August 20, 2007.

⑮ Rodney G. Triplet, "Henry A. Murray：The Making of a Psychologist？" *American Psychologist* 47, No. 2（February 1992）：299-307.

⑯ 同前，p. 300。

⑰ Alston Chase, *Harvard and the Unabomber*（New York：W. W. Norton, 2003）, p. 361.

⑱ 同前，p. 362。

⑲ 同前，p. 363。

⑳ O. I. Lovaas and James Q. Simmons, "Manipulation of Self-Destruction in Three Retarded Children," *Journal of Applied Behavior Analysis* 2, No. 3（1969）：149.

㉑ 同前，p. 156。

㉒ Stephanie van Goozen, Walter Matthys, Peggy T. Cohen-Kettenis, Victor Wiegant, and

Herman van Engeland, "Salivary Cortisol and Cardiovascular Activity During Stress in Oppo-
sitional-Defiant Disorder Boys and Normal Controls," *Biological Psychiatry* 43 (1998): 531.

㉓ E. Garralda, "Psychophysiological Anomalies in Children with Emotional and Conduct Disor-
ders," *Psychological Medicine* 21 (1991): 947-957.

㉔ Clemens Kirschbaum, Dirk H. Helhammer, Christian J. Strasburger, Elisabeth Tilling,
Renate Kamp, and Harold Luddecke, "Relationships between Salivary Cortisol, Electroder-
mal Activity and Anxiety under Mild Experimental Stress in Children," *Frontiers of Stress Re-
search* (1989): 383-387.

㉕ Connie Lamm, I. Granic, P. D. Zelano, and Marc D. Lewis, "Magnitude and Chronometry
of Neutral Mechanisms of Emotion Regulation in Subtypes of Aggressive Children," *Brain
and Cognition* 77, No. 2 (November 2011): 159-169.

第 10 章

生殖与性行为实验：
"他们像对待牲口一样对待那些女孩。"

> 我们并没打算不告知（那些女人）。我们只是觉得没有这
> 个必要。
>
> ——威廉·德比医生

尽管当时查尔斯·达文波特已经去世了几十年，但这位 20 世纪早期的热忱而不知疲倦的优生学家如果知道 1970 年代初，美国阿拉巴马州的某些地方所掀起的轰轰烈烈的种族清洗，他一定会非常赞赏。美国公共卫生署在特斯基吉"对患有梅毒的黑人男性不进行任何治疗"的长期结果进行了长达四十年的实验监测，而这还不是美国南部中心的阿拉巴马州所进行的唯一一项带有优生学意味的实验项目。就在四十公里外的阿拉巴马州首府蒙哥马利市，同时还有另一项政府研究，无论从设计还是内容上都着力践行了 20 世纪早期所推崇的美国优育运动的原则与目标。

为了限制社群中某些特定人群的人口出生率，尤其是那些靠福利救济和居住在低收入公共住房计划的群体，蒙哥马利社区行动委员会协同联邦经济机会办公室，开始对女性进行实验性的避孕注射。注射所使用的药物是长效醋酸甲羟孕酮，后来人们更熟悉的狄

波—普维拉ⁱ 就是这种成分。

这种药是由 1950 年代中期普强药厂的科学家们研发的。在 1960 年，普强向美国食品和药物管理局（FDA）申请批准一种子宫内膜异位的疗法。但是在巴西进行实验期间，普强的研究者们发觉，这种药物还具有长时避孕的功效。这一发现促使他们向 FDA 发起了申请，允许这种药物作为一种可行的避孕剂。^①在整个 1960 年代，他们在美国本土和许多其他国家都进行了动物和人体测试。其结果暴露出了有害的副作用，包括犬类和猴子身上出现的肿瘤以及多种形式的癌症。^②1967 年，普强药厂在佐治亚州亚特兰大的格雷迪纪念计划生育诊所进行了一次大型实验，有大约一千名妇女参与其中。

尽管 FDA 并未批准其作为一项避孕措施，却有越来越多的医生给病人开出了这种非核准药剂。他们认为这种药更廉价、更稳定，足以替代其他形式的避孕措施。从田纳西州到得克萨斯州都将这种药用于其节育计划中。美国南部那些可怜的黑人女性更多且别无选择地成为了这种药品的接受者。威胁、欺骗、取消救济福利等，在许许多多这类反怀孕项目中一再上演。

就拿安娜·伯吉斯来说，这是一位当时只有二十岁的女孩，来自田纳西州坎伯兰县，生活在一套没有自来水也没有电的三居室房子中。1971 年 7 月，她被当地福利办公室叫了过去。"福利办公室的女士问我是否注册了计划生育，"伯吉斯在 1973 年一次国会听证会前曾回忆说，"我当时并没有考虑这件事，然后她说我应该做些什么还是怎样。她说养一个孩子比养两个好。她给我安排了去卫生

---

i Depo-Provera，是一种仅含孕激素的避孕药，该商品名来自长效醋酸甲羟孕酮（depot me-droxyprogesterone acetate），仅需每三个月注射一次。——译注

部门。她说打一针能坚持六到八个月。头两次她替我安排这件事我都没去，因为我有点害怕，"伯吉斯继续对参议院委员会说，"要不是因为他们这么说了，我也不会去干这件事儿。要不是因为他们是管福利的人，我绝对不会用这个药。他们想要给我打节育针，好让我再也生不了孩子。"③

她越来越清楚地意识到，如果她不照着他们说的去做，她就会陷入严重的经济困难中。"唉，我觉得我之所以照办了，是因为我觉得他们会不再给我钱之类的。我当时就是觉得，如果我不接受避孕，他们就会不给我钱。"

类似的故事在 1970 年代早期的美国南部很常见。据估计，单是田纳西州就有"一千到一千五百名女性每年接受狄波—普维拉注射。"二十岁以下的女孩则会遭到反怀孕搜索的追捕。阿拉巴马州的一名社工杰西·布莱后来在一个具有里程碑意义的医学滥用案件中扮演了至关重要的角色，当她说起当时广泛存在的具有歧视性的强制性政府行为时表示："这些行为在南部地区已经成为了一种常态。"④

阿拉巴马州蒙哥马利市的雷尔夫一家因为这些现代优生学实践而遭受了尤为沉重的打击。朗尼·雷尔夫是一名几乎没有受过任何教育的农场工人，本身还有多种学习障碍，他和妻子艰难地抚养了三个女儿。当时她们年纪还小，而且都存在某些心理、生理和社交方面的障碍。三个姑娘中，凯蒂是老大，她的两个妹妹米妮和玛丽·爱丽丝在智力上都有一点问题。

1972 年，雷尔夫一家怀着迫切的心情走进了蒙哥马利市人事处的办公室，杰西·布莱被指派去接待他们。那一年，布莱正好三十岁，和一名军人结了婚，在丈夫被调到阿拉巴马某军事基地之前曾就读于得州中部大学。"家访"是她作为社工的核心工作内容，主要是探查老年人和贫困人口的生活状况，确保他们的需求得到满足。如果不是她反复到这些人的家中查看的话，有许多人就会食物短缺、没有供暖，生活的许多其他方面也无法得到保障。

布莱帮助雷尔夫一家在史迈利园找了一套公寓，这里属于蒙哥马利公共住房设施的一部分。她还帮他们搬家，并办理有助于他们获得其他政府服务的手续——这项工作非常麻烦，毕竟雷尔夫一家完全不识字，没有读写能力，而雷尔夫家的女孩尤其令她触动。凯蒂只有十五岁，就已经被注射过狄波—普维拉了。布莱怀疑比凯蒂小两岁的米妮可能也接受了注射。而她最担心的就是雷尔夫家的小女儿玛丽·爱丽丝，她才十二岁。她不仅有智力上的障碍，而且有一只胳膊还是残疾，因为在分娩过程中这只胳膊被脐带缠住，所以在她出生后不久这一段就被锯掉了。这些女孩没有上过学，这让她们要远远落后于同年龄的孩子。特别是玛丽·爱丽丝，布莱发现她身上存在着各种各样的问题，"卫生问题"就是其中之一。

朗尼·雷尔夫和他的妻子在方方面面都需要指导。有些生活的最基本技能对他们来说都像是天方夜谭。这一家"欠了巨额电费"，布莱说，她完全想不通有什么地方能让他用掉那么多的电。在进行了调查和几次家访之后，布莱发现了原因："雷尔夫一家对恒温装置完全没有概念。他们根本就不知道什么是恒温器，也不知道怎么用。"布莱回忆道，"我去他们家里家访的时候，加热器总是开着，屋里温度越来越高，他们就把所有的窗户都打开来给屋里降温。他们根本不知道恒温器有什么用途。他们确实太落后了，吃住或是医疗福利，各方面都完全依赖于公共服务。"

雷尔夫一家的生活一直都非常艰难，但1973年，这一家人的生活陷入了更深重的灾难之中。家里的三个女孩都在那年接受了狄波—普维拉注射；3月，一个护士带着凯蒂来到了卫生所，接受插入子宫内节育器。从没有人问问她的父母是否有任何意见，凯蒂也肯定不愿意接受这些事，但和美国南部绝大多数贫苦的黑人一样，他们相信政府让他们做什么，他们就得做什么。当年 6 月，一个计划生育护士接了雷尔夫太太和两个更小的女孩，把她们带到了一个医生的办公室里。"雷尔夫太太被告知，两个女孩需要接受一些注射。她以为这些注射跟自己的三个女儿已经被注射了一段时间的东西是一码事。"⑤

就在们又被从那里送到了医院，两个女孩被带去了一个房间，雷尔夫太太则被要求在一个文件上签字。她完全不会读写，但她知道这肯定跟自己的女儿被打更多针有关，所以她在纸上画了一个叉。事实上，这是一份"绝育手术"的授权书。

就在她们短暂停留于这所医院期间，米妮从病房里另一个病人那儿借来了十美分硬币，给一个邻居打了电话——雷尔夫自己家没有电话——恳求自己的母亲到医院来把她们接走。米妮很害怕自己会出什么事，认为自己和玛丽·爱丽丝会遭遇一些非常可怕的事情。但是她们的母亲说自己没有车，她没办法到医院去，也没法带女儿们回家。南部贫穷法律中心的总顾问约瑟夫·莱文说："第二天早上，两个孩子都被实施了全身麻醉，并接受了绝育手术。在手术前，医生完全没有跟女孩或她们的家长讲过米妮与玛丽·爱丽丝即将接受的手术是什么性质，有什么结果。"⑥

那天早上，杰西·布莱去雷尔夫的住所接玛丽·爱丽丝，那本是她入学的第一天。布莱坚持要让雷尔夫家最小的孩子接受哪怕一点点正规教育，但她完全不知道计划生育护士也曾来过这里。家中的长女凯蒂告诉布莱都发生了些什么。凯蒂说他们也想把她带走，但她把自己锁在屋子里不出来，后来又跑掉了，所以他们没能抓到她。无论是医生还是医院都让她怕得要死。

布莱直接就赶到了医院，不料见到女孩时她已遭受了痛苦与惊吓的折磨。玛丽·爱丽丝当时刚刚从手术室出来，而且"吓得半死"，布莱回忆道："这让我非常非常难过。她吓坏了，非常害怕，一直抓着我不放手。这真是太糟糕了，他们像对待牲口一样对待这些女孩。"⑦

布莱怒不可遏："我去找医生，但是他们什么都不肯告诉我。然后我又去找护士长，要求她告诉我谁授权了这项手术。她对我说：'她们会怀孕的。总有些男孩跟她们厮混在一起。咱们可不希望他们这种人越来越多吧。'"

"他们真就这么干了，"布莱说，光是阿拉巴马州那么多年轻女孩都被注射了实验性的避孕药品就已经让她出离愤怒了，"这些事真的让我忍无可忍了。在我看来这已经是个原则问题了。这些人过着那么落后的生活，他们像靶子一样被人欺负。必须要有人站出来替他们说点什么了。就是在这个时候，我决心跟社区里一位好心的耶稣会牧师谈一谈。我还打算给他们找个好律师。"

布莱去了南部贫穷法律中心，这是一个专门帮助贫穷和边缘群体的组织。法律中心总顾问约瑟夫·莱文听了布莱的讲述之后，当即就接下了雷尔夫一家的案子。后来他还在参议院委员会上讲，雷尔夫家的女孩们被带去了诊所，就是因为"禁止护士到社区里执行注射和其他避孕手段的新政策……结果使得确保不让这些人怀孕的唯一途径就是绝育手术"。

在听证会上，参议员爱德华·肯尼迪问莱文，他是否相信这些女孩在被绝育之前就已经在注射狄波—普维拉。如下对话引自该听证会：

莱文：我对这种药并不了解，但是有人告诉我这是眼下唯一一种有效的避孕注射剂。所以我认为这就是他们在绝育手术前接受过的唯一一种注射剂。

肯尼迪参议员：那么你知不知道狄波—普维拉是一种仍在实验阶段的药品？

莱文：有人告知后我才知道。⑧

莱文认为，通过国会的力量可解决至少一个问题——对潜在危险性药品（狄波—普维拉）的非核准使用，能够使部分社区对大量贫困妇女施行绝育手术这种出格行为得到遏制。他和其他很多人都相信，阿拉巴马州的年轻女孩已经处在了永远都不可能翻身的境地：她们要么就会被注射一种完全不了解的实验性药品，要么就会被做绝育手术。

"我拒绝就儿童接受绝育手术的相对利弊进行讨论，"莱文表示说，"我没有发现任何理由可以永久剥夺任何儿童日后孕育后代的权利，我也不认为行政机构，无论是通过委托人还是其他方式，有任何权力对任何人施行绝育，无论其年龄是多少，除非此人有能力且完全充分理解其后果，并意欲被永久性剥夺其创造生命的能力。"⑨

莱文讲了很多这些可怜的女性是如何生活的，她们靠政府给的食物券和医疗援助过活，"每个月从阿拉巴马州养老金与保险部门领取一百五十六美元"才能活下去。而作为交换，她们就得"生活在显微镜下"。她们处于长期被监管的状态，几乎每个星期都有政府代表进行家访。莱文对立法者们说："她们被困在了这个福利国家之中，没有这些福利就无法生活，同时她们也很容易'被迫'去做福利机构建议他们做的事情。这是一种非常有欺骗性的强制方式，甚至几乎是无意识的强制，但却极端有效。"

当被问到相关话题，比如实施这些措施的范围有多大，莱文对那些缴纳钱款的人是否也会被同等对待表示了怀疑。"我相信小组委员会会发现，美国中部的年轻男女无论是否有生理或心理上的问题，并没有被做绝育手术。只有那些去'免费诊所'的病人才是这种终极避孕手段的实施对象……当绝育手术仅对未成年人和无能力者实施的时候，绝育手术就不是'避孕手段'了——而是一种蓄意伤害，必须被马上制止。"

如此看来，由于医生普遍认为狄波—普维拉作为一种快速有效且相对便宜的避孕药物而值得一用再用，这种药的初期应用及其误用、滥用并不能完全归咎于制药公司的大力推广。不顾当时这种尚在研究阶段的药物还有待 DFA 的检测，医生们就随随便便地给病人们开这种药——大部分病人都是贫穷的黑人——整个 1960 年代，再加上 1970 年代的头几年，这种现象一直持续着。

尽管 1973 年的参议院听证会要求医生们作证，他们仍然拒绝接受狄波—普维拉是一种尚在研发阶段药品的官方身份。一位医生曾大胆表示："我们已经一再表示狄波—普维拉是一种实验性的药品了，而且我们并没有意图要用这种药进行任何研究实验。"

肯尼迪参议员显然被这种说法激怒了，他反击道："有必要澄清一下我们的说法……狄波—普维拉就是一种以避孕为目的的实验性药品。"早些时候，肯尼迪指出，曾有证词陈述说狄波—普维拉"不是用来进行避孕的"。

詹姆斯·布朗是田纳西州阿灵顿医院的负责人，这位好斗的证人针对这一点还辩驳说："医学专家建议我们，普强药厂的该产品——狄波—普维拉，是每三个月注射一次的，但并未特别许可我们实现上述目的，这样的注射能够稳妥地对月经进行控制，并在发生性接触时起到避孕剂的作用。"[⑩]

肯尼迪参议员进一步对这种药在公立机构中的使用进行了质疑。布朗不仅承认，这种药被应用于公立"低能儿"设施中，还继续辩称："提供避孕这一问题，亦即在公共机构的高度严重智障者月经期时所出现的问题，是一个相当严峻的问题。这是一个我们站在正常化立场上苦苦思索的问题，我们将其与员工的福利相比较，试图权衡消灭这些人的月经的利弊。"⑪

肯尼迪对这一情势进行了总结："我个人的结论是，必须有某些非常直接且重要的措施，用以保护那些被进行中的非常严重且在许多情况下具有建设性，而在其他情况下具有破坏性的实验所影响的个体。"⑫

约瑟夫·莱文、莫里斯·迪斯和南部贫穷法律中心对美国卫生、教育和福利部（HEW）ⁱⁱ提出控告的这宗案子，揭露了大量让雷尔夫一家和许许多多南部家庭遭受苦难的极端恶劣的行径，并最终使其得到了纠正。

在《雷尔夫等人对韦因伯格等人案件判决书》中，格哈德·A·格塞尔法官判决 HEW 必须对其指导方针进行修正，包括该指导方针必须要对"自愿"进行定义，必须补充确保绝育手术确实出于自愿的保障，以及必须添加禁止使用强制手段获得同意。⑬1974 年 4 月 18 日，HEW 发表了修订后的条例，其中包含了格塞尔法官令其修改的内容。其中，知情许可定义为任何即将接受认证绝育手术程序的人"自愿、知情的同意"，并附一份同意书，其中包括实际流程、可能的风险或不适、手术可能带来的任何益处、其他避孕方法，以及对绝育手术为不可逆手术的解释。还有一份声明，内容为："该

---

ii United States Department of Health, Education, and Welfare，美国部门旧制，1980 年分为了美国卫生和公共服务部与单独的教育部。 ——译注

个体有自由在绝育手术之前的任何时候保留或撤回其同意，且不影响对其日后护理造成损害的任何项目或计划，不影响其可能在其他方面有权受益的任何项目或计划。"⑭

修订条例还要求所有绝育手术同意书的顶头必须有这段说明文字："**注意**：无论你在任何时刻决定不接受绝育，都不会造成联邦政府资助下的计划或项目所提供的利益撤销或停止。"

尽管如此，仍有一个机构不遵守这些条例，那就是印第安卫生局（IHS）。尽管 HEW 对其发出了禁令，他们还是在 1973 年夏天到 1974 年 4 月 30 日之间，给二十三名不到二十一岁的女性实施了绝育手术。而从 1974 年 4 月 30 日 HEW 在《联邦公报》上发布了新的条例，到 1976 年 3 月 30 日，又有十三名未成年少女被执行了绝育手术。医疗卫生对美国原住民来说通常都是让他们感到羞耻的事情，女性卫生问题更是如此。直到 1970 年代，绝育手术在印第安保留地都是很常见的事情，到了 1990 年代，注射狄波—普维拉和诺普兰（另一种抗怀孕的化学药品）已经是家常便饭了。据估计，在某些保留地，有多达 80% 的女性"自愿"接受了绝育——甚至包括不满二十一岁和生育后不到七十二小时的女性，这就已经违反了联邦法规。⑮根据陈述记录，有两名十五岁的少女在被告知为接受扁桃体切除手术的过程中，实际上被实施了绝育手术。其他违反了上述法规的行为还包括：家长未被告知手术流程、通过强迫手段获得了家长签字、同意书不规则，以及在签字后到实施手术前未进行七十二小时等待期的观察流程。

也有人争辩说，知情同意文件事实上毫无价值，因为那些给出了同意的人根本不知道是什么意思。同时，狄波—普维拉这种依然被认为存在危险且仍在研究阶段的药品，在其不再作为处方开给美国其他地方的女性后，依然被用在印第安女性的身上。[16]

在前面的章节我们曾经指出，绝育手术和阉割手术曾经被视为一种有效的疗法，能够对发生在十几岁的"有缺陷儿童"身上的让人伤脑筋的性问题加以矫正。受到当时蓬勃兴起轰轰烈烈的优生学运动的影响，医生们实施了大量的实验性手术，以对日复一日糟蹋社会资源的有缺陷种质加以控制。19世纪与20世纪之交，这个领域的某些专家踏上了深入人群中寻找和识别"退化群体"的征途。有时候，他们会利用极端手段来抑制这一群体的扩散。[17]许多优生学大旗下的皈依者对他们所做的一切而感到自豪，还在各种医学期刊上夸耀他们的成就。

由于对自己的家乡（马萨诸塞州）鲍德温乡的儿童手淫现象而震怒，埃弗雷特·弗拉德医生给二十多名七岁到十五岁的男孩做了阉割手术。他后来还声称，自己最初施行阉割手术，是为了"阻止某些特定案例中持续不变的手淫恶习且其本人丝毫不知廉耻的状况，而且病人都已确诊为癫痫且必定有某种程度的低能"。[18]《美国医学会杂志》发表了弗拉德的论文，杂志的编辑们显然并不认为这些极端且不可逆转的手段有任何违背伦理或不恰当的地方。我们并不知晓这种文章在医疗行业内产生了什么样的影响，但是必定有同行留意到了弗拉德所取得的成功。"手淫现象终止了。"他告诉读者说，这些男孩变得"更易管理，不再容易发生争吵，也变得更加善于思考"。[19]

弗拉德是阉割治疗法的狂热拥护者。他不仅列举了在牛、马、羊，当然还有人类身上施行阉割的好处，而且还声援那些因为对儿童施行这类手术而激起大众评论怒火的医生们。例如，他曾在一篇心理学论文中这样写道：

皮尔契医生是堪萨斯州温菲尔德低能与弱智儿童研究所的负责人，他曾遭到温菲尔德和托皮卡市当地报纸媒体的强烈谴责，因为他为研究所里的几个被确认为手淫患者的男孩做了阉割手术。他的前任怀尔医生曾花了五年的时间对这几个男孩进行治疗，但是都没有效果，而皮尔契医生对这一问题进行了合理的判断，他为这几个男孩施行手术所怀有的目的与他做其他手术的目的完全相同——为了实现真正的治疗效果。

另一位医生哈里·C·夏普则倡导对这种疗法加以更广泛的应用。在第 2 章里我们就讲到过，这是一位狂热的优生学家和印第安纳州少年管教所的外科医生，他曾写过一篇名为"论输精管切断术及其与神经精神病型体质的关系"的文章。[20]他对自己所宣扬的理论加以实践，给四十二名十七岁到二十五岁的病人做了输精管切断手术，以实现预先阻止罪犯出生，治愈过度手淫，并在病人身上带来好的结果。夏普既是绝育手术的游说者，也是践行者，他多次建议应该对"低能儿"进行大规模的绝育手术，并鼓励政府当局对得州"低能儿"公立收容机构的三百名女孩做了绝育。

在医学领域里，那些倡导对绝育手术和阉割手术加以更大利用的人们除了一心想着解决手淫的问题，也专注于其他性困境，或者说被他们尽量委婉地称为"性激发过度"的少年犯。那些相信生物决定论的人们将阉割看作是一种预防犯罪的措施。由于绝育手术主要被用来阻止产生后代，有些人认为，阉割手术才是既能阻止当下犯罪，还能间接作用于其子孙后代的方法。[21]

到第二次世界大战的时候，医学界大体上已经不再接受将阉割手术作为一种可取的方法，但在某些地方，阉割则由激素疗法取而代之，尤其应用于对表现出暴力犯罪行为的同性恋个体的治疗。有一个在某儿童辅导诊所对青少年进行的实验，两名个性柔弱的十三岁男孩和一名十五岁"有潜在先天性同性恋倾向"的男孩接受了"雄性激素治疗"。几乎与当时半个世纪前志得意满的弗拉德医生和皮尔契医生一样，该实验的论文作者也对这次治疗的过程进行了详细的描述，他认为，任何人在接受了"睾丸素注射"之后"都会变成让人喜欢的富有进取心的男性。他们不会再出现不良行为，他的性生活也会变得正常"。㉒

对孕妇进行医学实验，会对胚胎和她们的孩子产生非常严重的影响。自美国南北战争以前的著名医生 J·马里恩·西姆斯以来，医生们就发现对孕妇进行实验是件很容易的事情。西姆斯来自南卡罗来纳州的一个贫苦的家庭，他从费城杰佛逊医学院毕业后，就回到了南方开始了他的医学实践。刚开始的时候，西姆斯也许曾对自己的医学能力产生过怀疑，当他来到了阿拉巴马州广阔的种植园从医，他方才彻底放开了手脚。他的胆子变得越来越大。例如，他曾为了解决黑人婴儿严重抽搐的症状而采取了极为可怕的错误尝试，对这些黑奴儿童进行了极端的脑外科手术。他将这些孩子的死亡——或者活下来的孩子所表现出的永久性童样行为——归咎于"他们的母亲以及照顾他们的黑人助产士的懒惰与无知"。㉓

为了弄清楚并对膀胱阴道瘘——一种非常严重的分娩并发症——加以治疗，西姆斯在自家奴隶身上进行了实验，在他看来这些黑奴的性命显然比南部上流社会的人的性命要低贱得多。西姆斯花了四年时间，在黑人女性身上实验新设备和新方法，希望由此实现手术上的突破，从而让自己在医疗领域获得名声。手术过程将会给实验体带来难以忍受的剧痛，而她们仅仅接受了非常轻微的麻醉，但是西姆斯依然丝毫不为所动，因为他坚信："黑人并不会像白人一样感觉那么疼。"西姆斯的论文发表后在医学界引起了巨大反响,最终他获得了美国"妇科医学之父"的名号。

到了 1850 年,西姆斯搬到了纽约市,并因其众所周知的医学成就成为了当地家喻户晓的人物,但仍有批评者认为,这位医学名人在其生涯中给人带来了太多的伤害。一位学者曾试图探讨西姆斯医生究竟是一个英雄,还是一个恶棍,他这样写道:"像西姆斯这样一位标志性的医学人物,他所做的一切堪比纳粹医学实验,以及臭名昭著的特斯基吉梅毒研究,这实在是非常讽刺。仔细探究这一自相矛盾的说法,就会对西姆斯在世时医学的整体状况与他本人的真实面貌都有所发现。"㉔

对于孕妇来说,致畸物所能产生的后果是毁灭性的,比如反应停、己烯雌酚、放射性物质等,会给孕妇本人和她们的孩子造成非常严重的影响。1960 年代初发生的反应停事件就是致畸物造成破坏的最为不幸的事件之一。曾经生活在那个年代的人,只要提到"反应停"这三个字,就一定会回想起那些一出生就长着鳍状的胳膊、船桨一样的腿、眼睛和耳朵都严重畸形儿童的让人心碎的照片。iii 这种比例高得令人难以置信的用药失败和人类灾难,根本就不应该发生。截至 1950 年代,科学已经获得了很大的进步,人们已经基本上了解了孕妇摄入药物可能会对尚在发育中的胎儿带来不好的影响,即便那些"适用于孕妇晨起呕吐"的药物也不例外。

《伦敦星期日时报》就这起医疗灾难是这样说的:

---

iii Thalidomide,又名沙利度胺、酞咪脈啶酮,是研制抗菌药物过程中发现的一种具有中枢抑制作用的药物,曾经作为抗妊娠反应药物在欧洲和日本广泛使用,投入使用后不久,即出现了大量由其造成的海豹肢症(Phocomelia)畸形胎儿,历史上将这一事件称为反应停事件。——译注

人们普遍怀有这样一种想法，即反应停的悲剧向众人警示了药物可能穿越胎盘的屏障而对胚胎产生影响，而这正是一种最为常见的谬论。因为这样一个关于药物的事实早在反应停悲剧发生之前就已经是众所周知的了，而且在那时，人们也会在怀孕的动物身上进行测试，并对孕妇进行临床实验。我们有足够的知识和科学手段来对这些破坏进行保护。无论在哪里，这一灾难都是本该可以避免的。毫无疑问，这场浩劫本不会造成如此巨大的伤害。㉕

这一被称为"灾难性的庞大科学实验"造成的结果不仅给德国人民带来了难以计数的伤害，更有世界各地的人因此而受到影响。一位深受震动的观察者称："这是一场表现出了异乎寻常的无能的实验，它所产生的可怕影响最终渗透到医疗水平发达世界的绝大多数地方。"为市场活动所准备的诱人的广告文案中提到，这种药是"完全无毒"且"异常安全"的，而且反应停"可以完全放心地让孕期妇女与哺乳期母亲服用，无论对母亲还是孩子都不会产生任何副作用"。㉖

最晚到 1955 年，在科学界已经众所周知，任何分子量小于 1000 的物质都能穿过胎盘，进入到胎血中——而反应停的分子量只有 258。1961 年以前，一位普通医生也许会不知道这一点，但格兰泰（生产反应停的德国制药厂）绝没有理由不知道。㉗

格兰泰公司通过对事实加以歪曲，使得看起来他们好像顺利完成了实验。但事实却并非如此。如果他们真的做了实验的话，反应停的致畸效应（致畸指的就是"生成怪物"，或说造成严重畸形）在1956—1958年就一定会暴露出来。在患者抱怨将其作为一般镇静剂使用后会出现持续的神经痛时，问题就已经初露端倪了，但是其德国制造商格兰泰公司很快就将这些抱怨，甚至意图阻止该药品推向市场的举动都压下去了。他们平息了最早出现的负面新闻报道，但到了1962年，婴儿出生即带有大量骇人先天缺陷的案例迅速大量出现。

不同的畸形取决于母亲服用该药物时胚胎生长到了什么阶段，而程度惊人的生理畸形正是反应停婴儿的标志性特征之一。一位作家曾感叹道："那就像是一个小生命的拼图被完全打乱后，每一个碎片都被胡乱摆在了本不属于它的位置上，要么就干脆被丢在了一边。"㉒

值得庆幸的是，终于有一位年轻的美国FDA官员对反应停提出了许多关键的疑问。尽管这是她担当的第一个药检任务，但她并未被迫许可这一药品进入美国市场。弗朗西斯·凯尔西博士是加拿大麦吉尔人，毕业于加拿大一所药理学院，她会德语，所以能直接阅读德文申请资料，并看得懂申请药品对发育中的胚胎所产生的潜在作用。凯尔西共计六次对格兰泰公司的申请予以拒绝，她对这种药品的安全性持严重怀疑态度。当时，如果该药最终获得美国FDA的审核批准，理查德森—梅里尔公司已经获得了反应停在美国的市场推广权。不幸的是，该公司想方设法以研究的目的散发出了大量药品——这是在等待机构审批期间美国法律允许的一项惯例。

有位学者是这样描述这一漏洞的：

　　当时的法律还允许临床实验期进行三个月以后，孕妇也可以加入临床实验。全美范围内有二百五十万片反应停发放给了近两万名患者，其中包括数百名孕妇。产生先天性问题的范围看起来非常有限，但非常小的剂量就能致使问题产生：怀孕后第二十到第三十六天的女性服用反应停（一片就有明显效果），胚胎就有畸形的风险。多亏了凯尔西的努力，在美国仅出现了十七例由反应停引起的婴儿先天畸形。与之相比，美国以外的其他国家则有大约八千到一万二千名婴儿因为母亲服用反应停而先天畸形……其中只有五千名活过了头几年。约有40%的反应停受害者出生后不到一年就夭折了。[29]

另一起由于孕妇药物而对其后代造成伤害的著名案例就是合成激素乙烯雌酚。从1940年代起，医生就给女性开这种药，直到1970年才有人发现，这种药非但不能显著防止流产——这其实是医生开出此药的本意，而且还使服用了此药的母亲生出的六百万名婴儿所面临的健康风险大幅增加。

在子宫中的女性胚胎，如果其生殖道接触到乙烯雌酚，经常会导致恶性转化。[30]约有50%—90%受到乙烯雌酚影响生下的女孩出现了腺病这种良性阴道疾病。而服用乙烯雌酚的母亲生下的女孩在约十五到二十二岁以后患上罕见的阴道透明细胞恶性腺癌的比率则在万分之一到几乎千分之一。其他发生在这些女孩身上的副作用还有不孕、自发性流产、子宫外孕、死胎、更年期提前、宫颈癌、乳腺癌等。而服用乙烯雌酚的母亲所生的男孩则更容易发生性器官过小、精子数目不足、附睾囊肿、头小畸形、睾丸发育不全等其他健康问题。[31]

然而，在这种药物投入使用初期并没有预计到会产生这样的后果。当时人们还认为，乙烯雌酚有消除晚期妊娠并发症的功效，很多医生都向病人推荐这一药品。1940年代的一项研究表明，从对波士顿产科医院的三百八十七名妇女的研究结果来看，即便孕妇早产，由于胎儿相较于他们的胎龄而言已经非常早熟，乙烯雌酚仍能保护胚胎免于死亡。研究者们认为，这是因为乙烯雌酚为胎儿创造了更好的宫内环境。而且，尽管这篇期刊论文在最末用很长的篇幅就这一研究的方方面面进行了探讨，但没有任何一个医生提到乙烯雌酚有可能导致婴儿畸形。[32]

直到 1970 年代初期，方才有医生认为在服用乙烯雌酚的母亲与其女儿发生阴道肿瘤这一现象之间存在着某些联系。乙烯雌酚与透明细胞恶性腺癌之间的关联是人类遭遇产前致癌作用的第一个实例。这一发现带动了大量针对经胎盘致癌机制，以及外源性激素对发育阶段胚胎的影响进行研究的动物实验。[33]

在第二次世界大战后长达二十五年的时间里，都有孕妇服用了乙烯雌酚，这对她们的儿女产生了非常严峻的影响。孕妇服用乙烯雌酚与其生下的孩子发生生殖健康问题之间的联系被发现后不久，越来越多的报纸头条出现了诸如"一个乙烯雌酚受害者的愤怒、感悟与绝望"、"芝加哥大学支付二十二万五千美元给三名乙烯雌酚受害者"的标题。[34]与此同时还出现了大量新闻，都是关于巨额赔偿用于法庭外和解，以及为一千零八十一名在芝加哥大学医院待产期间服用了乙烯雌酚后生产的妇女所生的孩子提供免费检查的。类似的情况在美国各地不计其数的医疗机构都有发生。

如果在这种药物的研发阶段就采取有效预防措施的话，情况很可能会大不相同。一位评论家是这样说乙烯雌酚惨剧的："从根本上来看……就算我们现在所进行的严格审查也许能使我们对介入治疗是否安全可行放心，但只有经历时间的考验，我们所作所为的后果才能完整地显现出来。"[35]

在冷战初期，类似这种科学家自以为是地用孕妇进行危险实验，置她们尚未出生的孩子于危险中而不顾的不可饶恕的事例还有很多，其中之一就是美国田纳西州的范德堡大学在低收入待产妇女身上进行的辐射研究。

这一研究得以曝光时的数据显示，从 1945 年第二次世界大战结束到 1947 年 5 月，有超过八百名孕妇被领到范德堡产前门诊接受了一次彻底的体格检查。到这儿来的门诊病人一般都很贫穷且没受过多少教育，她们都对大学卫生人员的关心感激不尽。医院人员每一次探视的最后，都会一成不变地给病人一种他们称之为助长鸡尾酒的东西。艾琳·威尔森在她的书《元素钚档案》中绘声绘色地描述了这些阴险的时刻。有些产妇对自己的孩子即将降生之时服下这种"鸡尾酒"是否为明智之举产生过怀疑。

> "这是什么东西？"海伦（待产妇之一——作者注）问道。
>
> "一点鸡尾酒而已，"医生说，"会让你觉得舒服些。"
>
> "呃……我不知道现在是不是不应该喝鸡尾酒。"她半开玩笑地轻声说。
>
> "都喝了吧，"他对她说，"把它喝下去。"[36]

后来的事实证明，这位年轻妇女不过是这一交易的一部分，而跟她一样的还有数百名其他孕妇，如果她们当时喝的是一杯威士忌，说不定结果反倒不会那么糟糕了。实际上，她们被要求喝下去的东西会使她们自己和腹中的胎儿变得更虚弱，面临更多危险：这是一杯含有放射性同位素铁的液体。威尔森叙述道："（许多）妇女都被引导去相信，这杯饮料中含有营养成分，对她和她的孩子都是有益的。但是这与事实真相背道而驰。饮料中实际包含的是不同含量的放射性铁元素。只要不到一个小时，这些物质就会穿过胎盘，进入尚未出生的胎儿的血液循环之中。"[37]

美国当时一些顶尖的生化学家也参与了这项研究，保罗·哈恩就是其中之一，他聪明、精力充沛，而且人们形容他总是表现出"永无止境的好奇心"——这些特点与许多一流微生物猎人都如出一辙，而且胸中怀有非常明确的科学目标。这些科学家们迫切地想要知道，女人的饮食习惯和营养状况究竟是如何对她的怀孕、生产以及腹中胎儿的状况发生影响的。

尽管那些经验丰富的医生不可能不知道给孕妇服用放射性同位素可能带来的影响与潜在的风险，但有些人只是为了完成任务，从而忽视了可能造成的伤害。例如威廉·德比医生，他也曾经参与给孕妇分发调配了同位素的饮料——就像给孩子发糖果一样，在许多年后他承认说，这种放射性饮品完全"没有任何治疗目的"。这项研究就是专门为了了解更多知识而设计的。事实上，他进一步承认道，他自己"对放射学也知之甚少"。

像这样暗中自行其是的科研闹剧所带来的反响绝不容小觑。参与曼哈顿计划的医生们也许确实获得了某些有价值的知识，但有许多范德堡实验中的女性和他们的孩子都因此而发生了匪夷所思的并发症状，从奇怪的皮疹和淤斑到包括癌症在内的严重血液疾病，无所不包。威尔森对其中一个受害女孩揪心的描述令人无不为之动容，她的"大腿上部有橙子那么大的一个肿块"，里面的有毒物质渐渐"扩散到了孩子的脊椎，又向上移动穿过她的肺部、心脏、咽喉，并最终到达了她的口腔"，最终导致了瘫痪，十一岁就被死神带走了。[38]范德堡实验的母亲们诞下的其他孩子，有的得了肝癌，有的得了急性淋巴性白血病，还有的得了滑膜肉瘤，才活了五岁，最大活到十一岁就夭折了。所有这些悲剧都深刻证明了秘密的同位素实验与被有意欺骗服下这些放射性同位素的孕妇之间有着极为明显的因果关系，而这样欺骗她们不过是为了把她们当成研究素材罢了。

　　无论是要进行什么实验，以及究竟出于何种原因，总有些医生会认为，对准妈妈和儿童进行实验很顺手，仿佛他们跟实验动物没什么区别。尽管偶尔会有人抗议，但行医者和医学期刊编者对大多数这类极端恶劣的实验都表现出了冷漠的态度。显然，对道德与伦理上的暴行随声附和，可比与其对抗轻松多了。

注　释

① Amy Goodman，"The Case Against Depo-Provera," Multinational Monitor 6, Nos. 2 & 3（February 1985），http：//www. multinationalmonitor. org/hyper/issues/1985/02/conference. html.

② "The Law：Sterilized；Why," *Time Magazine*，July 23，1973.

③ US Congress，Senate Committee on Labor and Public Welfare，Subcommittee on Health，Quality of Health Care—Human Experimentation，1973，Hearings，Ninety-third Congress，first session，S. 974. Washington，US Gov't. Printing Office.（以下简称 Human Experimentation hearing.）

④ Authors' phone interviews with Jessie Bly，May 6，2010，and November 9，2012.

⑤ Human Experimentation hearing，p. 74.

⑥ 同前，p. 75。

⑦ 对布莱的采访。

⑧ Human Experimentation hearing，p. 82.

⑨ 同前，p. 77。

⑩ 同前，p. 10。

⑪ 同前，p. 12。

⑫ 同前，p. 120。

⑬ *Relf vs. Weinberger*，Civil Action No. 1557-73，filed July 31，1973.

⑭ Jane Lawrence，"The Indian Health Service and the Sterilization of Native American Women," *American Indian Quarterly* 24，No. 3（Summer 2000）：400-419.

⑮ Andrea Smith，*Conquest：Sexual Violence and American Indian Genocide*（Boston：South End Press，2005），p. 88.

⑯ 同前。

⑰ Elof Axel Carlson, *Times of Triumph, Times of Doubt: Science and the Battle for Public Trust* (New York: Cold Spring Harbor Press, 2006).

⑱ Everett Flood, "The Advantages of Castration in the Defective," *Journal of the American Medical Association* 29, No. 17 (October 1897): 833.

⑲ 同前。

⑳ Philip Reilly, "The Surgical Solution: The Writings of Activist Physicians in the Early Days of Eugenical Sterilization," *Perspectives in Biology and Medicine* 26 (1983): 646.

㉑ Marie E. Kopp, "Surgical Treatment as Sex Crime Prevention Measure," *Journal of Criminal Law and Criminology* 28, No. 5 (1938): 693.

㉒ Louis A. Lurie, "The Endocrine Factor in Homosexuality," *American Journal of the Medical Sciences* 208, No. 2 (August 1944): 180.

㉓ Harriet Washington, *Medical Apartheid* (New York: Doubleday, 2006), p. 63.

㉔ Jeffrey S. Sartin, "J. Marion Sims, the Father of Gynecology: Hero or Villain?" *Southern Medical Journal* 97, No. 5 (May 2004): 500.

㉕ P. Knightley, H. Evans, E. Potter, and M. Wallace, *Suffer the Children: The Story of Thalidomide* (New York: Viking Press, 1979), p. 3.

㉖ 同前, p. 45。

㉗ 同前, p. 7。

㉘ 同前, p. 113。

㉙ Mary V. Seeman, "Women's Issues in Clinical Trials," in *Clinical Trials in Psychopharmacology: A Better Brain*, ed. Marc Hertzman and Lawrence Adler (Hoboken, NJ: Wiley, 2010), p. 89.

㉚ A. Goodman, J. Schorge, and M. F. Greene, "The Long-term Effects of In Utero Exposures—The DES Story," *New England Journal of Medicine* 364, No. 22 (2011): 2083-2084.

㉛ Robert N. Hoover et al., "Adverse Health Outcomes in Women Exposed In Utero to Diethylstilbestrol," *New England Journal of Medicine* 365 (2011): 1304-1314.

㉜ G. I. M. Swyer, "An Evaluation of the Prophylactic Antenatal Use of Stilboestrol," *American Journal of Obstetrics and Gynecology* 58, No. 5 (1949): 994-1009.

㉝ Arthur L. Herbst, "Diethistilbestrol and Adenocarcinoma of the Vagina," *American Journal of Obstetrics and Gynecology* 181, No. 6 (1999): 1576-1578.

㉞ *New York Times* articles from April 16, 1978, and February 27, 1982.

㉟ Goodman, p. 2084.

㊱ Eileen Welsome, *The Plutonium Files* (New York: Dial Press, 1999), p. 220.

㊲ 同前, p. 221。

㊳ 同前, p. 225。

第 11 章

科研不端行为：

"科学研究事实上鼓励了欺诈行为。"

> 谎言从来都藏得很深，绝不会像偶尔进入公众视野的害群
> 之马那么明显。
>
> ——威廉·布洛德和尼古拉斯·韦德

1998 年，有件事让家里孩子尚且在婴儿期或幼年期的英国父母受到了严重的惊吓。伦敦的一位研究者频频成为报纸新闻的头条，因为他宣称，麻疹—腮腺炎—风疹三联疫苗（MMR）其实非常危险，而且正在全世界范围内引发自闭症。惊慌失措的家长立即对他们家庭医生的水平产生了质疑，很多人决定不再给他们的孩子接种 MMR 疫苗。这些家庭的艰难决定带来了巨大的反响，至少人们对医疗领域的疑虑日渐增长，而且有越来越多的孩子患上了麻疹、腮腺炎和风疹（即德国麻疹）。

引起疫苗安全性及其与自闭症的关系这一争议的医生叫做安德鲁·韦克菲尔德，他曾在 1990 年代早几年时发表过一篇研究报告，将麻疹和克罗恩病[i] 联系起来，但随后又承认是自己搞错了。此

---

i Crohn's disease，又叫克隆氏症，是一种炎症性肠胃病，患者的结肠、小肠或胃部会出现发炎、充血或淋巴肿大的现象。——译注

时的他则十分肯定地认为，MMR 疫苗与自闭症有联系，并建议儿童不要接种。他的报告上了世界各地的报纸头条，儿童接种 MMR 疫苗的数量锐减。支持韦克菲尔德这一断言的外行人群与日俱增，医生群体越发惊慌失措，围绕疫苗安全性的争议逐渐走向了强烈的愤怒、争论，并最终促使就这一问题召开了公众听证会。

韦克菲尔德是一位普通医生的儿子，从圣玛丽医院医学院毕业后，他成为了皇家外科医学院的一名院士。他的专业是组织排斥性，尤其以小肠移植为主。后来，他成为了皇家自由医院医学院实验胃肠病科的负责人。

1998 年，韦克菲尔德在《柳叶刀》杂志上刊登的一篇学术论文让他在世界各地的同行中闻名。韦克菲尔德和其他十二名合著者对十二名自闭症儿童进行了研究，他们宣称在肠道疾病、自闭症与 MMR 疫苗之间存在着关联。韦克菲尔德将这一发现命名为"自闭症式小肠结肠炎综合征"[ii]，并不遗余力地广而告之。 一场大型的新闻发布会以及数不尽的媒体采访让他的理论得到了最大程度的曝光。

自闭症儿童的家长们迫切希望知道真相，而韦克菲尔德的理论则给了他们一种说法。医生和医学研究者们都对他的发现表示好奇，他们一再地试图再现疫苗与自闭症之间的所谓确切的联系，但无论如何都无法实现。由于完全无法确定韦克菲尔德宣称自己所发现的关键链锁，他们对其推论的怀疑也与日俱增。

越来越多对自闭症心怀恐惧的家长决定延迟自己的孩子正常接种疫苗的时间，但医学界对韦克菲尔德的研究也表示出越来越多的

---

ii 这一名称系译者根据词义翻译，原文为 Autistic enterocolitis syndrome，未查询到国内有正式译名。——译注

关注。韦克菲尔德在《柳叶刀》杂志上所发表的文章以及他的 MMR 理论在发表六年后遭受到了戏剧性的打击。《伦敦星期日时报》的一位调查记者布莱恩·迪尔写了一篇文章，严厉斥责了韦克菲尔德的研究实践及其经济动机。迪尔指出了韦克菲尔德的错误，他对一些研究报告中提到的六至九岁儿童的家长进行了采访，并发现他们的叙述与医生宣称的内容无法吻合。任何不实的报道与对事实的歪曲都是不应存在的。迪尔还针对韦克菲尔德对儿童进行全身麻醉、脊髓穿刺、给孩子们的小肠中插入光纤显微镜、做活组织检查以及采集大量血液用于检验等行为进行了批判。而且所有这些实验行为都不曾获得道德委员会的许可。[①]迪尔向《柳叶刀》杂志的主编表达了自己的关注。

还有更加劲爆的信息，迪尔指责韦克菲尔德曾从一位代表一群相信疫苗导致了大量疾病的家长的人身伤害律师那里接受了十万美元（实际金额还要更多）。他们当时想要为自己的诉讼寻找一位德高望重的医学顾问，律师正好就找了韦克菲尔德。由于这一经济利益上的冲突遭到曝光，原论文的不少合著者都提出要从作者名单中退出。英国医学委员会介入并判断这里出现了学术不端行为，自闭症儿童遭受了不必要的医学操作，而韦克菲尔德的研究也从未获得伦理审查委员会的许可。

没过多久，《柳叶刀》杂志上就出现了撤回声明，表示这一研究的数据并不足以证明 MMR 疫苗与自闭症之间的因果关系，也没有研究能够印证韦克菲尔德的推论。英国医学委员会审核了对韦克菲尔德的指控，并得出结论认为他的行为违背了其病人的利益，且未能对自己的研究尽到责任。2010 年 5 月，韦克菲尔德被吊销了行医执照，他在英国的医生生涯走到了终点。一位评论者曾这样评价这一争议事件："好的科学能够为其他研究者所复制，恶的科学则不然。"②

尽管安德鲁·韦克菲尔德的研究和名声都土崩瓦解——《英国医学期刊》将其研究定性为一场精心策划的骗局，英国和美国都见证了"疫苗恐慌"与 MMR 疫苗接种人数锐减的事实。这一结果造成了儿童罹患麻疹人数的暴增，以及许多不必要的死亡。2008 年，从这件事发生的十四年来头一次，英格兰和威尔士宣布麻疹成为了地方流行病。③《英国医学期刊》估计，由于韦克菲尔德的恶行，英国有成百上千名儿童失去了疫苗的保护而变得非常脆弱。

令人遗憾的是，影响到儿童的学术不端行为要远远超出安德鲁·韦克菲尔德在 MMR／自闭症之争中的诈骗行为的程度。数据上的操作以及错误结果得以出版是对宝贵研究经费的浪费，还占用了期刊资源，并散布了虚假的误导性信息。理论与科学研究上遇到弯路本来就已很糟糕了，但是有些甚至还会造成本来行之有效的预防策略被推迟或弃之不用，给人们带来了巨大的风险。

许多科学研究者都在思考这一欺骗行为的动机。有些人认为是一心想当首位发现者的强烈愿望使然。威廉·布洛德和尼古拉斯·韦德在他们的书《背叛真相的人》中说："第二名是得不到任何荣誉的。"④他们继续说，为了成为发现第一人，"部分研究者……有时会将事实玩弄于股掌之中，就是为了让自己的理论变得更加好看。赢得荣耀，获得同行们的尊敬，这些愿望几乎是所有科学家最大的动力之一。"布洛德和韦德还指出："篡改数据从某种程度上也许有助于发表论文、赢得声望、受邀成为期刊编委会成员、获得更多政府资助，甚至得到有分量的奖项。"⑤

接下来他们还谈到，可信的威慑力量几乎完全不存在。绝大多数这类事件都没有得到报道，或被噤声了。有人愿意告发妨害或违背伦理道德的情况出现都是极为罕见的，而控告方总会因为大惊小怪而遭到惩罚。他们相信，每一起大型欺诈都与上千个一直存在的小小的弄虚作假相连接。如今科学的奖赏机制与职业模式正是诱使欺骗发生的因素。尤其是对于那些一直渴望获得学术上的成功与认可的人们来说，这些可观的奖项远比有微小可能被抓获要更令人在意。

保罗·克鲁伊夫 1920 年代出版的《微生物猎人》激发了一批又一批胸怀大志的医生与医学研究者的想象力，其冲击力之大，绝不容小觑。医生常年埋头于实验室，在荒无人烟的丛林中跋涉，与从致命的蚊虫到保守官僚的老旧做派以及缺少经济资助等种种状况作斗争，经过他英雄主义式的描述，这一从前显得古板的职业名声得到了巩固，也激起了人们对这些伟大的疾病斗士个人及其征途的普遍兴趣。我们无法估量，科赫、巴斯德或里德的个人传奇对本书中提到的科学家们究竟产生了多大的影响。

有些志向高远的科学家出于各种各样的原因都延续了科学上的罪孽。有的人对数据加以歪曲，还有的人则玩弄骗术，从而将实验对象置于风险之中。还有的人在发现同行所做的实验让他人处于危险的境地、粉饰学术论文或伪造实验结果时，选择了保持沉默。

这类行径如此普遍且被广泛地接受，证明了医疗行业让其从业者接受并参与到这一系统中来，拥有多么巨大的能量。一位评论者曾如此说道："当一个人将自我膨胀、金钱受益、权力或声望看作成功的标准，从事欺诈行为只会造成最小的失谐激励……个体就会通过某种认知重建或文饰作用来继续减少失谐（这样会伤害到什么？……至少会破坏掉那些本该有的结果）。"⑥

还有很多关于学术不端行为的事例，可以佐证我们对此类不道德的学术行为盛行且被容忍的观点。接下来让我们将注意力集中到学术不端行为最为著名的例子之一，广受赞誉的英国杰出心理学家西里尔·伯特爵士，他的研究最终受到了严重质疑，并被完全否定了。

在第一次世界大战初始到大萧条初露苗头——这段时间正是优生学运动的高峰期，伯特收集了数量惊人的数据，用以支持自己的推论，即智力是由遗传决定的。也许在那几十年里确实有人曾对伯特的见解表示怀疑，但是直到1970年代，伯特去世，批评者方才开始对他的学术成就发出质询。普林斯顿大学的莱昂·卡敏是最早对其中的细节缺失和虚假陈述提出批评的。"卡敏总结发现，伯特'处理'了他的数据，以便获得自己想要的结论。"亚历山大·科恩在《假先知》一书中这样写道。[7]很快又有更多批评现身，不断对伯特的成果及其曾经不可争辩的发现一再细读。越来越多的学者关注到其中的前后矛盾，但越来越令人惊讶的是"在伯特的有生之年，尽管他的著作存在着种种缺陷，却从未遭到质疑"。[8]

布洛德和韦德认为，这一现象与科学家被自己的教条所困有莫大关系。整个科学家的圈子都准备好了并且愿意接受和吸收给予他们的一切。科学界每每会出现江湖骗子和谣言者冒充真正的科学家，煽动那些可疑且不合理的论调，不仅对科学造成了不好的影响，也带来了潜在的伤害。

伯特非常信奉像查尔斯·本尼迪克特·达文波特或亨利·H·戈达德那样伟大的优生学家。他坚持遗传论者的信念从未动摇，而且非常想要把他拥有的所有数据都用来确证自己的信念。在布洛德和韦德的书中，20世纪早期的智商测试"都存在着极其强烈的遗传论偏见，致使他们对数据中表现出的鲜明的环境影响因素完全视而不见。他们能看到的就只有他们所信仰的教条的映象，就跟萨缪尔·莫顿[iii]一样,重复再现了他们所处时代与社会阶层的固有成见。"[9]其结果有很多种表现,从改变美国移民政策到发生在军队与其他美国机构的种种变化,方方面面都受到其影响。这些数据一再地指向了环境因素的重要性,但是那些进行测试的人扭曲地生造出了合理化的结果,用以支撑其遗传论的偏见。

又过了一些年头,这段时间里仍然坚持基因决定智力的观点不妥协的伯特,对他那些偏见性的丰厚研究资源的数据进行了重新整理,并再度召集合作者们,以期据守其科学主张,并愚弄了不止一代科学同僚。一位曾经忠心耿耿的伯特捍卫者也最终认识到,伯特曾经对所有数据与研究都一再进行了处理,从而使之能够证明智力的遗传性。"科学家有这种欺骗行为是不可原谅的。"阿瑟·延森承认道,但他几十年后才认识到这一点时已经太晚了,因为受到这一骗局影响的教育政策早已经在全美国实行。[10]

那些可耻的学术不端事件对儿童造成的影响还不止于病毒学和基因学领域。举例来说,查尔斯·格吕克是一位令人尊敬且拥有诸多著作的医生,他还是辛辛那提大学脂类研究室和普通临床研究中心的负责人。他是研究中心最具影响力且研究资金最为充足的科学家之一;他曾发表了近四百篇论文,从他由医学院毕业开始计算,平均每年多达十七篇。

但是在 1987 年,美国国立卫生研究院(NIH)发现,《儿科学》杂志上的一篇文章存在严重的缺陷,并称这篇文章是"彻头彻尾的伪劣科学"。这篇论文对儿童采取了一种有争议的疗法,有可能

---

iii Samuel Morton (1894—1923),曾是美国黑帮 Dean O'Banion 的高层之一,以他自己所信奉的方式保护当时芝加哥的爱尔兰犹太裔群体,并赢得了人们的尊重,后因意外坠马身亡。电影《公众之敌》(*The Public Enemy*)就是以他为原型的。——译注

会致使儿童产生心脏病。⑪医生们不能就低脂食谱结合松香酯这种降胆固醇药物是否能够阻碍儿童的身体发育达成一致意见，他们担心这会造成生长停滞。但是，格吕克却宣称这个食谱是绝对安全的。

在该论文发表之前，NIH 就曾接到两个匿名电话，警告其中可能存在的潜在问题，但是这些警告并未被转达给期刊的编辑人员。这篇文章最终还是发表了，后续有调查揭露出，格吕克的方法以任何一个科学标准衡量都是不可接受的。他没有测量儿童的身高、体重或胆固醇水平，连这样一些最基本的研究数据都没有。最终这篇论文被撤回了，但是都有谁受其影响可能尝试了这一所谓发现，从而将儿童置于诸多风险之中？没有任何记录。格吕克被罚两年内不能接受任何联邦基金资助，并辞去他在大学里的职位。

他曾为自己辩解说，自己当时已经劳累过度了。"在任何领域，当工作压力大到一定程度，人们都会做出奇怪的事来。他们连续工作久到就连证券律师都会自愧不如。"⑫

有一种观点认为，格吕克的错误在美国持续了六十年之久的氟化物实验面前，也几乎不算什么了。由于人们几乎没有选择，不管愿不愿意只能饮用处理过的水，所以这一实验违背了《纽伦堡守则》。该观点指出，美国公共卫生署同意通过美国供水系统大面积添加氟化物时，并未做过任何关于其影响的测验，到处都是一味赞颂之词，而由于曼哈顿计划需要大量的氟化物，"将氟化物一直以来的恶心的污染物形象改头换面成就连儿童都可以饮用的无害成分"就显得非常必要了。但是也有人主张，儿童时代过多接触氟化物会最终导致骨折、智商低下以及甲状腺功能低下等恶果。⑬

到 1950 年，氟化反应的反对者已经寥寥无几，他们所提出的安全性问题完全被无视了，但在今天已经有相当多的证据表明，氟化反应会导致氟中毒，或儿童牙齿表面出现白斑或凹痕。有许多国家从来都没有掀起过这种对氟化反应的狂热，但这些地方儿童蛀牙的比例跟在水中加氟国家的儿童蛀牙比例也并无差距。[14]很多地方正在着手降低天然水供应中的氟化物含量，因为氟中毒和越来越多的证据显示，我们的儿童接触到的氟化物已经太多了。

应用心理学领域也未能幸免于研究不端行为。其中的知名案例之一就是美国匹兹堡大学心理学家斯蒂芬·E·布莱宁，在公立收容机构的重度智力障碍患者身上实验行为控制药物的影响，并因此而成为了这一领域的知名专家。尽管布莱宁从未获得博士头衔，但他因多年的诸多研究与期刊论文在国内赢得了显赫的声誉。

在其学术生涯早期，布莱宁在伊利诺伊大学为罗伯特·斯普拉格博士工作。他们研究的是精神抑制药（镇定剂）对智力有问题的暴力型病患的影响。布莱宁赴匹兹堡大学任职后，斯普拉格意识到自己从前的学徒在研究中出现的严重错误，尤其是布莱宁的最新研究称停止神经抑制药能够提高智商这一观点。所有的数据都显得太过对应斯普拉格的观点，所以他担心"存在弄虚作假"。[15]斯普拉格向美国精神卫生研究院（NIMH）和匹兹堡大学表明了自己的疑虑。尽管调查进展缓慢，布莱宁最后还是在询问下承认了数据造假，并辞去了学校职务。NIMH 在调查结果中发现，布莱宁"知晓、有意愿并一再从事误导与欺诈行为"，他们罚其在十年内不得获得任何研究资金。一位观察者评论说，在类似案例中，研究本身不仅非常恶劣，而且"存在着致命的危险……他完全就是在玩弄生命"。[16]从 1980 年到 1983 年，布莱宁发表了二十四篇关于神经抑制药及相关论题的论文——几乎占了这一领域全部文献的三分之一。

他的合著者声称从来都没有见过他的原始数据。

这一联邦法院案件以布莱宁认罪告终，法院判决匹兹堡大学偿还 NIMH 十六万三千美元的补贴，并退回一万一千美元薪水。布莱宁被判处二百五十小时社区劳动以及六十天不得离开教习所。还有一条规定就是布莱宁至少五年以内不得从事任何心理学研究。[17]

布莱宁案件的结果值得人们重视。阿兰·波林认为："布莱宁的研究完全不可信这一事实，严重侵蚀了精神药物对智力障碍人群产生影响的数据资料。现在，在精神药物疗法如何对这一人群产生作用这一问题上，我们所了解的远比我们之前使用布莱宁数据的时候要少得多。这一事实不仅影响到了病人，对科学家也同样造成了影响。"[18]

有人认为，那些影响力最大的谎言散布者并非奋斗中的年轻研究者，反倒是经验丰富、论文多产的那些人，而这种造假行为只会变得越来越严重，因为为了发表开创性的论文以获得荣誉、地位与行业认可的压力正在变得越来越大。实际上是科学培养了欺骗行为的出现，只有通过有分量的论文来树立成就，得到对个人的认可，斩获荣誉与奖项，收到知名机构与团体的邀请，这一切在今天已经变得越来越明显。如今，有许多人都认为，欺骗才是有助于实现这些目标的手段。

注　释

① Paul A. Offit, *Autism's False Prophets: Bad Science, Risky Medicine, and the Search for a Cure* (New York: Columbia University Press, 2008), p. 37.

② 同前，p. 201。

③ Editorial, "Wakefield's Article Linking MMR Vaccine and Autism was Fraudulent," *British*

Medical Association 342（January 5，2011）.

④ William Broad and Nicholas Wade，*Betrayers of the Truth：Fraud and Deceit in the Halls of Science*（New York：Simon and Schuster，1982），p. 23.

⑤ 同前，p. 37。

⑥ David J. Miller，"Personality Factors in Scientific Fraud and Misconduct," in *Research Fraud in the Behavioral and Biomedical Sciences*，ed. David J. Miller and Michael Hersen（New York：Wiley，1992），p. 129.

⑦ Alexander Kohn，*False Prophets：Fraud and Error in Science and Medicine*（New York：Blackwell，1986），p. 54.

⑧ 同前，p. 55。

⑨ Broad and Wade，*Betrayers of the Truth*，p. 199.

⑩ Arthur Jensen，"Scientific Fraud or False Accusations? The Case of Cyril Burt," in Miller and Hersen，*Research Fraud in the Behavioral and Biomedical Sciences*，p. 118.

⑪ Charles J. Glueck，Margot J. Mellies，Mark Dine，Tammy Perry，and Peter Laskarzewski，"Safety and Efficacy of Long Term Diet and Diet Plus Bile Acid-Binding Resin Cholesterol-Lowering Therapy in 73 Children Heterozygous for Familial Hypercholeserolemia," *Pediatrics* 78，No. 2（August 1986）：338-348.

⑫ Mark B. Roman，"When Good Scientists Turn Bad," *Discover* 9，No. 4（1988）：55，57.

⑬ Paul Connett，James Beck，and H. S. Micklem，*The Case against Fluoride：How Hazardous Waste Ended Up in Our Drinking Water and the Bad Science and Powerful Politics That Keep It There*（White River Junction，VT：Chelsea Green，2010）.

⑭ John Colquhoun，"Why I Changed My Mind about Water Fluoridation," *Perspectives in Biology and Medicine* 41，No. 1（1997）：29-44.

⑮ Roman，"When Good Scientists Turn Bad," p. 52.

⑯ 同前。

⑰ Miller，"Personality Factors in Scientific Fraud and Misconduct," p. 136.

⑱ Alan Poling，"The Consequences of Fraud," in Miller and Hersen，*Research Fraud in the Behavioral and Biomedical Sciences*，p. 146.

结　语

冷战头几年时有这样一篇学术论文，详细列举了一系列被用到"老鼠、豚鼠和人类"的身体系统中的有毒物质。[①]但是，承受了这些有毒物质的人类，不是波士顿爱乐乐团，也不是马萨诸塞州商会，更不是哈佛大学教员，而是伦瑟姆公立学校那些有智力障碍的男孩们。他们被注射了剧毒物质，接受定期抽血，以观察身体产生的负面反应，伦瑟姆的这些孩子们被称为"志愿者"——但是跟老鼠、小豚鼠没什么区别。

弗纳德公立学校、伦瑟姆和其他公立机构的孩子中仅有一小部分达到了一定年龄，有足够的认知能力理解这一切是怎么回事，但是还有许多孩子或者存在一定的障碍，或者太过年幼——甚至有很多还是婴儿——无法完全领会自己究竟如何被人操纵了。像弗纳德公立男子学校的一小部分孩子在几十年后才知道，自己当年成为了实验对象。大多数人从不知晓，甚至以后也永远都不会知晓，他们曾经在科学进步的名义下遭受到了什么样的压迫。

这些研究者们——很多为至高无上的目标所驱动，也有人是为了追寻名利——纷纷扎到孤儿院、医院、收治"低能儿"的公立机构，去寻找实验对象。这些可疑行为都严重缺乏道德约束——这是在优生学与家长式管理之下弥漫的剥削风气所带来的直接后果。充斥于整个第二次世界大战及后来冷战期间的粗暴的功利主义精神，以及强烈的紧迫感，造就了一种无拘无束的氛围，孕育了科学研究与其他有价值发现的产生。但是，这些成果都与社会上最不幸人群的健康遭到利用与伤害的悲剧紧紧地联系在一起。

医生们试图为他们的行为找借口，称隔离、控制与预测都是他们必须遵守的研究守则，但是他们从来都没有恰当地解释，为什么他们总是会选择像斯基尔曼癫痫病人中心、爱荷华军人遗孤之家和伦瑟姆公立智障学校这样的地方，而不是那些其中个体年龄相仿、所在地探访起来更方便的预科学校或大学。尽管大多数医生都会对自己受到任何优生学的影响矢口否认，但已有足够的事实证明，哪些人可以冒险去伤害，哪些人则不能随便碰，医生心里都一清二楚。

医生要么是根本无视了，要么就是太想违背那些医疗行为准则了，无论是希波克拉底宣言、美国医学协会指导意见，还是《纽伦堡守则》都不例外。他们例行公事般地私下交易，找孩子来进行医学研究实验。莱奇沃思村、瓦恩兰公立低能儿聚居所、潘赫斯特学校、索诺玛公立医院、圣文森特孤儿院等，都心甘情愿地为这些伟大的科学人物打开大门，以扩充我们的医学知识，改善人类生存条件。而对马克·达尔·莫林、戈登·沙特克，以及成千上万的孩子们来说，这些洞开的大门则给这些在简陋托管机构中的他们本已残酷、妥协的生活予以最后的致命一击。

医疗行业里最狂热的这些人并非本质邪恶，也并非愚蠢的江湖骗子，但是他们热切地追求某种疫苗，或因某种可能使儿童面临巨大危险的治疗方案而站在了棘手的立场上。冷战时期所进行的放射物实验或所谓示踪物研究中包含了最小剂量的放射性物质。麻省理工学院的康斯坦丁·马里茨克斯强调了他在弗纳德的实验体身上所使用的辐射是"尽可能最小剂量"的，但专家们也坦率承认说，即使最小剂量的辐射也不是绝对无害的。[②]然而，尤其是对刚出生数天甚至几小时的婴儿进行的甲状腺吸收研究则完全是另一码事了。究竟有多少生命因为这些妄自菲薄的实验陨落，又有多少承受了罕见癌症的折磨，我们已无从得知。

劳蕾塔·本德和沃特·弗里曼等受人赞誉的医生也同样对他们所造成的破坏熟视无睹。本德太过草率地给问题儿童下了儿童期精神分裂或自闭症的结论，而且几乎不假思索地就把电击休克治疗和致幻剂当成有效的治疗手段用在他们身上。弗里曼也一样，他坚定地认为无须住院就可以通过简单粗暴的前额叶切除术和经眼眶额叶切断术治愈不计其数的心理疾病。他相信，只要煮熟一个鸡蛋的工夫，他就能将恐惧症、抑郁、焦虑以及暴力倾向通通治愈。就算是总要跟继母争辩几句的小孩，只要用碎冰锥样的简陋器械猛戳几下就能解决问题。还有文德尔·约翰逊之类的人物，有了自己的宝贝理论后就会去找他们认为可用的素材进行实验加以验证。

医疗史上这些鲜为人知，甚至肮脏卑鄙的部分；即大规模商品化以及用儿童进行人体实验，不禁让我们想起了耶鲁大学法律教授杰伊·卡茨在评估冷战时期秘密实验中，美国公民所遭受到的损失时所说的话。他写道："这令人惊恐的一切证明了包括医生在内的人类，为了崇高的意志，可以何等轻率地对待人类自己。"[③]卡茨认为"我们所有人的内心都存有攻击性"，医生和护士都不例外。这也让我们想到，任何一个为了追寻知识的残酷实验，都伴随着高昂的人力与社会成本，而儿童——这个社会上最为脆弱、最无防备的被实验群体——成为了追求进步的牺牲品。

最近，声名狼藉的犹太慢性病医院事件五十周年刚刚过去，在这一事件中，斯隆—凯特林癌症中心研究员切斯特·索瑟姆获得许可，给高龄虚弱病人注射了活癌细胞。三位有良心的医生揭发了这一项目，使其得以戛然终止。我们不禁会想，为何只有寥寥无几的医生能够坚持原则，对不道德的实验加以阻止。④

我们不能不思考，为何没有医生在长达四十年的特斯基吉梅毒研究中愿意站出来揭发事实，告诉人们那些被疾病困扰而垂死挣扎的人们得不到丝毫救治？为何医学期刊连续多年发表与此实验相关的论文，却没有人对其表示反对？为何没有人在看了劳蕾塔·本德详细描述她是如何对儿童进行电击休克和迷幻剂疗法的医学报告后，表示对这些孩子的担忧？为何医疗行业会允许沃特·弗里曼像外科诱拐者一样在美国各地招摇，给大人小孩做他的前额叶切除术，好像他所做的不过是常规无害的卫生调查一般？又究竟是为何使得文德尔·约翰逊选中的爱荷华孤儿们不得不一再接受对他们造成精神损伤的疗程，却没有人挺身而出加以阻止？

难道在1940年代早期的整个贝尔维尤医院里，就没有人注意到年仅六岁的特德·查巴辛斯基根本没有什么精神分裂，而且根本承受不了足足二十次电击休克治疗吗？难道在弗纳德学校，就没有人注意到十二岁的查理·戴尔已经无法继续忍受科学小组带给他的一切，甚至甘愿冒着生命危险爬上天花板的椽子也不想继续当实验室小白鼠了吗？

关于警察局里"静默的蓝墙"和内城的"街头守则"ⁱ是如何

让暴力犯罪的目击者缄口不言的文字已经太多太多，但是我们也应注意到，医学与心理学研究领域的道德缺失与道德瘫痪已经可怕到了令人发指的地步。A·伯纳德·阿克曼博士一再表示："有一种沉默的阴谋出现了，它保护着这一行业不受原则倒错的影响，而这种倒错就存在于医疗群体的内部。"⑤

医疗行业内，极少有人能够挺身而出，声称某些研究纯属胡闹，不可接受。1921 年，曾有一位观察者在了解到一位纽约的儿科医生在希伯来育儿所实验性地诱发幼儿患上佝偻病后，大失所望地评论说："为了科学而做出牺牲，和胸怀大善顾全大局的思想，任何一点都不能证明用被命运无情抛弃、委托社会抚养照顾的无助的婴孩与儿童做实验是说得过去的做法。只有自愿同意的成年人才是科学实验的必要条件。"⑥

当然，医学研究者在这一问题上有其自己的考虑，这些想法都是出于种种功利主义的考虑，图方便、满足自我兴趣以及获得巨大科学回报的种种机遇等。万一真有什么不好的事情发生了，利用那些没有价值的人群作为实验"素材"只会减少被揭露出来的概率。曾有一位研究者写道："用收容机构里的儿童做研究，有很多科学上的好处，因为这些收容所里的标准化条件与考察实验室动物感染过程所必需的条件非常接近，而这些条件在研究人类感染情况时本是非常难以控制的。"⑦

人们自然会问，对虐待病人和实验对象深恶痛绝的医生寥寥无几，而只知服从命令或只顾自己、仿佛什么坏事都没有发生一样的医生却数量甚众，这两者究竟又有何区别呢？为什么只有很少的人有道德能力，看清正在发生的错误，并有勇气大声说出来呢？仍然有成千上万的人因此而遭受痛苦的折磨。

正直只是过去的这些年中，我们的新兴道德准则的诸多原则之一。除了要确保研究者不捏造数据、伪造结果或剽窃抄袭，正直也意味着关注——检举——那些侵害伦理原则的行为。由本书即可看出，这些原则已经植入到了我们的研究文化中，并收到了不同程度的效果。⑧教科书和学校里的伦理课程也规定，个体有权利拒绝被包含在研究中，并可免于胁迫（自主权）、不受伤害（不伤害原则）、改善生活条件（行善）、被告知实验真相（真实性）、接受公平对待(公正)，以及获得承诺（守信），但是这些原则中总有几个会一而再再而三地在实验中被有意地弃之不理。

20 世纪的大多数时间里，关于人体实验的道德准则屈指可数，而且鲜为人知，也很少能够得到执行。希波克拉底誓言以及美国医学协会 1903 年正式生效的第一份道德准则，几乎完全被忽视了，要么就是没有在医学研究中得到应用。诚然，时不时地会有科学界的伟大人物就研究的界限发表发人深省的声明，但是这些高谈阔论所产生的现实影响却微乎其微。约翰·霍普金斯大学的创始教授之一威廉·奥斯勒博士曾清楚地表示："除非是能够直接给病人带来益处，否则我们没有权利利用我们受托照顾的病人进行实验。"但是，又有多少医院的医生真正坚守了这一信念呢？

然而，即便是奥斯勒本人，也理解那些豪言壮语的局限性，尤其是与科学实验及其可能带来的一切相提并论的时候显得多么空洞。"在极少情况下，对科学的狂热会导致令人遗憾的违规行为发生，"奥斯勒在 1907 年时曾承认说，"但是这都是些小瑕疵，并不会在光明的图景上留下污点——这是人类发展的历史上最为耀眼的一幕——这一图景中，从引入实验到医学的艺术都将使人类尽享无穷无尽的福祉。"⑨

奥斯勒提到的这些"瑕疵"——或令人尴尬的事件——无论在

数量上还是严重程度上都有增加，但是都没有到医疗行业出面压制并携手努力加以纠正的程度。活体解剖反对者们对研究者以及他们轻率失检的"小瑕疵"提出抗议，并动员人们加以反对，但是他们很容易就被边缘化，当作无知、高度情绪化的空想改良者而丢在一边。那段时间也没有实现任何对人体实验对象加以保护的立法。

日复一日，年复一年，数个时代就这样过去了，医学研究者们几乎没有任何法律或道德上的约束，随心所欲、贪得无厌地为了战胜某种可怕疾病或满足医学好奇心而进行科研探索。科学英雄大众化聚合的顶峰——科学的神格化——以及一场沸沸扬扬的优生学运动对某些被收容群体的贬值，造就了一派庆祝胜利成果的热烈气氛，而对那些探索中被牺牲掉的仅被当成比废人稍好一点点的人群却从此不管不问。几乎没有人去思考，为什么我们清醒地注意到了1940年代纳粹德国医学行为中的种种恶行，却故意对我们自己用脆弱人群做实验的罪恶视而不见。是医生的权威、奉献与热情——更不必说他们攻克脊髓灰质炎等疾病和发现青霉素这样的灵药等——使得他们获得了科学事业的广泛空间。

20世纪60年代，这一脆弱的道德外表上终于出现了裂隙，并随着亨利·毕彻和莫里斯·帕普沃思揭露出的一系列不道德的医学实验而越发明显，联邦政府建立机构审查委员会的早期构想，以及各种政治与社会抗议运动都在这一时期出现了。最后在1972年终于得以揭露出来的震惊世人的特斯基吉梅毒研究，给普遍存在于美国的加诸成千上万底层公民的伤害现象敲响了警钟；如今我们可以说，这些人中有相当大的一部分是被关在可怖的收容设施里被忽视、被抛弃的儿童。

20世纪的最后二十几年，是对美国医学研究中长期存在的自由放任氛围加以弥补的时期。现在，任何实验都必须提交机构监督委员会，比以前更多的文件工作确保实验对象理解他们参与的究竟为何，而且对于胁迫、贿赂和误导信息的保护措施也比以前多了。医学实验中虐待实验对象的情况依然存在，但是剥削和误治的现象已经显著减少，无论医生还是机构，都对界定了他们可以做什么的道德界限的严格规范和限定准则有了充分的认识。

对脆弱群体产生影响的最为显著的变化就是，利用疯人院、孤儿院、医院和监狱作为实验基地的久远传统终止了。由于不能再使用这些廉价驯服的内部"实验素材"，研究者和他们的赞助人开始将目光放到海外，寻求新的实验"沃土"。

事实证明，美国以外的广阔实验田地硕果颇丰。在海外进行实验不仅不接受联邦法规监管，也几乎不会遭到监视，如今大约有80%的药物核准是部分基于美国以外的研究数据结果的。索诺玛公立医院、爱荷华军人遗孤之家、潘赫斯特学校以及瓦恩兰州立低能儿聚居所之类的地方，如今已被中国、印度、突尼斯和尼日利亚等替代，成为了第一阶段药物研究的实验场。制药公司们都到"根本不存在法规、食品和药物管理局也管不着、一片乱坟岗就能掩埋所有过失的地方"去了。⑩

事实上，促使大型制药公司和研究机构纷纷前往海外的驱动因素，几乎与他们在上个世纪到美国各地的"人体素材大仓库"去的理由完全相同。首先也是最重要的就是他们对人体实验对象的需求是源源不断的。一位观察者曾评论说："如今的制药赞助商已经陷入了一场人体实验对象的圈地运动之中。"这种海外研究热潮的关键在于，在国外进行研究要便宜很多，而且也更容易找到实验对象——很多人都误以为他们是在接受治疗，而且这些地方，遭到负面影响的个体也不大可能会去寻求法律援助。⑪

从这些新机遇中获得的利益并非一帆风顺，他们同样造成了大量的伤亡。当然，这些死亡给消费他们的美国人所造成的影响，与20世纪40年代在智障人群身上所进行的那些医学实验同样巨大。

诚然，近几十年里对实验对象的保护已经有了很大的进步，但是在开始沾沾自喜的同时，人们都应该明白，我们不仅把绝大多数的药物实验都转移到了海外，而且很有可能与早先用的方法一样，频繁把社会的弃儿仅仅当作实验"素材"而横加利用。

如果我们能够从利用被收容儿童进行实验的惨痛历史中有所体悟的话，我们就会发现，我们总是倾向于把那些最无价值的社会成员边缘化，我们是以何种傲慢的态度对待那些最需要帮助的人，以及我们总想要抛弃碍手碍脚的道德约束的意愿，只为了最终能够获取最大的回报。这段历史是如此让人感到不自在，我们必须面对它，而且让我们的后代也知晓其中的真相。不仅如此，我们所有人都必须随时保持警惕，绝不容许这些家长式作风和功利主义的行为再度出现，也不能把这一切都转移到国外，让不发达国家的脆弱群体背负所谓科学进步的沉重负担。科学发展与其带来的医疗进步本身是值得我们歌颂的，但是踏在儿童和其他弱势群体的身上才能取得这样的成就，则会让这一切变得黯然失色，不配获得任何荣耀。

注 释

① J. Ipsen, "Bio-assay of Four Tetanus Toxoids in Mice, Guinea Pigs, and Humans," *Journal of Immunology* 70（1952）: 426-434.

② 2011 年 4 月 28 日在波士顿的斯伯丁康复医院对康斯坦丁·马里茨克斯的采访。

③ Jay Katz, *Final Report of the Advisory Committee on Human Radiation Experiments*（New

York：Oxford University Press，1996），p. 544.

④ 1963 年夏天，Avir Kagan、Perry Ferskos 和 David Leichter 三位博士拒绝参加犹太慢性病医院的癌症实验，后来还向报社披露了这一他们认为违背伦理的医学实验。随后媒体报道进一步发展出了一次调查、若干次听证会，并有两名医生接受了医学委员会制裁。

⑤ 1996 年 2 月 1 日对 A·伯纳德·阿克曼的采访。

⑥ Susan Lederer and Michael Grodin，"Historical Overview：Pediatric Experimentation" in *Children as Research Subjects：Science，Ethics and Law*，ed. Michael A. Grodin and Leonard H. Glantz（New York：Oxford University Press，1994），pp. 3-25.

⑦ 同前。

⑧ 自主权指的是，研究参与者是自愿参与研究过程的，其有能力同意或在任何时间退出实验。当应用于获取未成年儿童及其家长的知情同意时，自主权问题已经变得越发复杂和令人不满意。公正或公平原则指的是，平等执行或接受实验项目，并反对贿赂与各种形式的胁迫。不伤害原则指的是，确保不会产生任何对生理或心理造成伤害的结果。真实性指的是，研究项目一切相关信息必须保证为真实的。行善指的则是，给参与者或整个社会带来益处。

⑨ William Osler，"Experimentation on Man，" *Journal of the American Medical Association* 68，No. 5（February 3，917）：373.

⑩ Donald L. Bartlett and James B. Steele，"Deadly Medicine，" *Vanity Fair*，January 2010.

⑪ Adriana Petryna，*When Experiments Travel：Clinical Trials and the Global Search for Human Subjects*（Princeton，NJ：Princeton University Press，2009），p. 19.